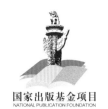

"十三五"国家重点出版物出版规划项目

冠心病规范化防治
——从指南到实践

Standardized Prevention and Treatment of Coronary Heart Disease
——From Guideline to Practice

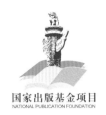

国家出版基金项目
NATIONAL PUBLICATION FOUNDATION

"十三五"国家重点出版物出版规划项目

冠心病规范化防治
——从指南到实践

Standardized Prevention and Treatment of Coronary Heart Disease
——From Guideline to Practice

丛书主编　霍　勇

主　　编　高　炜

副 主 编　张永珍

北京大学医学出版社

GUANXINBING GUIFANHUA FANGZHI——CONG ZHINAN DAO SHIJIAN

图书在版编目（CIP）数据

冠心病规范化防治：从指南到实践/高炜主编. —
北京：北京大学医学出版社，2017.5
ISBN 978-7-5659-1590-1

Ⅰ. ①冠…　Ⅱ. ①高…　Ⅲ. ①冠心病－规范化－防治
Ⅳ. ①R541.4-65

中国版本图书馆 CIP 数据核字（2017）第 072168 号

冠心病规范化防治——从指南到实践

主　　编：高　炜
出版发行：北京大学医学出版社
地　　址：（100191）北京市海淀区学院路 38 号　北京大学医学部院内
电　　话：发行部 010-82802230；图书邮购 010-82802495
网　　址：http://www.pumpress.com.cn
E - mail：booksale@bjmu.edu.cn
印　　刷：北京佳信达欣艺术印刷有限公司
经　　销：新华书店
责任编辑：高　瑾　责任校对：金彤文　责任印制：李　啸
开　　本：889mm×1194mm　1/16　印张：13　字数：358 千字
版　　次：2017 年 5 月第 1 版　2017 年 5 月第 1 次印刷
书　　号：ISBN 978-7-5659-1590-1
定　　价：118.00 元
版权所有，违者必究
（凡属质量问题请与本社发行部联系退换）

高炜简介

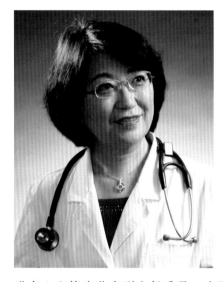

高炜（教授、主任医师、博士生导师）北京大学第三医院副院长、心脏中心主任、心内科兼大内科主任、血管医学研究所所长，卫生和计划生育委员会心血管分子生物学与调节肽重点实验室主任。

长期从事心血管疾病的临床、教学和科研工作，擅长冠心病介入治疗及心血管危重症的诊治。2004年开始心脏康复的临床和基础研究。作为课题负责人先后主持多项国家及省部级科研课题和国际合作科研项目。已培养60余名博士和硕士研究生，出站博士后2人。主编主译心血管学术专著6部，参加编写专著或教材40余部。发表学术论文300余篇。

兼任中华医学会心血管病学分会常委及动脉粥样硬化与冠心病学组组长、中国康复医学会心血管病专业委员会副主任委员、中国研究型医院学会罕见病分会副主任委员、中国医疗保健国际交流促进会心血管病分会副主任委员、中国生物医学工程学会体外反搏分会副主任委员、中国医师协会康复医师分会心肺康复专业委员会副主任委员、中国医师协会心血管内科医师分会常委及转化医学工作委员会副主任委员；北京医学会心血管病专业委员会副主任委员、北京医师协会心血管病学分会常务副会长、北京心脏学会副会长、北京医学教育协会第五届理事会常务理事、中国卫生信息学会名医联盟理事会理事、北京康复医学会心肺康复专业委员会副主任委员等。为《北京大学（医学版）学报》《中国介入心脏病学杂志》及《中国医学前沿杂志（电子版）》副主编；《中华医学杂志》《中华内科杂志》《中华心血管病学杂志》等杂志编委。美国心脏学院专家会员（FACC），欧洲心脏病学会专家会员（FESC）。

编者名单

陈雯艾　浙江大学医学院附属第二医院

陈韵岱　解放军总医院

崔　鸣　北京大学第三医院

戴宇翔　复旦大学附属中山医院

范媛媛　北京大学第三医院

方唯一　上海市胸科医院

高　炜　北京大学第三医院

葛均波　复旦大学附属中山医院

关韶峰　上海市胸科医院

郭丽君　北京大学第三医院

韩雅玲　沈阳军区总医院

何立芸　北京大学第三医院

霍　勇　北京大学第一医院

李　洋　沈阳军区总医院

刘兆平　北京大学第一医院

王贵松　北京大学第三医院

王建安　浙江大学医学院附属第二医院

吴　炜　北京协和医院

杨跃进　中国医学科学院阜外医院

于　波　哈尔滨医科大学第二医院

张抒扬　北京协和医院

张永珍　北京大学第三医院

赵　威　北京大学第三医院

祖凌云　北京大学第三医院

学术秘书　范媛媛

序

2016 年中国心血管病报告指出：目前全国心血管病患者数约达 2.9 亿，每年心肌梗死患者 250 万，因心血管死亡约 350 万人，约占总死亡原因的 41.9％～44.8％，居各种疾病之首。据这个统计，大概每 10 秒钟左右就有一个患者因为心血管病死亡，需要进一步加强这方面的防治工作。中华医学会心血管病学分会牵头制定了心血管病的各种指南与专家共识，包括高血压、心力衰竭、冠心病介入等等。在国外，像美国几乎每年都有新的指南经实践后修订补充发布，根据每年发病的情况、临床的进展不断地更新指南，据此指导具体的临床医疗活动。所以，近年来，美国的病死率已经有所下降。在这方面，我国仍需要加强。

目前我国的传统医疗模式仍重治轻防，大量的财力物力和时间投入到已经得病患者的救治和疾病终末期治疗，所出版的书籍也大多针对某一治疗技术或方法的应用与进展。为改变这一现状，需要临床工作者重视预防，有浓厚的预防意识，推动政府的预防措施。我国目前缺乏成体系的高水平心血管防治一体的相关书籍，临床医生迫切需要预防-治疗-康复的连贯知识体系和技能培训。国家出版基金项目、"十三五"国家重点出版物出版规划项目"心血管疾病规范化防治——从指南到实践"丛书的出版，将提高我国心血管病医生的整体防治意识与技能，并解决随个体经验及技术水平不同，治疗存在的随意性，缺乏规范化指导的现状，对于临床医生的决策提供一个来自指南的比较规范化的意见，在指南、专家共识与具体临床防治实践之间架起一座桥梁，从而提高指南的利用效力，对于当前我国心血管事业的发展来说，对于改善我国广大群众心血管疾病的高发病率、高死亡率的现状来说，都具有非常重要的意义。

本丛书的作者团队由我国心血管疾病防治领域的顶级专家组成，具有先进的防治理念与丰富的临床实践经验，在我国心血管疾病防治事业的发展中做出了卓越的贡献。本丛书将进一步对他们多年来的防治经验进行总结、升华，并传播于读者，将会成为推动我国心血管医生全面提高防治技能的一笔宝贵财富。

2016 年 6 月

前　言

冠状动脉疾病（冠心病）是一种常见病、多发病，是目前人类死亡的首位原因。20 世纪 90 年代西方国家的冠心病发生率和病死率出现拐点，总体呈下降态势，而我国则呈上升态势，尤其从 2005 年开始呈快速上升趋势。冠心病的负担日益加重，已成为重大的公共卫生问题。防治冠心病的目标是：一、降低"硬终点"：死亡和心肌梗死；二、改善"软终点"：症状和生活质量等；三、预防动脉粥样硬化及相关事件的发生。

随着生物-心理-社会医学模式的建立，应从整体论的角度防治冠心病，关注预防-治疗-心脏康复和解剖-功能的有机整合。本书与系列丛书中的《冠状动脉疾病规范化介入治疗——从指南到实践》为姊妹卷，侧重于规范化防治，两书相对独立，更相互联结。

循证医学研究证实冠心病是一种可预防和治疗的疾病，包括一级预防和二级预防。改变不良生活方式是一级预防的基石、二级预防的基础。危险因素的控制应当注重早期、坚持与达标。新的无创性（冠状动脉 CT 和心脏磁共振成像等）和有创性（血管内超声、光学相干断层显像、冠状动脉血流储备分数和微循环阻力指数等）技术及更敏感的生物标志物（高敏肌钙蛋白等）不断涌现，综合评估心外膜冠状动脉-微血管及心脏的结构与功能的时代已经到来。值得强调的是，病史、体格检查以及常规和经典检查仍是诊断的基本手段。

我们应树立指南导向（标准化）治疗与个体化治疗相统一的辩证理念，标准化治疗为理论基础，个体化治疗为临床实践。指南导向治疗包括：①指南导向药物治疗：以改善预后的药物为基石，无禁忌证、可耐受均应使用；②指南导向再灌注治疗：ST 段抬高型心肌梗死的溶栓不是治疗的终点，而是治疗的开始，力争缩短心肌缺血总时间；③指南导向血运重建；④其他：包括指南导向急性冠状动脉综合征院前、并发症、特殊人群及特殊类型冠心病的处理等。建议采取分型、（风险）分层和分阶段的防治策略。随着公共卫生预防和临床医学紧密结合形成一体化的医疗模式的建立，对冠心病进行切实有效的慢病管理是当务之急。心外膜冠状动脉-微血管-心肌的结构和功能应被视为一个有机整体，同时重视微血管病变的防治。对于急危重、复杂或有多种共存疾病的冠心病患者，应充分发挥心脏团队或多学科团队的作用。

本书的特色是以循证医学为基础，充分结合我国的具体医疗实情和临床实践，对国内外重要的冠心病最新指南和专家共识等形成的建议进行综合、归纳、比较和精确解读；体现了"合并、提炼、简明、用活"；强调规范化及个体化防治观念，切实形成指南（共识）与临床实践之间的"桥梁"，指导不同层级的医疗实践；突出冠心病全程管理的预防-治疗-康复一体化理念。随着循证医学证据的积累，指南和共识将会不断更新，冠心病的规范化和个体化防治将进一步完善，本书只是提供目前最新的思维方式，读者应追踪新的知识，更新思维方式，给冠心病患者提供符合时代的个体化（精准）防治。

高　炜

2017 年 4 月

目　　录

第一章 冠心病规范化防治的焦点和热点

要点

- 冠心病的相关危险因素控制对于一级预防和二级预防都非常重要。

- 目前指南推荐高血压的控制目标为＜140/90 mmHg。对于 65 岁以上的老年患者收缩压应控制在 150 mmHg 以下，如能耐受还可进一步降低。伴有肾脏疾病、糖尿病和稳定性冠心病的高血压患者治疗宜个体化，一般可以将血压降至 130/80 mmHg 以下，脑卒中后的高血压患者一般血压目标为＜140/90 mmHg。

- 对于难治性高血压患者应用去肾交感神经术控制血压问题，目前这一技术的效果及其对患者远期预后的影响缺乏有力的证据，还需要更多的研究。

- 建议的 LDL-C 目标值在高危（冠心病或其等危症，或 10 年风险 10%～15%）患者为＜100 mg/dl，极高危［急性冠状动脉综合征（ACS）或冠心病合并糖尿病］患者为＜80 mg/dl。对于 ACS 患者 LDL-C 水平达到低于 70 mg/dl（1.8 mmol/L）或降幅大于 50%，目的是降低近、远期心血管事件和死亡，最终改善 ACS 患者的预后。

- 依折麦布和 PCSK9 抑制剂作为新型调脂药物在临床试验中显示了良好的应用前景，但是还需要更多研究的支持。

- 目前不推荐常规对血小板功能进行监测。对于血栓或者出血高危患者进行血小板功能检测可能会有帮助。

- 对于稳定性冠心病接受介入治疗置入药物洗脱支架（DES）的患者双重抗血小板治疗的时间

缩短到 6 个月，可能是合理的。但是目前我国相关指南还未进行相应的修订。

- 对于 ACS 接受介入治疗的患者，替格瑞洛相比氯吡格雷可进一步降低患者缺血事件的风险，目前已经获得欧美指南的优先推荐。临床应用中需要平衡出血和血栓的风险。出血风险高的 ACS 患者介入治疗围术期应用比伐卢定与应用肝素＋血小板糖蛋白Ⅱb/Ⅲa 受体拮抗剂（GPI）相比可降低出血风险。

- 生物可吸收支架相关的临床研究获得了良好的结果。但是需要意识到这是一种与 DES 存在较大差异的器械，目前还无法应用于所有病变类型，此外从病变评估、病变预处理、支架置入技术到后扩张优化等方面都有其独特的要求。

- 急性 ST 段抬高型心肌梗死（STEMI）直接经皮冠状动脉介入治疗（PCI）常规进行血栓抽吸并不能使患者获益，选择病例和掌握技巧非常重要。

- 目前尽管有临床试验支持在急性 STEMI 进行直接 PCI 的同时处理非梗死相关血管，而且这一策略也获得了一些指南的推荐，但是在临床工作中需要仔细选择病例。

冠状动脉性心脏病（coronary heart disease，CHD），简称冠心病，从病因上而言主要是冠状动脉粥样硬化性心脏病（coronary atherosclerotic heart disease，同样可简写为 CHD）。通常所讨论的冠心病，主要指冠状动脉粥样硬化性心脏病。目前冠心病与脑血管病一起成为我国的首要死因。冠心病的防治涉及一级预防、二级预防、不同临床类型冠心病的诊断和治疗等诸多方面，同时与糖尿病、肾脏疾病、脑血管病、外周血管病的诊断治疗密切相关，因此具有相当的复杂性。此外，我国地域辽阔，不同地区的经济发展水平、社会环境因素、医疗发展水平千差万别，在这种情况下，强调冠心病防治的规范性尤为重要。

冠心病作为威胁人类健康的重要疾病，在全球范围内受到持续不断的关注，相关的研究不断涌现，极大地推动了冠心病的防治工作，同时也使冠心病防治的规范逐渐变迁。因此在理解当前规范的同时，对目前该领域的焦点和热点问题有所了解，也是必要的。本文将对这些问题做一简要介绍，本书的其他章节将对相应问题目前的指南以及诊治规范进行详尽而实用的阐述。

一、冠心病相关危险因素的控制

（一）高血压

高血压是包括冠心病在内的动脉粥样硬化性疾病的重要危险因素。未治疗的高血压患者发生心脑血管事件的风险是无高血压患者的 3～5 倍，即使经过治疗血压得到控制，其心脑血管事件的风险与无高血压患者相比仍然增加 60%。

1. 降压治疗起始标准以及治疗目标

高血压的诊断标准、起始治疗的血压水平以及需要达到的治疗标准都是随着对高血压危害认识的深入而不断变迁的。以美国预防、检测、评估和治疗高血压委员会（JNC）系列指南为例，其最早期的版本甚至把舒张压＞105 mmHg 诊断为高血压，并开始治疗。发展至 JNC 第 7 次报告，对无并发症高血压患者降压的目标值是＜140/90 mmHg，对于合并糖尿病和慢性肾脏病等心血管高危人群目标血压则为＜130/80 mmHg。对于高危患者强化血压控制从而降低风险似乎是合理的，但是这一观念在 ACCORD 等临床试验中未被证实从而受到挑战。2014 年公布的 JNC 第 8 次报告（JNC8）基于随机对照研究的结果，将除老年（≥60 岁）患者以外的所有患者的降压目标均建议为＜140/90 mmHg，不再根据患者的危险分层设定不同的目标值。而对于老年患者则建议降压目标为＜150/90 mmHg。这一指南在降压目

标值上引起了较大争议，特别是我国专家指出，制定 JNC8 参考的临床试验大多仅纳入白人和黑人，针对我国卒中高发的情况，将 60 岁以上患者的降压治疗标准放宽到 150/90 mmHg 可能并不恰当。2010 年版《中国高血压防治指南》[1] 建议"一般高血压患者，应将血压降至 140/90 mmHg 以下；65 岁及以上老年人的收缩压应控制在 150 mmHg 以下，如能耐受还可进一步降低；伴有肾脏疾病、糖尿病和稳定性冠心病的高血压患者治疗宜个体化，一般可以将血压降至 130/80 mmHg 以下，脑卒中后的高血压患者一般血压目标为＜140/90 mmHg"。2013 年公布的《欧洲高血压治疗指南》中，对于有糖尿病、慢性肾脏疾病以及靶器官损害的高危患者也同其他患者一样，降压目标均为＜140/90 mmHg，只是 80 岁以上的高龄患者建议开始药物治疗的血压标准为≥160/90 mmHg[2]。2015 年底发布的 SPRINT 研究结果，再次把降压目标值的问题推到了风口浪尖。这项研究表明中到高危患者强化降压（目标收缩压 120 mmHg，实际收缩压 121.5 mmHg，对照组 134.6 mmHg）可使复合心血管终点事件降低 25%，死亡风险降低 27%。这一研究结果必将对未来指南的制定和临床实践带来影响。

2. 去肾交感神经术

去肾交感神经术（renal denervation，RDN）其治疗高血压的原理是基于肾在血压调节中的重要作用。去除或阻断肾动脉交感神经的传入和传出纤维，降低肾对交感神经的反应，同时抑制中枢神经系统接收肾传来的冲动，从而起到降低血压的作用。此技术应用于难治性高血压的患者，通过经皮介入导管消融的手段在早期的临床试验（Symplicity HTN-1 和 HTN-2）中显示出了振奋人心的效果，可使患者的血压比基线降低大约 30/10 mmHg，而且未出现严重并发症。考虑到这一降压幅度可能带来的心脑血管事件发生率的下降，这一结果无疑是令人振奋的。因此 2013 年发布《国际专家共识：经皮去肾交感神经术治疗难治性高血压》[3] 建议 RDN 用于联合应用生活方式调整和药物治疗后血压仍不达标的难治性高血压患者，同时此共识指出在长期安全性和有效性、患者选

择等方面还需要继续研究。然而遗憾的是，在2014年初公布的随机对照设计的Symplicity HTN-3结果显示研究未能达到预设终点。研究应用的器械——Symplicity是最早应用于临床研究的器械，在设计上存在一些缺陷，也许是HTN-3研究失败的原因。此外，虽然肾动脉交感神经消融技术在理论上是成立的，但是在具体操作中消融靶点难以确定，这可能也是研究失败的一个重要原因。当年11月发布的英国专家共识认为，尽管HTN-3得到的是阴性结果，但是目前断言这一技术无效为时尚早。HTN-3研究本身设计存在着一定的缺陷，未来在器械、研究设计方面还需要进一步改进[4]。因此对于这一新兴的领域进行更充分的机制研究以及新器械的研发和验证是未来重要的方向。

（二）高脂血症

1. 目标值问题

高脂血症是动脉粥样硬化非常明确的危险因素，调脂治疗在冠心病的一级预防和二级预防中都非常重要，研究表明低密度脂蛋白胆固醇（LDL-C）每降低1mmol/L，心血管死亡风险降低22%。调脂治疗的目标值虽然随着新证据的涌现不断调整，但是一个基本思路是根据患者心血管事件的危险分层来确定调脂治疗的强度及目标值，因此危险分层和目标值几乎是密不可分的。基于HPS、PROVE-IT等研究2003—2004年间的美国成人治疗专题小组（ATP）Ⅲ指南确定的高危患者（如稳定性冠心病患者）的LDL-C目标值是100mg/dl，极高危患者（如ACS患者）的目标值为70mg/dl或者比基线降低40%。2007年《中国成人血脂异常防治指南》[5]建议的LDL-C目标值在高危（冠心病或其等危症，或10年风险10%～15%）患者为<100mg/dl，极高危（急性冠状动脉综合征或冠心病合并糖尿病）患者为<80mg/dl。2011年欧洲心脏病学会和欧洲动脉粥样硬化学会发布的《血脂异常管理指南》应用在欧洲范围内开发的SCORE评分，扩大了极高危患者的范围，将既往心肌梗死、既往血运重建以及中到重度慢性肾脏疾病患者均包括在内，

对于极高危患者LDL-C的目标与ATPⅢ指南一致，均为70mg/dl，幅度增加到比基线下降50%[6]。2013年美国心脏病学会（ACC）/美国心脏协会（AHA）发布的《降低成人动脉粥样硬化性心血管风险胆固醇治疗指南》[7]出人意料地取消了LDL-C的目标值，而是强调对于高危患者应用高强度他汀类药物，这一指南虽然便于操作，但是有"一刀切"之嫌。在这版指南中有两个关键点使其无法应用于亚裔人群，第一就是确定高危人群（ASCVD 10年风险超过7.5%）的评分系统并不一定适用于亚裔，第二是高强度他汀类药物治疗的有效性和安全性在亚裔人群中不明确。总之，调脂治疗目标值的确定是基于流行病学和临床研究的结果。由于饮食、人种差异的存在，中国显然需要有自己的研究来回答上述问题。在2014年发布的《急性冠状动脉综合征患者强化他汀治疗专家共识》[8]中仍然强调"LDL-C水平达到低于70mg/dl（1.8mmol/L）或降幅大于50%，目的是降低近、远期心血管事件和死亡，最终改善ACS患者的预后"。

2. 新型调脂药物的作用和评价

随着LDL-C治疗目标值的降低，某些患者即使使用大剂量他汀类药物仍无法达标，或者由于不良反应，无法使用大剂量他汀类药物。在这种情况下联合用药成为必然的选择。有两类药物目前受到特别的关注。一类是胆固醇吸收抑制剂依折麦布，另一类是前蛋白枯草溶菌素转化酶9（PCSK9）抑制剂。

依折麦布是通过抑制胆固醇在肠道的吸收，与他汀类药物协同作用降低LDL-C。他汀类药物剂量倍增仅能使LDL-C水平进一步下降6%，而如果加用依折麦布，则可以使LDL-C进一步降低20%。IMPROVE-IT研究显示依折麦布与辛伐他汀联合应用与单用辛伐他汀相比，最终LDL-C水平分别为53.2mg/dl和69.9mg/dl，主要终点事件的相对风险进一步下降了6.4%。这提示联合依折麦布治疗降低LDL-C水平进一步降低了心血管事件的风险，而且对于高危患者LDL-C从70mg/dl进一步降低到50mg/dl仍然可以给患者带来获益。尽管由于IMPROVE-IT研究中依折麦布带来

的绝对风险的下降仅 2%，未能说服美国食品药品管理局（FDA）专家委员会将依折麦布的适应证扩展为联合他汀类药物治疗降低 ACS 患者心血管事件的风险，然而这项研究为未来通过进一步降低 LDL-C 减低心血管事件的风险打开了一扇窗。

PCSK9 是新近发现的体内升高 LDL-C 的物质，其作用可能与降解肝细胞表面的 LDL 受体，抑制肝清除 LDL 有关。PCSK9 抑制剂目前研究较多的是 PCSK9 的单克隆抗体，可降低 LDL-C50%左右，安全性和耐受性良好。在降低心血管事件方面，ODYSSEY LONGTERM 研究显示 Alirocumab 与安慰剂相比可减少 48%。由于此类药物价格昂贵，目前美国 FDA 批准在饮食治疗及大剂量他汀治疗的基础上，用于家族性高胆固醇血症或者需要进一步降低 LDL-C 的患者。

二、抗栓治疗相关问题

冠状动脉事件从根本上说是血栓事件，抗栓治疗无论是对于一级预防还是二级预防都非常重要，因此始终是关注的焦点。抗栓治疗在减少血栓事件的同时必然会增加出血事件的风险，因此这一焦点的实质是改善抗栓疗效的同时尽可能平衡出血事件的风险。

（一）血小板功能监测

在冠心病防治中所有患者采用同样的抗血小板治疗方案，但是有的患者更易发生血栓事件，而有的患者却发生了出血。除了局部因素以外，这些患者是否存在对抗血小板药物反应性的差异，如何应对以改善抗血小板治疗效果？这就涉及血小板功能监测问题。血小板的功能包括黏附、激活、释放、聚集等多方面，而且随其所处的环境不同，上述功能会发生变化。这些特点决定了很难有一个检查完全涵盖上述各种功能，很难在体外检测中还原体内的环境。但这并不表明这一问题完全无法解决。首先目前的一些检测方法可以比较准确地反映血小板的一项或几项功能；第二是检测结果必须与患者的临床情况相结合。目前临床上较为成熟的检测手段包括比浊法血小板聚集率检测、VerifyNow 检测、PFA-100 检测以及血栓弹力图血小板功能检测等。每种检测方法有各自的血小板功能判断方法。目前国内外的指南不推荐对患者进行常规的血小板功能检测，仅对特定的高危患者（如接受了复杂的冠状动脉介入治疗的患者、已经发生过支架内血栓的患者、接受抗血小板治疗但是有出血或者出血倾向的患者）进行血小板功能检测可能会有帮助。对于血小板反应多样性（variability of platelet response，VPR），2013 年发布的《抗血小板治疗中国专家共识》[9]的观点认为①VPR 由多因素决定，基因多态性所致血小板反应性差异对个体临床结果影响还不能肯定。CYP2C19 基因型检测临床应用价值有限，不推荐常规进行。②可对存在高血栓风险的患者联合进行传统光电比浊法和新型快速血小板功能检测。③存在氯吡格雷低反应性时可增加氯吡格雷剂量，加用或换用抗栓药，需注意高出血风险；新型 P2Y12 受体抑制剂可能是治疗选择。

（二）双重抗血小板治疗的时程问题

接受了介入治疗或者急性冠状动脉综合征的冠心病患者需要接受阿司匹林加血小板腺苷二磷酸（ADP）受体拮抗剂的双重抗血小板治疗。与单独使用阿司匹林相比，双重抗血小板治疗可降低血栓事件的风险。特别是药物洗脱支架时代，早期停用双重抗血小板治疗是发生晚期支架内血栓的重要因素。因此指南推荐双重抗血小板治疗的时程在急性冠状动脉综合征或者置入 DES 的患者为至少 1 年。之后停用 ADP 受体拮抗剂，终身服用阿司匹林。双重抗血小板治疗时程问题的实质仍然是减少血栓事件和增加出血风险平衡的问题。缩短双重抗血小板治疗的时程有利于减少出血事件，但是血栓事件的风险可能增加；而延长时程则在减少血栓事件的同时需要承担出血风险的增加。与第一代 DES 相比，新一代的 DES 在支架平台、多聚物等多方面进行了改进。同时介入操作技术也在进步。这都有助于降低支架内血栓事件的风险。在应用新一代 DES 进行的临床试验中，3～6 个月的双重抗血小板治疗与常规 1 年的双重抗血小板治疗相比，血栓事件的风险相当，而出血风险更低。问题的另一个方面是对于特定的患者，延长双重抗血小板治疗的时程是否可以进一步降低血栓事件的风险而出血风险并不显著增加。2015年公布的DAPT研究入选了血栓事件高危的9960例患者，比较了18个月双重抗血小板治疗和常规12个月双重抗血小板治疗两组，发现更长时间的双重抗血小板治疗显著降低了支架内血栓及其他主要心血管事件的风险。同时中到重度出血的发生率也显著增加。在2014年发布的欧洲心脏病学会《心肌血运重建指南》中建议在稳定性冠心病置入DES的患者，双重抗血小板治疗的时程为6个月，在ACS患者双重抗血小板治疗仍需维持12个月[10]。我国2013年发布的《抗血小板治疗中国专家共识》[9]推荐"双联（重）抗血小板治疗是预防支架围术期和术后血栓事件的常规方法"，如无禁忌证，PCI后75～150 mg/d长期维持。接受BMS置入的非ACS患者术后合用氯吡格雷75 mg/d双重抗血小板治疗至少1个月，最好持续12个月；接受DES置入的患者术后双重抗血小板治疗12个月。2016年ACC/AHA对2011年PCI指南中关于双重抗血小板治疗的部分进行了重点更新，建议的双重抗血小板治疗的时间与2014年欧洲《心肌血运重建指南》是一致的[11]。

（三）新型抗栓药物的地位

除优化治疗策略以外，开发新的药物是改善抗栓治疗效果的另一条途径。

替格瑞洛是新型的血小板ADP拮抗剂，与氯吡格雷相比具有不需要肝药酶活化、起效快、抗血小板作用个体差异小等优点。PLATO研究确立了替格瑞洛在ACS患者抗血小板治疗中的地位，与氯吡格雷相比，替格瑞洛使患者12个月随访期内的主要终点事件相对风险进一步下降16%。尽管替格瑞洛引起的非冠状动脉旁路移植术（CABG）主要出血事件较多，但是致死性出血的风险与氯吡格雷相比无差异。因此在欧洲2014年《心肌血运重建指南》[10]和2016年ACC/AHA对2011年PCI指南中关于双重抗血小板部分的重点更新[11]中都建议ACS患者优先

选择替格瑞洛与阿司匹林联合抗血小板治疗，在替格瑞洛有禁忌证时才选择氯吡格雷。目前在替格瑞洛的临床应用中必须考虑患者的出血风险，对于出血风险高的患者，特别是需要联合应用口服抗凝药的情况下，避免使用。

比伐卢定是注射用直接凝血酶抑制剂。ACUITY、REPLACE-2等研究发现，在接受PCI的ACS患者与肝素加血小板糖蛋白Ⅱb/Ⅲa受体拮抗剂（GPI）相比，术中应用比伐卢定缺血事件风险相当而出血风险显著降低，但是1年死亡率无差异。HORIZONS-AMI研究则表明在接受直接PCI的STEMI患者，比伐卢定单药治疗与肝素加GPI相比出血事件和缺血事件的风险以及心脏性死亡的风险都更低，而且这种获益持续到随访2年时。EuroMax研究和HEAT-PCI研究均显示STEMI患者接受直接PCI应用比伐卢定与肝素加GPI的方案相比支架内血栓的风险显著增加，特别是在HEAT-PCI试验中显示比伐卢定组严重出血事件的风险与肝素组无差异，主要心脏事件的发生率甚至显著高于肝素组。虽然由于HEAT-PCI研究是单中心研究，而且不良事件未经独立的第三方判定，其结果受到了质疑，但是其与EuroMax研究都观察到了支架内血栓风险在比伐卢定组更高，这是值得关注的。在中国进行的BRIGHT研究同样关注的是STEMI接受直接PCI的患者，与前述研究不同的是比伐卢定并未在手术结束时就停用，而是继续应用30～240 min。此研究发现与肝素或者肝素加GPI的抗栓方案相比，比伐卢定的净获益更优，而且支架内血栓的发生率三组相当。支架内血栓的问题可能与研究中在直接PCI术前广泛应用氯吡格雷负荷量进行预处理有关，由于氯吡格雷起效较慢，比伐卢定的半衰期又比较短，如术后马上停用比伐卢定，氯吡格雷又尚未起效，血栓的风险就会增加，如按照BRIGHT研究的给药方案，比伐卢定在术后持续应用一段时间，在氯吡格雷起效后再停用，血栓事件的风险相对就会降低。在未来替格瑞洛应用会更加广泛，在这种起效更为迅速的抗血小板药物应用的情况下，何种抗凝方案更有优势值得进一步探讨。需要关心的是，替格瑞洛和比伐卢定

价格都比较昂贵，因此进行医学经济学的评价也是必要的。《中国经皮冠状动脉介入治疗指南2012（简本）》[12]建议ACS患者接受PCI治疗时"对有高危出血风险的患者，可以考虑用比伐卢定替代肝素"。2013年的ACCF/AHA的《STEMI指南》[13]和2014年的ACCF/AHA《非ST段抬高型ACS指南》[14]均把术中应用比伐卢定作为Ⅰ类推荐（B级证据）。

三、冠心病介入治疗相关问题

（一）生物可吸收支架的应用

支架的诞生来源于解决经皮冠状动脉成形术（PTCA）术中血管急性闭塞的需求，经过裸金属支架（BMS）和药物洗脱支架（DES）两个时代的发展，支架置入技术已经不仅仅是解决术中急性闭塞，而且可以降低介入术后再狭窄的发生，从而成为冠心病介入治疗的主流技术。然而金属支架还是存在着一定的先天缺陷，首先从针对治疗动脉粥样硬化病变的角度，始终存在的金属置入物是不必要的；其次，永久留存的金属置入物对血管的功能会造成影响；再者，会导致一些远期的问题如支架内血栓、支架后的血管段无法用于旁路移植（搭桥）手术等。因此早在20年前就开始了完全可降解支架的研发。目前应用最广泛的是雅培公司的依维莫司生物可吸收支架（BRS）。在ABSORB系列研究中，BRS与DES相比安全性、有效性相当，在2～3年的时间内支架梁逐渐降解消失。不过从这些研究尚不能得到BRS将取代DES的结论。首先，从支架的物理特性上BRS目前采用的是高分子聚合材料多聚乳酸（PLLA），支架梁厚度150 μm，因此其柔顺性和通过性都逊于DES，因此目前仅用于相对简单的病变。另外，在一些注册研究中如GHOST-EU发现其器械内血栓的发生率显著高于DES或BMS。这些问题随着材料、工艺和技术的改进会逐步解决。就目前的BRS而言，应当认识到这是一种与DES存在较大差异的器械，从病变选择、病变评估、病变预处理、支架置入技术到后扩张

优化都有其独特的要求，这样才能在获得良好治疗效果的同时，降低血栓事件的风险。随着器械的进步和经验的积累，相信BRS的适应证会不断拓宽，临床效果会进一步改善。

（二）急性心肌梗死血栓抽吸

直接PCI是STEMI患者最有力的救治手段，但是术中慢血流/无复流问题极大地影响即刻治疗效果和患者的近远期预后。无复流的发生机制尚不完全清楚，可能和缺血再灌注损伤、血栓栓塞、微栓子栓塞、微循环障碍有关。因此通过移除罪犯血管内血栓，降低血栓负荷从而减少栓塞的发生，来降低无复流的发生率是一个合理的思路。然而术中常规应用手动或机械装置抽吸血栓的临床试验却未能一致显示有效，特别是机械抽吸装置操作复杂费时、花费高、效果不明确，目前各国指南均不推荐应用。手动抽吸装置，操作相对便捷，花费较少，更重要的是其获益得到了一定的临床研究支持。发表于2008年TAPAS研究表明与不进行抽吸相比，血栓抽吸组即刻效果更好，而且1年随访时心源性死亡或者非致死性心肌梗死的风险显著下降。一些meta分析也表明手动血栓抽吸与单纯PCI相比可能带来远期死亡率下降的获益。在《中国经皮冠状动脉介入治疗指南2012（简本）》[12]中建议"STEMI罪犯血管PCI术中应考虑用血栓抽吸导管"（Ⅱa类推荐，A级证据）。

2015年发表在NEJM上的TOTAL研究采用多中心随机对照设计，共入选了10 732例发病12 h内接受直接PCI的STEMI患者，随访至180天，发现与单纯PCI相比血栓抽吸未能减少心血管死亡、再发心肌梗死、心源性休克或者纽约心脏协会（NYHA）Ⅳ级的心力衰竭的发生率。虽然某些替代终点，如ST段回落、远端血栓栓塞发生率在血栓抽吸组更优，但是似乎并未能转化为实质性的临床获益。这一与之前不一致的结果引发了大量思考和讨论。尽管这项研究设计比较严谨，但是整体上也还存在一些缺陷，如从单纯PCI组转至血栓抽吸组的患者比例较高、不同的中心操作水平不一致等问题。

2015 年 AHA/美国心脏病学会基金会（AC-CF）/美国心血管造影和介入学会（SCAI）对 STEMI 患者直接 PCI 指南进行了重点更新[15]将 2011/2013 年指南中"对于接受直接 PCI 的患者进行手动血栓抽吸是合理的（Ⅱa 类推荐，B 级证据）"修改为"对于接受直接 PCI 的患者有选择地进行血栓抽吸的有效性尚不明确（Ⅱb 类推荐，C 级证据）"和"在直接 PCI 之前进行常规血栓抽吸是无益的（Ⅲ 类推荐，A 级证据）"。

如前所述，直接 PCI 术中无复流的发生可能有多重机制的参与，在不同的患者参与的因素可能不同。血栓抽吸仅解决其中的一个因素，在某些患者可能获益有限。因此在 STEMI 患者直接 PCI 术中，从策略层面血栓抽吸应选择性用于血栓负荷重的病变，从技术层面应反复抽吸确保抽吸效果，同时注意避免导管上的血栓脱落导致系统栓塞或者其他冠状动脉血管的栓塞。

（三）直接 PCI 仅处理梗死相关血管还是同期处理其他病变血管

对于 STEMI 患者，直接 PCI 及时开通梗死相关血管（IRA）可明确改善患者的近远期预后，是最重要的治疗手段。相当一部分患者除闭塞的 IRA 之外，其他冠状动脉血管也存在严重狭窄病变。对于这些病变血管是在直接 PCI 开通 IRA 后同次手术进行介入治疗，还是待患者稳定后择期治疗，这是两种不同的策略选择。

同期处理非 IRA 有避免多次介入操作、节省费用、缩短住院时间的优势，而且可以避免非 IRA 导致的再发缺血事件。但是处理非 IRA 时如果出现并发症，则会增加手术的风险，即使不出现并发症，单次手术的时间、造影剂用量以及射线暴露量也会增加。

从证据的角度而言，APEX-AMI 等研究表明同期处理非 IRA 与仅处理 IRA 相比，住院期间以及出院后 3～6 个月的预后更差。因此在 2013 年以前 STEMI 指南中的表述均为对于血流动力学稳定的患者，不应对非梗死动脉进行 PCI（Ⅲ 类推荐，B 级证据）。

2013 年发布的 PRAMI 和 2015 年发布的 Cv-

LPRIT 研究采用了随机对照设计。结果显示同期处理非罪犯血管与单纯处理罪犯血管相比，复合终点的发生率更低。这可能与抗栓治疗的发展以及介入治疗技术整体提高有关。因此 2014 年欧洲《心肌血运重建指南》[10]和 2015 年 AHA/ACCF/SCAI 对 STEMI 患者直接 PCI 指南进行的重点更新[15]对于经选择的血流动力学稳定的 STEMI 患者可以考虑在直接 PCI 同时处理非罪犯血管（Ⅱb 类推荐，B 级证据）。因此目前对血流动力学稳定的 STEMI 患者进行直接 PCI 时同期进行非梗死相关血管的介入治疗已经不是禁区，但是即使未来有更加充分的证据支持直接 PCI 时对患者的非 IRA 进行干预，具体什么样的患者能够从中获益恐怕还是基于术者对每一个病例的每一个病变的判断。

冠心病的诊治是目前发展最为迅速的医学领域之一，热点和焦点层出不穷，因此本文难免挂一漏万。医学技术水平的提高是一个持续不间断的过程，虽然充满艰辛，但也会无时无刻体会到学习新知、不断进步的乐趣。

（霍　勇　刘兆平）

参考文献

［1］中国高血压防治指南修订委员会. 中国高血压防治指南 2010. 中华高血压杂志，2011，19：701-742.

［2］The Task Force for the management of arterial hypertension of the European Society of Hypertension（ESH）and of the European Society of Cardiology（ESC）. 2013 ESH/ESC Guidelines for the management of arterial hypertension. European Heart Journal，2013，34：2159-2219.

［3］Schlaich MP，Schmieder RE，Bakris G，et al. International expert consensus statement：Percutaneous transluminal renal denervation for the treatment of resistant hypertension. J Am Coll Cardiol，2013，62：2031-45.

［4］Lobo MD，de Belder MA，Cleveland T，et al. Joint UK societies' 2014 consensus statement on renal denervation for resistant hypertension. Heart，2015，101：10-16.

［5］中国成人血脂异常防治指南制订联合委员会. 中国成

人血脂异常防治指南. 中华心血管病杂志，2007，35：390-416.

［6］ The Task Force for the management of dyslipidaemias of the European Society of Cardiology（ESC）and the European Atherosclerosis Society（EAS）. ESC/EAS Guidelines for the management of dyslipidaemia. European Heart Journal，2011，32：1769-1818.

［7］ Stone NJ，Robinson JG，Lichtenstein AH，et al. 2013 ACC/AHA guideline on the treatment of blood cholesterol to reduce atherosclerotic cardiovascular risk in adults：a report of the American College of Cardiology/American Heart Association Task Force on Practice Guidelines. J Am Coll Cardiol，2014，63：2889-2934.

［8］ 霍勇，葛均波，韩雅玲，等. 急性冠状动脉综合征患者强化他汀治疗专家共识. 中国介入心脏病学杂志，2014，22：4-6.

［9］ 中华医学会心血管病学分会中华心血管病杂志编辑委员会. 抗血小板治疗中国专家共识. 中华心血管病杂志，2013，41：183-194.

［10］ The Task Force on Myocardial Revascularization of the European Society of Cardiology（ESC）and the European Association for Cardio-Thoracic Surgery（EACTS）. 2014 ESC/EACTS Guidelines on myocardial revascularization. Eur Heart J，2014，35：2541-2619.

［11］ Levine GN，Bates ER，Bittl JA，et al. 2016 ACC/AHA Guideline Focused Update on Duration of Dual Antiplatelet Therapy in Patients With Coronary Artery Disease：A Report of the American College of Cardiology/American Heart Association Task Force on Clinical Practice Guidelines：An Update of the 2011 ACCF/AHA/SCAI Guideline for Percutaneous Coronary Intervention，2011 ACCF/AHA Guideline for Coronary Artery Bypass Graft Surgery，2012ACC/AHA/ACP/AATS/PCNA/SCAI/STS Guide-line for the Diagnosis and Management of Patients With Stable Ischemic Heart Disease，2013 ACCF/AHA Guideline for the Management of ST-Elevation Myocardial Infarction，2014 AHA/ACC Guideline for the Management of Patients With Non-ST-Elevation Acute Coronary Syndromes，and 2014 ACC/AHA Guideline on Perioperative Cardiovascular Evaluation and Management of Patients Undergoing Noncardiac Surgery. Circulation. 2016 Mar 29. pii：CIR.0000000000000404.［Epub ahead of print］

［12］ 中华医学会心血管病学分会介入心脏病学组，中华心血管病杂志编辑委员会. 中国经皮冠状动脉介入治疗指南 2012（简本）. 中华危重症医学杂志（电子版），2012，5：169-180.

［13］ O'Gara PT，Kushner FG，Ascheim DD，et al. 2013 ACCF/AHA guideline for the management of ST-elevation myocardial infarction：a report of the American College of Cardiology Foundation/American Heart Association Task Force on Practice Guidelines. Circulation，2013，127：e362-425.

［14］ Amsterdam EA，Wenger NK，Brindis RG，et al. 2014 AHA/ACC Guideline for the Management of Patients with Non-ST-Elevation Acute Coronary Syndromes：a report of the American College of Cardiology/American Heart Association Task Force on Practice Guidelines. J Am Coll Cardiol，2014，64：e139-228.

［15］ Levine GN，Bates ER，Blankenship JC，et al. 2015 ACC/AHA/SCAI Focused Update on Primary Percutaneous Coronary Intervention for Patients With ST-Elevation Myocardial Infarction：An Update of the 2011 ACCF/AHA/SCAI Guideline for Percutaneous Coronary Intervention and the 2013 ACCF/AHA Guideline for the Management of ST-Elevation Myocardial Infarction. J Am Coll Cardiol，2016，67：1235-1250.

第二章　冠心病的诊断方法 进展及临床应用

要点

- 由于冠状动脉造影的局限性，临床确诊冠心病除依靠患者症状、高危因素评估等常见方法以外，建议有条件的介入中心能够根据患者病情进行腔内影像学检查，以精确诊断，制订合理的冠心病治疗方案。
- 影像学检查结果的判断需要由长期从事介入、有相关影像学识图经验的技术人员协助，避免因对病变解读的技术差异造成冠心病诊断的漏诊和过度诊断。

多年来，冠心病诊断仍主要依赖于患者典型的临床表现和相关的辅助检查。然而，随着科学技术和医学研究的不断进展，各种新方法、新技术不断应用于临床，明显提高了对冠心病诊断的敏感性和准确性。本章从最常用的心电图到目前最先进的腔内影像学技术全面介绍冠心病诊断的方法及临床应用特点。

第一节　冠心病常见的诊断方法

一、心电图

心电图是冠心病诊断中最早、最常用和最基本的诊断方法。心电图使用方便，易于普及。当患者病情变化时便可及时捕捉其变化情况，并能连续动态观察和进行各种负荷试验，可以提高其诊断敏感性。特别是典型的心绞痛或心肌梗死，都有其典型、特征性心电图变化。

注意，许多冠心病患者尽管冠状动脉扩张的最大储备能力已经下降，通常静息状态下冠状动脉血流量仍可维持正常，无心肌缺血表现，心电图可以完全正常。此时，诊断冠心病颇有难度。为揭示减少或相对固定的血流量，可通过运动或其他方法，给心脏以负荷，诱发心肌缺血，进而证实心绞痛的存在。运动负荷试验对于缺血性心律失常及心肌梗死后的心功能评价也是必不可少的（见下文）。

二、动态心电图

动态心电图是一种可以长时间连续记录并收集分析在心脏活动或安静状态下心电图变化的方法。此技术于 1947 年由 Holter 首先运用于监测电活动的研究，所以又称 Holter 监测。常规心电图只能记录静息状态短暂仅数十次心动周期的波形，而动态心电图于 24 h 内可连续记录多达 10 万次左右的心电信号，可提高对非持续性异位心律，尤其是对一过性心律失常及短暂的心肌缺血发作的检出率，因此扩大了心电图临床运用的范围，并且出现时间可与患者的活动与症状相对应。

三、运动负荷试验

1932 年首次报道了运动负荷试验。随后，活动平板试验已广泛应用于检测运动诱发的心肌缺血[1]。在电机驱动的活动平板上进行运动试验，运动方案（如 Bruce）规定了运动平板的速度和坡度，和运动级别的数量和持续时间。运动负荷试验结果的解释：①ST 段压低：表现为在 QRS 波和 ST 段的转折点（J 点）后 80 ms 测定，ST 段水平型或下斜型压低≥1 mm，是心肌缺血的最可靠征象；②ST 段抬高：运动引起的 ST 段抬高在因既往心肌梗死存在 Q 波的导联相对常见。在静息心电图正常的患者，ST 段抬高（非 aVR 或 V_1

导联）意味着透壁的缺血，并可以定位受累的冠状动脉。

但是运动负荷试验敏感性较低，尤其是对单支病变的检出。进而，又提出多巴酚丁胺负荷超声心动图试验应用于无创性检测心肌缺血的存在。原理是多巴酚丁胺可增加正常冠状动脉的血流灌注，降低狭窄冠状动脉的血流灌注，同时兴奋 β_1 受体和起正性肌力的作用而使心率加快，心肌收缩力加强，酷似运动负荷试验，而且克服了运动负荷试验获取图像困难及运动方式的制约，扩展了负荷试验的应用范围。"可逆性室壁运动异常"是诊断冠心病敏感而又特异的指标，且常常出现在心电图 ST 段改变和胸痛之前，因而有较高的准确性。

第二节 冠心病的诊断技术

一、冠状动脉造影（coronary angiography，CAG）

随着介入领域的不断发展，冠状动脉造影检查成为诊断冠心病的"金标准"。1958 年 Sones 首先成功地进行了选择性冠状动脉造影，之后的 1967 年 Judkins 和 Amplatz 相继采用经股动脉穿刺进行冠状动脉造影，意味着该项技术真正应用于临床患者的可行性。随着造影技术及材料的不断改进，导管导引钢丝质量的不断提高，X 线心血管造影机设备的完善，新型造影剂的研制和应用，造影操作步骤的标准化，进一步提高了冠状动脉造影的安全性和诊断准确性。

1999 年《ACC/AHA 冠状动脉造影指南》提出了已知或怀疑冠心病的 CAG 适应证，包括：①有心绞痛等症状但无创性检查缺乏缺血证据；②对心绞痛或急性心肌梗死（AMI）实施介入治疗或冠状动脉旁路移植术（CABG）时；③非冠状动脉疾病重大手术前；④原因不明的心脏扩大、心力衰竭、心律失常，为明确病因；⑤评价介入治疗或冠状动脉旁路移植术效果；⑥为安全或职

业的特殊需要，需除外冠心病者等。

然而，CAG 只能看到冠状动脉的大体轮廓，而无法观察血管及管壁内组织结果，有些造影"正常"的血管其实存在能够导致事件的不稳定斑块。因此，在冠状动脉造影基础上若能有新的图像评估技术，可望更好地判定冠状动脉结构和功能异常。事实上，腔内影像学技术，包括血管内超声（intravascular ultrasound，IVUS）、光学相干断层成像（optical coherence tomography，OCT）等技术就是为弥补造影成像的不足孕育而生的。

二、血管内超声（intravascular ultrasound，IVUS）

1971 年世界上第一台 IVUS 成像系统由 Bom 搭建完成[2]。血管内超声成像技术是利用安装在心导管尖端的微型超声探头，于血管内探查管腔大小和管壁结构的影像诊断技术。20 世纪 80 年代中期，随着冠心病介入治疗和强力降脂药物疗法的迅速发展，动脉粥样硬化的定性和定量诊断变得日益重要。由于动脉造影显示的是血管腔内形

态，而事实上动脉粥样硬化病变存在于血管壁内。而 IVUS 通过实时显示冠状动脉管腔的横截面图像，可精确地反映病变的性质和严重程度，发现冠状动脉造影不能提示的血管早期病变，对于动脉夹层、内膜撕裂及血栓等原因所致的血管造影无法明辨的情况（主要是由于冠状动脉内膜不平整或血管壁粥样硬化斑块的裂痕造成，造影剂可进入这些微裂隙，导致造影剂密度的不均一，呈现模糊影像）IVUS 亦可清晰显示。冠状动脉介入治疗术后造影图像中的模糊病变很大程度上与手术导致的内膜损伤及随后引发的血栓形成有关。IVUS 可以用来鉴别哪些病变类型不需要进一步介入处理（如局限性钙化或接近正常血管壁），及哪些需要及时置入支架（如内膜撕裂、斑块破裂或血栓），为冠状动脉介入治疗提供重要信息，可以很好地指导冠状动脉介入治疗

目前，有两大 IVUS 导管系统用于临床工作，为机械旋转型导管和相共阵型导管，上述两系统可以产生灰阶 IVUS 图像和虚拟组织学（virtual histology IVUS，VH-IVUS）或 iMap IVUS 图像。前者是指导日常冠状动脉介入治疗（PCI）的技术手段，后者则为更多用于评价斑块的特性和药物干预斑块进程的替代评价指标。在精准 PCI 时代，IVUS 等影像学技术的到来不仅能够提高冠心病的诊断准确性，在诊断病变同时还能够有效地指导介入治疗策略。

（一）评价造影正常的冠状动脉

对疑似冠心病患者进行诊断性的冠状动脉造影检查，其中有 10%～15% 的患者造影图像是正常的。应用 IVUS 对这部分患者再次进行评估，会发现约有一半患者存在斑块形成[3]。

同时，对于冠状动脉有严重狭窄需要介入治疗的患者，应用 IVUS 常规检查血管造影显示"正常"的参考段，亦可能发现"正常"的参考血管段也存在动脉粥样硬化斑块。对此的可能解释是病变部位动脉管壁发生正性重构从而弥补了动脉粥样硬化斑块生长所造成的管腔减小。

（二）评价斑块性质及影响稳定性因素

造成临床事件的动脉粥样硬化斑块病理类型

已被明确，即多数是由不稳定斑块［薄帽纤维粥样硬化（thin-cap fibroatheroma，TCFA），特征为薄纤维帽、大脂质池、炎性细胞浸润］破裂伴或不伴血栓形成造成。然而，IVUS 的分辨率（100 μm）限制了其对 TCFA 厚度的测量及斑块成分的识别，特别是当纤维帽完整，其表面的纤维帽和下面的斑块成分很难区分。另外，IVUS 不能识别炎症反应。尽管灰阶 IVUS 不能准确确定斑块成分，但多个研究显示急性冠状动脉综合征（ACS）病变比稳定型心绞痛患者更多见低回声斑块（软斑块）[4-6]。

联合虚拟组织学 VH-IVUS 能有效识别富含脂质坏死核（necrotic core，NC），从而弥补了灰阶 IVUS 的不足。基于病理对照研究，VH-IVUS 将冠状动脉粥样硬化分为 5 类：薄帽纤维粥样硬化，厚帽纤维粥样硬化（thick-cap fibroatheroma，ThCFA），病理性内膜增厚（pathological intimal thickening，PIT），纤维斑块和纤维钙化斑块。但是由于"薄帽"的病理性概念是 $\leqslant 65\ \mu m$，而 VH-IVUS 的轴向分辨率大约为 $200\ \mu m$，因此，VH-IVUS 规定连续性 NC>10% 的斑块面积，与血管腔中心的角度 >30°，且与血管腔直接接触时，称为 TCFA。

目前，大多数的 VH-IVUS 研究显示 NC 与支架置入术后远端微栓塞致无复流有关。灰阶 IVUS 发现的超声衰减斑块富含微钙化和胆固醇结晶，可广泛见于急性心肌梗死（40%～70%）而极少见于稳定型心绞痛患者。与 VH-IVUS 的比较分析发现，超声衰减斑块含有大量的 NC，并与纤维粥样硬化有关。而临床研究进一步证实，超声衰减斑块于支架置入术后无复流/慢血流现象明显增多，与斑块在支架扩张过程中释放大量微栓塞物质损伤心肌有关。

PROSPECT 研究结果显示，VH-IVUS 发现的易损斑块能够预测未来的不良冠状动脉事件[7]。对未置入支架的非罪犯病变的亚组分析揭示导致不良冠状动脉事件的 3 个独立预测因子为：TC-FA，斑块负荷 >70% 以及最小管腔面积（MLA）$\leqslant 4\ mm^2$，而且这些因子存在累加效应。TCFA 是 VH-IVUS 诊断的易损斑块，51.2% 的患者含有至

少 1 个 TCFA，48％的事件相关病变显示存在 TCFA，16％同时存在 TCFA 和 MLA≤4 mm²，而 4.2％同时存在 TCFA、MLA≤4 mm² 和斑块负荷＞70％。对冠状动脉斑块形态和组成的自然进程的 VH-IVUS 研究显示，在 9 个月的随访期间，多数（3/4）未行支架置入的非罪犯病变的 TCFA 可以愈合，而部分位于冠状动脉近段且斑块负荷较大的 TCFA 仍未愈合；此外，PIT 或 ThCFA 可发展为新的 TCFA，提示相对于纤维斑块或纤维钙化斑块而言，PIT、TCFA 和 ThCFA 更易于进展，表现为斑块负荷增大，管腔面积减小。

（三）判断临界病变

冠状动脉临界病变是指冠状动脉造影显示管腔狭窄 40％～70％的病变。冠状动脉造影评估狭窄病变是在假定参照血管"正常"的情况下进行的，而且与不同的投照体位有关。但是 IVUS 显示，冠状动脉造影所示的"正常"参考血管常存在不同程度的动脉粥样硬化病变。因此，在弥漫性病变、开口病变、严重偏心病变中常会低估狭窄的严重程度。IVUS 不受投照体位的影响，能够准确测量血管直径、管腔横截面积，还可以直接显示管壁的结构，从而更精确识别冠状动脉造影显示的临界病变的狭窄程度以及斑块性质。

目前 IVUS 对临界病变的判断遵循以下标准：对除左主干之外的冠状动脉，当 MLA＜4 mm² 或斑块负荷（PB）＞70％时应当行介入治疗，当 MLA＞4 mm² 或 PB＜70％时，可以推迟介入治疗；而对于左主干病变，当 MLA＜6.0 mm²，应当行介入治疗，MLA＞6.0 mm²，可以推迟介入治疗。当然在存在管腔狭窄位置，血流是否为有意义的受限却无法评价，只能依靠血管功能学评价。血流储备分数（fractional flow reserve，FFR）是目前最常用的评价狭窄病变对血管功能影响的指标。对指导临界病变的处理提供越来越重要的指导价值。对于冠状动脉造影提示临界病变的患者，若术前病变 FFR＞0.75，提示无心肌缺血表现，可以推迟行冠状动脉介入治疗。IVUS 与 FFR 分别从解剖和功能方面提供精确信息，共同指导临界病变最佳治疗策略的选择。

（四）指导介入治疗

存在左主干病变的患者是发生急性冠状动脉事件的高危人群，未经血运重建的左主干病变患者发生猝死的危险性明显增高，因此，左主干病变的早期诊断及处理非常重要。由于左主干本身较短、走行多变、存在迂曲或成角、弥漫病变时缺乏正常的参考血管等解剖特点，冠状动脉造影常无法准确反映左主干病变的严重程度。IVUS 能够精确反映左主干病变的严重程度、范围、性质以及参考血管的情况。IVUS 测量的 MLA 和最小管腔直径（MLD）是左主干病变患者发生晚期心脏不良事件的重要预测指标。目前临床可参考 IVUS 测定的 MLA 决定是否对左主干病变行 PCI 治疗。一般认为，MLD＜2.8 mm 或 MLA＜5.9 mm² 可以作为指导左主干病变患者接受血运重建治疗的评判标准。IVUS 在左主干病变介入治疗策略选择上具有重要的指导意义。IVUS 能准确测量左主干病变"正常"参考血管的直径，对于术者选择合适大小的支架具有重要作用。此外，支架长度的选择对左主干病变的处理也是非常重要的，SIRIUS 研究显示，支架边缘是支架术后发生支架内再狭窄的常见部位，主要与支架未能完全覆盖病变或未能完全覆盖球囊扩张部位有关[8]。通过 IVUS 检查能准确测量左主干病变的范围，指导术者选择合适长度的支架来处理病变。Park 等的一项研究对比了 IVUS 指导的 PCI 治疗与冠状动脉造影指导的 PCI 治疗对左主干病变的临床价值。研究共入选 975 例患者，其中 IVUS 指导的 PCI 组死亡率明显低于冠状动脉造影指导组（4.7％ vs. 16.0％，P＝0.048），该研究充分证明了 IVUS 在左主干病变介入治疗中的应用价值。

当然，IVUS 除评价病变特征、指导介入治疗外，可以利用 IVUS 对支架置入术后患者进行随访观察以说明支架愈合情况。IVUS 研究证实，尽管支架置入术后冠状动脉造影结果非常理想，但在许多情况下有支架扩张不充分/支架贴壁不良的情况。支架扩张不充分/支架贴壁不良不仅会增加术后支架内再狭窄和靶血管血运重建的发生率，而且会增加支架内血栓的发生风险。支架置入理想的 IVUS 标准包括：①支架完全贴壁；②支架扩张充分；③支架展开均匀；④支架完全覆盖病变。IVUS 指导的后扩张技术能够进一步改善冠状动脉介入患者的临床预后。应用 IVUS 指导的后扩张技术能够增加冠状动脉支架置入术后的支架最小管腔面积，进而有利于减少术后靶血管血运重建的发生。另外，IVUS 可以辅助指导分叉病变的治疗策略；IVUS 可精确测量血管的参考直径、斑块的位置，了解主、边支成角角度，主、边支血管的解剖关系，评价边支开口部的狭窄程度及病变特点；有助于合理选择治疗术式、球囊及支架直径。

尽管 IVUS 具有以上对支架随访的优势，但近几年光学相干断层成像（optical coherence tomography，OCT）技术以其更高的分辨率使得冠心病诊疗准确性更高。

三、光学相干断层成像（optical coherence tomography，OCT）

（一）OCT 对易损斑块特征的识别

易损斑块是指不稳定、易于形成血栓和突然破裂而导致急性心血管事件的斑块。在尸体解剖中，TCFA 与斑块破裂和冠状动脉血栓形成相关。OCT 可测量纤维帽的厚度，且 OCT 定义下的 TCFA 与病理学有高度的吻合性。虽然目前尚没有前瞻性研究明确表明 OCT 定义的 TCFA 与冠心病心血管事件相关，但有研究表明相比于稳定型心绞痛患者，OCT 下 TCFA 在 ACS 和急性心肌梗死的患者中更常见。同时，OCT 定义下的 TCFA 是斑块快速进展的独立预测因子。有研究表明，OCT 下的 TCFA 在冠状动脉造影严重狭窄处更常见，且更加不稳定。最近提出联合应用 OCT 和 IVUS，可以更好地描述斑块深层成分，同时对 TCFA 的检测更为准确。一项结合 OCT 与 IVUS 的研究表明，纤维帽厚度 $<52~\mu m$、斑块负荷 $>76\%$ 是在体水平斑块破裂的临界点[9]。

巨噬细胞浸润是易损斑块的重要特征之一。

一项离体研究发现 OCT 测量出的纤维帽巨噬细胞密度与组织学方法测量出的结果呈高度正相关[10]。MacNeill 等用 OCT 技术对一组稳定型心绞痛、不稳定型心绞痛和 STEMI 患者中的"罪犯斑块"和"非罪犯斑块"进行 OCT 成像并测定巨噬细胞密度，结果显示不稳定型心绞痛患者巨噬细胞密度明显增加，"罪犯斑块"病变部位巨噬细胞密度大于"非罪犯病变"，斑块破裂部位的巨噬细胞密度大于非破裂斑块。ACS 患者动脉粥样硬化斑块纤维帽内的巨噬细胞含量显著高于稳定型心绞痛患者，这些结果表明 OCT 检测的斑块巨噬细胞浸润与临床表现、斑块稳定性密切相关。

近年来已经证实斑块内新生血管（微通道）是斑块易损性的重要标志之一。OCT 研究发现具有微通道的斑块纤维帽厚度更薄、斑块负荷更大、正性重构更多。Uemura 等发现具有微通道的斑块在冠状动脉造影中进展更快[11]。此外，有研究发现 OCT 定义下的点状钙化（spotty calcification）及胆固醇结晶也与斑块的稳定性相关。

（二）OCT 评价易损斑块的转归

易损斑块虽然并不一定导致临床事件，但是普遍的观点认为早期发现并进行药物干预有助于降低心血管事件的风险。他汀类药物能显著改善冠心病患者的临床预后。除调节脂质代谢外，目前普遍认为他汀类药物具有稳定易损斑块的作用。多项 IVUS 研究发现，他汀类药物治疗能够阻止斑块进展甚至逆转斑块体积。近年来，多项 OCT 研究发现，在降低低密度脂蛋白胆固醇（LDL-C）及高敏 C 反应蛋白（hs-CRP）的基础上，他汀类药物可显著增加脂质斑块纤维帽厚度和减少纤维帽中巨噬细胞含量。需要指出的是，目前尚无研究证实 OCT 检测的纤维帽厚度的增加是否与冠心病患者远期获益相关。

（三）OCT 对急性冠状动脉综合征的诊疗价值

OCT 对急性冠状动脉综合征（ACS）罪犯病变的判定有重要临床意义，有助于选择合适的治疗策略及判断患者的临床预后。OCT 及病理学研究发现，斑块破裂更常见于 ST 段抬高型心肌梗死（ST segment elevation myocardial infarction，STEMI）患者，罪犯病变管腔面积小，且血栓负荷大（以红色血栓为主），而斑块侵蚀多见于非ST 段抬高型急性冠状动脉综合征（non ST segment elevation acute coronary syndrome，NSTE-ACS）患者，罪犯病变管腔面积较大，血栓负荷较小（以白色血栓为主）[12]。基于这些不同的病理及影像学特点，对临床上由斑块侵蚀导致的ACS 患者，经溶栓或血栓抽吸后，造影显示无严重管腔狭窄，且血流动力学稳定，TIMI 血流达到3 级的患者，强化抗凝、抗血小板治疗可能是此类患者优先考虑的治疗策略。一项小样本前瞻性研究分别对 OCT 下斑块侵蚀患者采取支架置入或血栓抽吸加双重抗血小板治疗，结果显示二者均未出现不良临床事件。当然，新的 ACS 治疗策略的安全性、有效性及长期临床预后仍有待于大样本前瞻性研究证实。

最新研究表明，造成 ACS 的三个主要病理学机制是：斑块破裂（plaque rupture，PR）、斑块侵蚀（plaque erosion，PE）以及钙化结节（calcified nodule，CN）[12]。OCT 对斑块的识别与病理学有较好的吻合性，因此，OCT 也被认为是目前在体水平研究 ACS 病理发生机制的最佳影像学手段。有研究表明 OCT 定义下的斑块破裂、斑块侵蚀及钙化结节分别占 ACS 罪犯病变的 43.7%、31.0%、7.9%。其在 OCT 图像中定义如下：

（1）斑块破裂：破裂的斑块通常出现在 OCT 下的 TCFA 中，并显示出内膜撕裂、破裂或纤维帽分离的特征。当进行 OCT 成像，注入晶体液体或造影剂时，这些破裂区域的 OCT 表现为低或无信号空洞。

（2）斑块侵蚀：OCT 定义的斑块侵蚀表现为连续的纤维帽表面可见血栓形成或管腔表面不规则。

（3）钙化结节：钙化结节的定义是单个或多个钙化的区域，突出到管腔内部，经常形成尖锐突出的角。

其他 OCT 可见的 ACS 罪犯病变包括自发性冠状动脉夹层（spontaneous coronary artery dis-section，SCAD）、冠状动脉痉挛（coronary artery spasm，CAS）等。

（四）判断患者临床预后

既往的 OCT 研究表明，与斑块侵蚀导致的ACS 相比，斑块破裂导致的 ACS 有更多的 TCFA、更大的斑块负荷，且病变更加弥漫。回顾性研究发现，斑块破裂导致的 ACS 在 PCI 术后即刻出现"无复流"现象更为常见，但远期支架内膜覆盖二者无显著差别。近期一项前瞻性研究表明，斑块破裂导致的 ACS 患者，3 年主要不良心血管事件（MACE）发生率更高（39.0% vs. 14.0%），且斑块破裂是不良临床事件的独立预测因子。因此，可考虑将 OCT 检测的 ACS 罪犯病变类型纳入ACS 患者危险分层，以更好地评估患者的远期预后。

（五）优化和指导 PCI 治疗

过去的 20 年里，IVUS 常被用来评估支架置入的即刻效果，比如支架的膨胀情况、小梁贴壁不良、血管夹层以及组织脱垂等。跟 IVUS 相似，OCT 同样可以提供血管及支架植入术后的影像。相比于 IVUS，OCT 对血管夹层、支架贴壁不良、组织脱垂、支架小梁的内膜覆盖的检测更加敏感。虽然目前还没有明确的 OCT 标准来评价最佳支架膨胀效果或者预期获益，但过去 10 年来的临床经验已经证明 OCT 能够提供有用的解剖学信息，帮助术者优化 PCI 策略。

OCT 可以提供斑块的真实长度分布，帮助术者选择最适宜的支架长度，以及支架释放位置。同时 OCT 可以提供参考血管的管腔及直径大小，OPUS-CLASS 研究表明 OCT 对管腔面积及直径的测量较 IVUS 更为准确[13]，有利于术者选择最适宜的支架直径，以及支架的膨胀指数，再根据参考血管的大小，选择安全的后扩张压力以预防膨胀不全。PCI 术前进行 OCT 成像可评价斑块形态，且可预测患者 PCI 术后疗效。

近年来，随着 PCI 技术的成熟及药物洗脱支架（drug-eluting stents，DES）的应用，PCI 手术的适应证逐渐放宽。针对左主干病变，PCI 治疗是冠状动脉旁路移植术的有效替代，特别是左主干分叉病变，已不再作为 PCI 的禁忌证。但此手术风险依旧很大，术后支架内血栓及再狭窄发生率仍偏高。FD-OCT 采用造影剂冲刷的方式取代了 TD-OCT 球囊堵闭血管清空血液的操作方法。同时，OCT 的扫描范围由原来的 8 mm 增至 10 mm。这些技术上的改进使得 OCT 指导左主干病变的 PCI 治疗成为可能。尽管现在的 OCT 技术仍然无法很好地呈现冠状动脉开口病变的具体形态特征，但与 IVUS 相比，FD-OCT 也能够很好地完成对左主干病变（除冠状动脉开口部病变）的检测，同时扫描的速度更快，其安全性及可行性得到有关文献的证实。左主干支架置入时即使经高压释放，其支架贴壁不良的发生率仍高于其他部位病变，容易产生支架内血栓，引起严重不良事件。FD-OCT 可以显示更精细的微观结构，在判断病变类型及支架置入后贴壁不良、边缘夹层及组织脱垂等方面，其效果明显优于 IVUS。新一代 ILUMEINTM OPTISTM 系统整合了 FFR 功能，使其同时具备形态学和功能学评估的功能。当然，由于 OCT 透射深度小，不能评价血管的重构性改变及血管周围情况，不利于选择最佳直径的支架。因此，在左主干病变的 PCI 治疗中，可考虑联合使用 IVUS 和 OCT 以指导支架置入及评价支架置入术后效果，避免术后心血管不良事件的发生。

1. 评价支架置入术后即刻效果

与 IVUS 相比，OCT 具有更高的分辨率。虽然在 OCT 图像中支架小梁的后方会出现信号缺失的光影，遮盖深处的血管壁结构。但是，OCT 对支架小梁前方的组织结构的显示比 IVUS 更为清晰。目前，OCT 已被广泛用于评价支架置入术后效果。

（1）即刻支架膨胀情况

在 DES 时代，支架膨胀不良是支架内再狭窄和血栓形成的重要原因之一。ILUMIEN I 研究表明，OCT 检测的支架膨胀不良比例可达 41.3%[14]。一般来说，钙化病变、斑块负荷较重的偏心性纤维病变易出现支架膨胀不良。因此对于这些病变应进行充分的预处理，如对于纤维偏

心斑块应进行充分预扩张，严重钙化病变应进行旋磨或球囊切割术。PCI 术后 OCT 发现支架膨胀不良应积极处理。可采用非顺应性球囊进行高压后扩张支架，后扩张后应再次行 OCT 或 IVUS 检查，以确定扩张效果。

（2）即刻支架贴壁情况

在 OCT 图像中，支架贴壁不良是指支架小梁表面到管腔表面的纵向距离大于支架小梁厚度（如果支架小梁上有聚合物，也应包含在内），当支架与血管腔之间的距离大于 200 μm，则定义为支架显著贴壁不良。假如距离小于支架小梁厚度时，可认为支架小梁已附着。文献中描述了两种形式的附着：①突出，即腔内支架小梁边界高于管腔水平面；②嵌入，即腔内支架小梁边界低于管腔水平面。然而，该分类的临床意义尚未明确。应注意在评估支架贴壁情况前，必须对贴壁不良距离进行校准。

一些可能的因素可以导致 PCI 术后即刻支架贴壁不良，如支架大小不合适（支架直径小于参考血管直径）、支架膨胀不良等。此外，左主干病变、分叉开口处病变、钙化病变、支架重叠区域、置入 DES 或长支架后、C 型病变中支架贴壁不良更为常见。

理论上，支架贴壁不良会对血管壁附近正常的血液层流造成干扰，促进血小板和纤维蛋白的沉积，影响支架小梁的再内皮化及内膜增生，使支架内血栓更容易形成。然而，目前对支架贴壁不良与晚期血栓形成、不良心血管事件发生的关系尚存在争议。IVUS 研究发现，无论是 BMS 还是 DES，即刻支架贴壁不良与长期的恶性临床事件无关，尤其是与早期、晚期或极晚期支架内血栓形成不相关。OCT 的高分辨率使其对支架贴壁不良的检测较 IVUS 更加敏感、准确。有研究显示 OCT 检测的 PCI 术后即刻支架贴壁不良可延迟支架小梁的内皮化，甚至导致支架血栓形成。Ozaki 等研究发现，绝大部分即刻支架贴壁不良可以因血管重塑、斑块进展等原因而消失，但仍有 4.67% 的贴壁不良的支架小梁在随访 10 个月时持续存在，与消失的即刻支架贴壁不良相比，持续存在的即刻支架贴壁不良的内膜增生较少，且

OCT检测的支架内血栓更多见于贴壁不良的支架小梁处（20.6% vs. 2.0%，$P<0.001$）。

临床上，若即刻支架贴壁不良面积较小且不伴有支架膨胀不良可以不需要进行处理。但对于较为明显的支架贴壁不良还是应使用球囊扩张使其贴壁。但目前对于支架贴壁不良程度的判定尚无明确标准，往往根据术者经验决定即刻支架贴壁不良的后续处理。

（3）组织脱垂

在OCT图像中，组织脱垂的定义是支架置入后，组织投影处于支架小梁之间的管腔中。组织脱垂可分为斑块脱垂及血栓脱垂，在OCT图像中，斑块脱垂通常表面光滑且无明显的信号衰减，而血栓脱垂通常表面不规则并伴有强衰减。

支架置入术后组织脱垂的发生率很高，有研究表明95%的支架置入后即刻可用OCT检测到组织脱垂，而同时用IVUS检测，只有45%的支架内发现了组织脱垂。PCI术后组织脱垂的发生与斑块性质有关，当置入的支架位于OCT定义的TCFA或坏死核上时，容易出现组织脱垂。此外，有研究发现组织脱垂的体积与OCT检测的脂质角度（$r=0.374$，$P<0.0001$）和纤维帽厚度（$r=-0.254$，$P=0.001$）相关。目前，组织脱垂对患者临床预后的影响尚不明确。有研究发现，尽管伴有组织脱垂的支架截面的管腔丢失率大于没有组织脱垂的截面，内膜厚度也较大，但是组织脱垂截面有着相对理想的内膜覆盖率，且经两年随访发现有组织脱垂的支架组与对照组临床事件的发生并无统计学差异。然而，最近的一个回顾性研究发现不规则的组织脱垂是PCI术后不良临床事件的独立预测因子。

对于支架置入术后出现的支架内组织脱垂的处理目前尚无明确标准，往往根据术者经验进行治疗，主要原则是：①若支架内组织脱垂量少，TIMI血流3级，可暂不处理，术后加强抗血小板治疗；②若支架内组织脱垂量大，可用抽吸导管进行抽吸，以减少组织脱垂量；③若抽吸后效果不显著，可于冠状动脉内给予替罗非班后，再使用与支架直径相同的球囊进行低压扩张。应注意不能使用高压扩张，以免挤压支架，使脱垂组织

增大；④如上述方法效果仍不明显，可考虑在组织脱垂处再置入支架，将脱垂组织覆盖，以增加有效管腔面积。

（4）支架边缘夹层

支架置入术后易导致血管壁的损伤，这种损伤常发生在支架边缘。支架边缘夹层可分为内膜撕裂及中膜夹层。内膜撕裂是指支架置入术后内膜的片状掀起，而无明显的斑块纤维帽的破裂；中膜夹层是指内膜的撕裂延伸至冠状动脉中膜，可导致冠状动脉内血肿。

OCT用于观察支架边缘夹层的效果优于IVUS，以往的研究表明IVUS检测的支架边缘夹层的发生率约为5%～23%，而OCT可检测到37.8%的支架边缘夹层，且绝大多数的支架边缘夹层在造影下不能被观察到。OCT研究发现，支架边缘夹层多发生于纤维钙化（44%）或富含脂质斑块（38%）处支架置入后，其发生率大于纤维斑块处（10%）。既往研究表明支架边缘夹层与支架内血栓形成及不良预后密切相关，但OCT检测到的支架边缘夹层往往较小，绝大部分小的或造影未显现的支架边缘夹层在随访时能自行修复且与急性支架内血栓及远期支架内再狭窄无关。而近期一项研究发现累及冠状动脉血管壁深层的支架边缘夹层（片状掀起厚度>0.31 mm）与浅层的夹层相比，患者无临床事件的生存率显著降低（50.0% vs. 80.6%，$P<0.001$）。Chamié D等对OCT检测出的严重深层的、影响冠状动脉血流动力学的支架边缘夹层处理后发现，一年主要心血管不良事件的发生率与无支架边缘夹层者相比未见明显升高（7.95% vs. 5.69%，$P=0.581$）。

血管夹层表现多样，患者可有严重的症状或血流动力学障碍，也可毫无症状及血流动力学异常。支架置入术后血管夹层的处理应遵循以下原则：①对于无临床症状、无缺血性心电图改变、TIMI血流3级的内膜夹层，因其可自行修复且预后较好，一般无需特殊处理。②对于血流动力学不稳定的患者，可以通过药物和主动脉球囊反搏等辅助装置来维持血流动力学稳定。对于情况极其不稳定者，应立即给予心肺复苏并尽快开通闭塞血管。③对于夹层累及血管中膜，甚至出现血

管壁内血肿或血管破裂者，应立即置入支架。应尽量从 OCT 或 IVUS 显示的冠状动脉夹层远端正常处覆盖内膜撕裂片，以维持管腔内径，防止夹层扩展或血肿压闭管腔。④若冠状动脉夹层导致大面积心肌梗死或缺血，特别是合并低血压、休克而上述措施均无效时，应立即进行外科冠状动脉旁路移植术。

（5）即刻支架内血栓

在 OCT 图像中，支架内血栓的定义是支架置入术后即刻出现的突入管腔内的不规则团块。支架内血栓是种少见的（0.4%～0.6%），但往往造成严重临床事件的 PCI 并发症，研究发现急性期支架内血栓形成患者 2 年死亡率可达 20%。腔内影像学为介入医生准确检测支架内血栓、研究其发生机制及指导治疗提供了可能。以往我们根据冠状动脉造影及 IVUS 来识别支架内血栓，但是这种方法往往并不可靠。IVUS 无法准确区分血栓与粥样硬化斑块及支架内膜（胶原成分较少、富含细胞和细胞外基质）。目前 OCT 是除血管镜之外唯一能对血栓达到接近 100% 识别的成像技术。

对于 OCT 检测的支架内血栓，应根据严重程度、患者的临床表现及对血流动力学的影响给予相应的治疗措施。①对于血栓量少、患者无临床症状、无缺血性心电图改变且未引起严重血流动力学障碍的即刻支架内血栓应强化抗凝（如替罗非班）。②若支架内血栓量大，患者缺血症状明显，有严重血流动力学障碍，可用抽吸导管行血栓抽吸，以减少支架内血栓负荷。③若抽吸后效果仍不明显，可于冠状动脉内给予替罗非班后，使用与支架直径相同的球囊进行低压扩张。有研究显示，OCT 指导下的球囊扩张可显著减少支架内血栓面积（0.35 mm² ± 0.29 mm² vs. 0.42 mm² ± 0.30 mm²，$P=0.001$）。④如上述方法效果仍不明显，可考虑在血栓处再置入支架。对于 OCT 明确的即刻支架内血栓形成原因（如支架膨胀不良、支架即刻贴壁不良、支架边缘夹层），应按照前文所述进行相应的处理。

2. 支架置入术后随访

支架置入失败是影响 PCI 术后患者远期预后的重要因素。在裸金属支架（bare metal stents, BMS）时代，导致支架失败的原因主要是支架内再狭窄。随着 DES 的广泛应用，支架内再狭窄的发生率降至 5%～8%。然而，由于 DES 抑制支架新生内膜的形成，导致支架内膜覆盖不良，进而促进晚期及极晚期支架内血栓的形成。另外，长期的炎症刺激、药物反应，使得支架内新生动脉粥样硬化斑块成为支架置入失败的重要原因之一。OCT 可准确评估支架置入失败的原因。

（1）支架内再狭窄

在 OCT 图像中，支架内再狭窄是指支架新生内膜面积超过支架面积的 50%。对于厚度 > 100 μm 的支架新生内膜，按 OCT 图像特征可分为以下三类。①均质性：高反射且信号相对均匀，无局部信号衰减；②异质性：低反射且信号不均匀，有局部信号的强衰减；③分层：向心性、双层或多层的光学信号，近腔侧通常为高反射信号，远腔侧通常为低反射信号。

病理学研究表明，均质性新生内膜富含纤维及平滑肌细胞，而异质性及分层新生内膜具有更多的脂质及炎性细胞。此外，有研究表明，OCT 定义下的新生内膜异质性的患者 MACE 的发生率更高。

（2）晚期支架内血栓

晚期、极晚期支架内血栓是冠状动脉支架置入术后严重且致命的并发症。SIRIUS 和 TAXUS I～Ⅳ 两项前瞻性随机对照研究结果显示：相对于 BMS 而言，DES 能够明显减少支架内再狭窄，但却有增加晚期血栓发生率的趋势。支架内膜覆盖不全、支架贴壁不良、支架内新生动脉粥样硬化斑块破裂等因素与支架内晚期血栓形成密切相关。

与 IVUS 相比，OCT 拥有着更高的分辨率，而且对支架小梁交界处的伪影敏感度较低，这些特性使 OCT 可以看见覆盖支架小梁的组织。假如 OCT 可以识别出支架小梁上方的组织，我们就可以说这些支架小梁已被覆盖；假如支架小梁上方没有出现组织的迹象，则这些支架小梁被定义为未覆盖。晚期支架贴壁不良既可以是获得性的，也可以是早期支架贴壁不良持续存在的结果。

SIRIUS 研究和 TAXUS Ⅱ 研究已发现，DES 晚期支架贴壁不良的概率分别为 16.3% 和 10.9%。晚期支架贴壁不良常见于最初置入时支架贴壁不良、血管正性重构、支架重叠和血管分叉处。根据 OCT 观察到的支架小梁的覆盖与贴壁情况，可分为以下 5 类：①支架小梁嵌入且内膜覆盖良好（covered and embedded struts）；②支架小梁突出且内膜覆盖良好（covered and protruding struts）；③支架小梁贴壁不良但内膜覆盖良好（covered and malapposed struts）；④支架小梁贴壁良好但内膜未覆盖（uncovered and apposed struts）；⑤支架小梁贴壁不良且内膜未覆盖（uncovered and malapposed struts）。

多个试验和临床研究显示，尽管 OCT 无法识别内皮细胞，但支架小梁的 OCT 测量和组织覆盖物的组织学测量之间有高度的相关性。病理学研究显示，支架内膜覆盖不良是晚期支架内血栓形成的独立预测因子（敏感性 75%，特异性 76%）。ODESSA 研究显示，在 IVUS 无法检测到新生内膜的支架段中，有 8% 可以经 OCT 检测到新生内膜覆盖。

OCT 的随访数据显示，大部分（包括生物可降解性聚合物涂层）的 DES 的新生内膜覆盖非常薄，或者几乎没有检测到支架内膜覆盖。在随访研究中，OCT 可检测到无新生内膜覆盖的支架贴壁不良诱发的血栓，这也成为了晚期支架内血栓形成的有力证据之一；但目前关于亚临床的支架内血栓形成与严重心脏不良事件的相关性有待进一步研究证实。

此外，OCT 检测支架贴壁不良和内膜覆盖不良在 ACS 患者中更常见，特别是在置入 DES 后。现阶段很难为 OCT 在单个患者的后期随访跟踪中的使用提供特别的建议，但目前有研究提出 OCT 可为接受支架置入患者的双重抗血小板治疗的持续时间提供依据。

（3）支架内新生动脉粥样硬化斑块

支架内新生动脉粥样硬化斑块是导致晚期支架失败的重要原因。病理学对支架内新生动脉粥样硬化的定义为支架新生内膜内侧，在支架小梁周围出现大量富含脂质的巨噬细胞，伴或不伴有钙化斑块。Hou 等应用 OCT 首次于在体水平证实了支架内新生动脉粥样硬化斑块的存在，并提出支架内粥样硬化斑块破裂可能是导致极晚期支架内血栓形成的重要原因之一[15]。在 OCT 图像中，支架内新生动脉粥样硬化斑块表现为支架内存在动脉粥样硬化改变：支架内增生的内膜高信号后有明显的信号衰减并且边界模糊，提示脂质沉积。其他 OCT 斑块特征也可见于支架内，如钙化、巨噬细胞、微通道、胆固醇结晶等。

支架内新生动脉粥样硬化斑块的形成受到支架种类、支架置入时间、炎症反应及血流剪切力等因素的影响。病理学研究发现，与 BMS 相比，DES 置入后支架内新生动脉粥样硬化斑块的发生率更高（41% *vs.* 22%），且平均发生时间更早（420 天 *vs.* 2160 天）。新生动脉粥样硬化的发生率随支架置入时间的延长而升高。Takano 等应用 OCT 观测了 BMS 置入后血管内膜的早期变化（<6 个月）以及晚期（>5 年）的形态特征改变：与支架置入后早期的均质内膜相比，在支架置入后晚期，67% 的患者支架内增生的内膜有明显的信号衰减并且边界模糊，OCT 图像提示为脂质沉积，并且在晚期薄帽纤维粥样斑块样内膜增殖的发生率为 29%。Kang 等的研究显示，DES 置入时间小于 20 个月的薄帽纤维粥样斑块样内膜增殖发生率为 33%，而置入 20 个月以后的发生率则高达 69%。Yonestu 等研究发现早期（<9 个月）DES 支架内新生动脉粥样硬化斑块发生率明显高于 BMS（37% *vs.* 8%），而在晚期（>48 个月），二者无显著差别[16]。

3. OCT 在新型支架中的应用

生物可吸收支架（bioresorbable vascular scaffold，BVS）开启了新型支架时代。理论上生物可吸收支架可以克服目前金属 DES 的缺点，如支架内晚期血栓、金属支架残留增加支架内再狭窄的发生率等，但是完全可吸收支架能否达到目前金属药物洗脱支架的效果仍需要大量前瞻性研究进行评价。近期发表的 ABSORB 日本研究表明，生物可吸收支架在临床安全和有效性方面不劣于金属 DES 支架。但该研究随访时间较短（仅为 1 年），其长期临床效果仍需要进一步观察。

目前的生物可吸收支架杆平均厚度较大（114～228 μm），且与金属支架相比，生物可吸收材料更加坚硬，可塑性差。这意味着支架置入术前需要对病变做充分的准备，比如对严重狭窄病变做精准的预扩张，使支架顺利就位。同时，需要准确测量血管直径、病变特征以选择合适大小的可吸收支架。例如，雅培生物可吸收支架（Abbott Vascular，Santa Clara，CA）允许最大不超过0.5 mm 的过度膨胀，后扩张球囊超过支架直径0.5 mm 有导致支架断裂的风险。因此，对于选择正确的球囊和支架大小、指导 PCI 过程，OCT 的应用是极为必要的影像学手段。在生物可吸收支架置入即刻，OCT 可观察支架膨胀和贴壁情况，以减少支架膨胀不良、回缩、支架杆断裂及支架内血栓形成的发生率。同时，OCT 还可以评价生物可吸收支架小梁的分布，不均匀的支架小梁分布可影响局部药物浓度及小梁对血管壁的径向支撑力。

在生物可吸收支架置入后的长期随访中，OCT 还能够协助临床介入医生评价支架新生内膜的覆盖情况。ABSORB STEMI TROF Ⅱ研究首次应用 OCT 评价 BVS 和金属 DES 6 个月的新生内膜覆盖效果，其研究结果表明二者之间无显著差异，再次证明了生物可吸收支架的有效性[17]。此外，First-in-man 研究结果显示 OCT 能够评价 BVS 的降解过程、支架杆降解过程中与血管壁的相互关系、冠状动脉内 BVS 支架杆的降解影像特征[18-19]。随着 ABSORB 研究结果的公布，腔内影像学，尤其是 OCT 在评价 BVS 降解过程中极为重要。其中，对 BVS 进行中期（2 年）随访，OCT 图像中其表现为箱型，BVS 支架杆被糖蛋白取代，而在长期（4 年）的随访时，BVS 支架杆完全降解[20-21]。

（六）OCT 应用展望

随着 OCT 技术的不断改进，其对冠状动脉血管内病变检查、PCI 策略的优化、新型支架的研发将发挥极为重要的作用。具体表现在①最新一代 ILUMIEN/OPTIS OCT 于 2015 年开始在中国推广，高回撤速度及实时三维重建技术能够立体

显示支架置入前后血管空间结构、评估支架贴壁及膨胀情况进而优化指导冠状动脉复杂病变（如左主干、分叉病变，严重钙化及弥漫病变）的介入治疗。②建立 OCT 判定病变特征及指导精准介入治疗数据库，开展多中心、大样本临床前瞻性研究使其进入冠心病诊疗指南或再血管化治疗指南优先推荐级别。③整合两种或两种以上影像技术以相互弥补单一影像学手段的成像不足，如 OCT-IVUS、OCT-NIRS 等多种冠状动脉内影像学技术，可更好及全面评估斑块易损性及介入治疗效果。④实时整合结构和功能学影像信息，如 OCT-FFR 结构功能学检测技术，可对临界病变的处理策略给予更精准的评估和指导，改善临床上过多支架置入现状。⑤微米级 OCT（μOCT）虽仍处于研究阶段，但因其可观察冠状动脉粥样硬化斑块的细胞和亚细胞结构，如血管内皮细胞、巨噬细胞、巨噬细胞内的胆固醇结晶等，为探究斑块内细胞成分提供了新的影像学手段。⑥此外，OCT 与荧光分子标记技术结合，可提供斑块内炎症、内皮功能等信息，有利于深入研究动脉粥样硬化斑块的病理生理过程。

四、冠状动脉内窥镜（coronary angioscopy）

早期的冠状动脉内窥镜由于其直径较大，应用受到限制，采用新的光纤导管后，直径明显减小，能直接观察到几乎所有的冠状动脉及静脉桥血管管腔情况。一些研究表明，冠状动脉内窥镜在检测和鉴别斑块、夹层及血栓方面优于冠状动脉造影。冠状动脉内窥镜具有色彩鲜明、分辨率高等特点，而且可通过肉眼对活体组织进行病理诊断。在指导介入治疗方面，其地位日益变得和其他一些显像技术同样重要。

五、心血管 CT 检查

1. 计算机化断层显像（computed tomography，CT）

普通 CT 已从第 1 代发展到第 4 代，而且现在

螺旋 CT 的成像速度大大加快,初步满足动态血管成像的需要。超高速 CT［亦称电子束 CT (electro beam CT,EBCT)］的问世,是目前对心血管疾病做出全面早期诊断的最先进的影像设备,受到世界心血管病学界专家和放射影像学专家的高度重视。EBCT 是唯一能对冠状动脉钙化量进行量化的检测方法。临床医生考虑冠心病的诊断问题时应将 EBCT 结果结合其他检查、冠状动脉疾病危险因素、临床症状综合分析。

2. 多层螺旋 CT (multi-slice CT,MSCT)

又称宽探测器多层螺旋 CT。此项技术推出后,其优点和发展前景已得到一致公认。有学者将其与 EBCT 进行了对比研究,两者相关性可达 96%。对于肥胖被检者以及动脉少量钙化的检测,MSCT 优于 EBCT。MSCT 显示冠状动脉与数字减影心血管造影(DSA)技术检测冠状动脉狭窄具有一定相关性,但距其达到临床实际应用尚有较大距离。

六、心血管 MRI 检查

磁共振成像 (magnetic resonance imaging,MRI) 是 20 世纪 80 年代问世的一项重要影像诊断技术。MRI 在先天性心脏病、心肌梗死、主动脉瘤尤其是夹层动脉瘤诊断中有一定的优势。MRI 还可以进行波谱分析,在心肌病、心肌缺血和心肌梗死的研究中有广阔的应用前景。

1. 磁共振冠状动脉成像 (magnetic resonance coronary angiography,MRCA)

MRCA 自 20 世纪 90 年代早期首次报道以来,冠状动脉的磁共振技术已发展成为一项对显示冠状动脉及诊断冠状动脉疾病的无创性检查方式,目前研究方向集中在最佳的呼吸补偿方式、改善时间及空间分辨率以及更快地获取图像上。精确地显示狭窄并评价冠状动脉粥样硬化的严重程度正处在多中心研究中,因此 MRCA 正在向传统 CAG 提出挑战。

2. 磁共振心肌灌注成像

应用对比增强 MRI 可检测出可逆性的心肌功能不良。磁共振快速成像技术的发展已使磁共振心肌灌注成为可能。通过静脉团注磁共振造影剂 Gd-DT-PA,梗死区信号表现为低灌注或无灌注区,MRI 检出的灌注缺损区与放射性核素心肌显像显示的灌注缺损有良好的相关性。Sensky 等报道,结合 MRI 心肌应力性灌注可区分心肌可逆性损害与坏死。药物负荷 MRI 有望用于发现冠心病的可逆性灌注缺损,评价局部心肌灌注的再通效果。

七、放射性核素检查

放射性核素检查主要有 3 种方法:心肌灌注显像——单光子发射计算机断层显像 (single photon emission computed tomography,SPECT)、门控心血池动态显像和正电子发射断层显像 (positron emission tomography,PET)

1. 心肌灌注显像——单光子发射计算机断层显像 (SPECT)

目前常用的有 ^{201}TICI (^{201}铊-氯化亚铊) 和 ^{99m}Tc-MIBI (^{99m}锝-甲氧基异丁基异腈),这两种方法主要对正常心肌进行显像。对心肌梗死灶显像则主要用骨显像剂 ^{99m}Tc-PYP (^{99m}Tc-焦磷酸盐) 和非骨显像剂 ^{99m}Tc-DTPA-Am (^{99m}Tc 标记抗肌凝蛋白抗体) 两种方法进行显像。根据心肌灌注显像负荷方式可分为运动负荷显像和药物负荷显像,运动试验灌注显像与 CAG 不同,其反映的是心肌血流灌注的病理生理学变化。药物负荷显像主要用于不能行运动负荷试验的患者。目前常用药物有双嘧达莫(潘生丁)、腺苷和多巴酚丁胺。

2. 门控心血池动态显像

门控心血池动态显像可分为首次通过核素心室造影、平衡法核素心室造影及门电路心血池断层显像 3 种方法。门控心血池动态显像通过对收缩功能参数、舒张功能参数及相位分析等主要诊断指标进行分析。临床主要应用于对心肌缺血、心肌梗死患者心脏功能的评价,诊断室壁瘤,手术治疗前后评价心功能,诊断传导异常以及辅助诊断心肌病、先天性心脏病。

3. 正电子发射断层显像 (PET)

PET 分辨率高、对比度和均匀度好,在心血管疾病诊断方面的应用有心肌灌注显像、心肌代谢显像和心脏神经受体显像3类。PET对心肌梗死的诊断则是通过使用^{99m}Tc-焦磷酸盐，抗肌凝蛋白单克隆抗体进行心肌梗死灶显像及梗死灶免疫显像。急性心肌梗死后10～12 h显像，19～72 h显像达高峰，可诊断急性心肌梗死部位、大小和范围，是检测心肌存活性的可靠方法。

综上所述，冠心病的诊断技术随着科技的发展日新月异。众多的影像学、功能学检查无疑将大大提高冠心病诊断的准确性，协助临床心血管科医生对冠心病患者给予最合理的治疗手段。与此同时，众多的临床研究结果需要我们不断更新对疾病的认知，完善现有的诊疗流程，合理进行治疗与干预。

（于　波）

参考文献

［1］　Gianrossi R，Detrano R，Mulvihill O. et al. Exercised induced ST depression. Circulation，1989，80：87-98.

［2］　Bom N，Lancee CT，van Egmond FC. An ultrasonic intracardiac scanner. Ultrasonics，1972，10：71-76.

［3］　Erbel R，Ge J，Bockisch A，et al. Value of intracoronary ultrasound and Doppler in the differentiation of angiographically normal coronary arteries：a prospective study in patients with angina pectoris. Eur Heart J，1996，17：880-889.

［4］　Schoenhagen P，Ziada KM，Kapadia SR，et al. Extent and direction of arterial remodeling in stable versus unstable coronary syndromes：an intravascular ultrasound study. Circulation，2000，101：598-603.

［5］　Hodgson JM，Reddy KG，Suneja R，et al. Intracoronary ultrasound imaging：Correlation of plaque morphology with angiography，clinical syndrome and procedural results in patients undergoing coronary angioplasty. J Am Coll Cardiol，1993，21：35-44.

［6］　Fukuda D，Kawarabayashi T，Tanaka A，et al. Lesion characteristics of acute myocardial infarction：an investigation with intravascular ultrasound. Heart，2001，85：402-406.

［7］　Stone GW，Maehara A，Lansky AJ，et al. A prospective natural-history study of coronary atherosclerosis. N Engl J Med，2011，364（3）：226-235. doi：10. 1056/NEJMoa1002358.

［8］　Sakurai R1，Ako J，Morino Y，et al. Predictors of edge stenosis following sirolimus-eluting stent deployment（a quantitative intravascular ultrasound analysis from the SIRIUS trial）. Am J Cardiol，2005，96（9）：1251-1253. Epub 2005 Sep 6.

［9］　Tian J，Dauerman H，Toma C，et al. Prevalence and characteristics of TCFA and degree of coronary artery stenosis：an OCT，IVUS，and angiographic study. J Am Coll Cardiol，2014，64（7）：672-680. doi：10. 1016/j. jacc. 2014. 05. 052.

［10］　Tearney GJ，Yabushita H，Houser SL，et al. Quantification of macrophage content in atherosclerotic plaques by optical coherence tomography. Circulation，2003，107（1）：113-119.

［11］　Uemura S1，Ishigami K，Soeda T，et al. Thin-cap fibroatheroma and microchannel findings in optical coherence tomography correlate with subsequent progression of coronary atheromatous plaques. Eur Heart J，2012，33（1）：78-85. doi：10. 1093/eurheartj/ehr284. Epub 2011 Aug 10.

［12］　Jia H，Abtahian F，Aguirre AD，et al. In vivo diagnosis of plaque erosion and calcified nodule in patients with acute coronary syndrome by intravascular optical coherence tomography. J Am Coll Cardiol，2013，62（19）：1748-1758. doi：10. 1016/j. jacc. 2013. 05. 071.

［13］　Kubo T1，Akasaka T，Shite J，et al. OCT compared with IVUS in a coronary lesion assessment：the OPUS-CLASS study. JACC Cardiovasc Imaging，2013，6（10）：1095-1104. doi：10. 1016/j. jcmg. 2013. 04. 014.

［14］　Wijns W，Shite J，Jones MR，et al. Optical coherence tomography imaging during percutaneous coronary intervention impacts physician decision-making：ILUMIEN I study. Eur Heart J，2015，36（47）：3346-3355. doi：10. 1093/eurheartj/ehv367.

［15］　Hou J，Qi H，Zhang M，et al. Development of lipid-rich plaque inside bare metal stent：possible mechanism of late stent thrombosis? An optical coherence tomography study. Heart，2010，96（15）：1187-1190. doi：10. 1136/hrt. 2010. 194381.

［16］　Yonetsu T，Kim JS，Kato K，et al. Comparison of incidence and time course of neoatherosclerosis between bare metal stents and drug-eluting stents using optical coherence tomography. Am J Cardiol, 2012, 110 (7): 933-939. doi: 10. 1016/j. amjcard. 2012. 05. 027.

[17] Sabaté M, Windecker S, Iñiguez A, et al. Everolimus-eluting bioresorbable stent vs. durable polymer everolimus-eluting metallic stent in patients with ST-segment elevation myocardial infarction: results of the randomized ABSORB ST-segment elevation myocardial infarction-TROFI Ⅱ trial. Eur Heart J, 2016, 37 (3): 229-240. doi: 10. 1093/eurheartj/ehv500.

[18] Ormiston JA, Webster MW, Armstrong G. First-in-human implantation of a fully bioabsorbable drug-eluting stent: the BVS poly-L-lactic acid everolimus-eluting coronary stent. Catheter Cardiovasc Interv, 2007, 69 (1): 128-131.

[19] Ormiston JA, Serruys PW, Regar E, et al. A bioabsorbableeverolimus-eluting coronary stent system for patients with single de-novo coronary artery lesions (ABSORB): a prospective open-label trial. Lancet, 2008, 371 (9616): 899-907. doi: 10. 1016/S0140-6736 (08) 60415-8.

[20] Okamura T, Garg S, Gutiérrez-Chico JL, et al. In vivo evaluation of stent strut distribution patterns in the bioabsorbableeverolimus-eluting device: an OCT ad hoc analysis of the revision 1. 0 and revision 1. 1 stent design in the ABSORB clinical trial. EuroIntervention, 2010, 5 (8): 932-938. doi: 10. 4244/.

[21] Onuma Y, Serruys PW, Perkins LE, et al. Intracoronary optical coherence tomography and histology at 1 month and 2, 3, and 4 years after implantation of everolimus-eluting bioresorbable vascular scaffolds in a porcine coronary artery model: an attempt to decipher the human optical coherence tomography images in the ABSORB trial. Circulation, 2010, 122 (22): 2288-2300. doi: 10. 1161/CIRCULATIONAHA. 109. 921528.

第三章　冠心病规范化一级预防实践

要点

- 冠心病一级预防指疾病尚未发生或疾病处于亚临床阶段时采取预防措施，控制或减少心血管疾病危险因素，以减少群体发病率。
- 冠心病的危险因素既包括传统的危险因素年龄、性别、超重与肥胖、吸烟、血压、总胆固醇水平和糖尿病等，也要注重一些新的危险因素的检测如 C 反应蛋白、糖化血红蛋白、尿微量白蛋白、同型半胱氨酸及脂蛋白相关磷脂酶 A2。
- 冠心病一级预防的主要措施包括：生活方式干预，血脂、血糖、血压的管理，慢性肾脏疾病的防治以及动脉粥样硬化性血栓事件的一级预防。

2012 年，世界卫生组织（WHO）发布的全球疾病负担数据显示，全球每年有 1750 万人死于心血管病，约占全球总死亡率的 30%。近年来，随着人口的老龄化进程以及生活方式的改变，我国居民心血管病的发病率及死亡率逐年提高。根据《中国卫生统计年鉴 2014》，心血管病占居民疾病死亡构成在城市及农村分别为 41.9% 及 44.8%，居各种疾病之首，平均每 5 例死亡中就有 2 例死于心血管病[1]。2015 年《新英格兰》杂志撰文显示：1990—2013 年全球心血管病死亡率增加 41%，推测中国到 2030 年心血管病死亡率将翻倍增加[2]。因此，有效控制心血管病蔓延已成为我们目前提高人民健康水平的重中之重。

冠心病一级预防指疾病尚未发生或疾病处于亚临床阶段时采取预防措施，控制或减少心血管病危险因素，以减少群体发病率。"上医治未病"，做好心血管病的一级预防至关重要。1980—2000 年，美国冠心病死亡率降低 43%，用 IMPACT 模型定量分析在有或无冠心病的人群中控制危险因素对冠心病死亡率下降的贡献，结果显示冠心病死亡率的下降 79% 要归功于一级预防的贡献[3]。我国卫生和计划生育委员会（原卫生部）2009 年出台的新医改方案和"健康中国 2020"战略，均明确提出"坚持预防为主，防治结合"的医疗方针。中华医学会心血管病学分会邀请相关专家先后撰写了《心血管病一级预防中国专家共识》[4]《中国心血管病预防指南》[5]及《无症状成年人心血管病危险评估专家共识》[6]，以提高人们对心血管病一级预防的重视，合理规范应用一级预防治疗措施，使我国尽快出现心血管病死亡率下降的拐点。本文将结合以上指南及国外相关指南，结合我国具体临床实践，谈谈有关冠心病的规范化一级预防实践。

第一节　冠心病的危险因素及危险评估方法

一、冠心病的危险因素

已知冠心病危险因素众多。危险因素的分类方法大体上有三种。第一种分类是分为"传统的"和"新的"两大类；第二种是分为"可改变"和"不可改变"两大类；第三种是分为"遗传"和"环境"两大类。这三种分类方法各有优缺点。《中国心血管病预防指南》综合这三种方法，将危险因素归为三大类（见表 3-1）[5]：①主要（传统）危险因素（指研究较早，已有较详实可靠的研究结果）；②潜在危险因素（指较新的，目前仍存在争议或尚未被充分证实的因素）；③社会经济/心理行为因素（较早就了解并研究过，但因研究方法存在一定困难，需进一步研究）。

表 3-1　心血管病危险因素分类

主要（传统）危险因素	潜在危险因素	社会经济/心理行为
1. 年龄	1. 超重/肥胖	1. 教育程度（偏低）
2. 家族史	2. 血清 TG 升高	2. 经济收入
3. 男性	3. 胰岛素抵抗和糖代谢异常	3. 职业及其变动
4. 高血压	4. 血清 Lp（a）升高	4. 不健康饮食
5. 吸烟	5. 血管内皮功能受损	5. 缺乏体力活动
6. 血清 TC 升高	6. 凝血因子升高	6. 过量饮酒
7. 血清 LDL-C 升高	7. 慢性炎症	7. 精神紧张（压力）
8. 血清 HDL-C 降低	8. 氧化应激	8. 某些精神疾病
9. 糖尿病	9. 血浆同型半胱氨酸升高	
10. 肾功能受损	10. 睡眠呼吸障碍	

TC，总胆固醇；LDL-C，低密度脂蛋白胆固醇；HDL-C，高密度脂蛋白胆固醇

近年来"新"的危险因素的研究不断涌现。如 C 反应蛋白（C-reactive protein，CRP）、糖化血红蛋白（hemoglobin A1c，HbA1c）、尿微量白蛋白（microalbuminuria，MAU）、同型半胱氨酸（homocysteine，Hcy）、利钠肽、白细胞介素（interleukin，IL）类（如 IL-6）、髓过氧化物酶、血清淀粉样蛋白 A、血管细胞间黏附分子、可溶性 CD40 配体、载脂蛋白 A1、载脂蛋白 B、脂蛋白（a）、小而密低密度脂蛋白胆固醇、氧化低密度脂蛋白胆固醇、脂蛋白相关磷脂酶 A2 等。但综合分析"新"危险因素的有关文献后，未能充分证实它们在传统危险因素之外能明显增加对冠心病的预测效果，故仍需更多临床研究证据支持。2003 年美国统计 2 万余例冠心病患者资料发现：85% 以上病例曾至少暴露于一种传统危险因素；早发（男性 55 岁，女性 65 岁）冠心病患者中只有 10%～15% 没有暴露过任何一种传统危险因素[7]。考虑到我国是卫生资源相对匮乏的国家，这就要求我们有效利用有限的卫生资源解决问题。因此目前认为，从疾病防治角度看，首要的目标仍然是控制已明确的传统危险因素。

二、传统危险因素为基础的冠心病危险评分方法

冠心病是多种危险因素共同作用的结果。临床实际工作中，仅存在单一危险因素的情况少见，更多的是多种危险因素并存。而冠心病的危险也取决于同时具有的危险因素数目及其程度。基于此，目前国内外各种心血管病防治指南均强调了心血管病一级预防中整体危险评估和危险分层治疗策略的重要性。

目前全球有多个心血管病危险评估工具，包括 Framingham 危险评估模型、欧洲 SCORE 危险评估模型、WHO/ISH 风险预测图、中国缺血性心血管病危险评估模型等。Framingham 危险评估

模型应用最广泛，但该模型高估了我国人群的心血管病风险[8]。目前《中国心血管病预防指南》推荐的危险评估模型是根据国家"十五"攻关"冠心病、卒中综合危险度评估及干预方案的研究"课题组研究建立的缺血性心血管病发病危险的评估表（见表 3-2）[5]。此外，也可登录中国心血管病防治信息网（网址：www. healthyheart-china.com）计算 10 年缺血性心血管病发病绝对危险，与所在年龄组的平均危险和最低危险比较从而得出发病相对危险。

对冠心病患者进行危险评分操作时，首先根据危险因素（包括年龄、性别、超重与肥胖、吸烟、血压、总胆固醇水平和糖尿病等）计算总体危险评分，随后根据总体危险评分结果，可将受检者分为：低度危险（缺血性心血管病 10 年发病危险＜10%）、中度危险（缺血性心血管病 10 年发病危险 10%～20%）和高度危险（缺血性心血管病 10 年发病危险＞20%）。

心血管病家族史是冠心病的独立危险因素，并且影响心血管病危险分层。具有早发冠心病家族史（男性一级亲属发病时年龄＜55 岁，女性一级亲属发病时年龄＜65 岁），其冠心病危险是无家族史的 1.5～1.7 倍。美国 Framingham 心脏研究发现，预测公式中加入阳性家族史，明显提升心血管病的预测能力，尤其是心血管病中度危险者[9]。遗憾的是我国的缺血性心血管病发病危险评估表并没有考虑家族史的因素，但是临床在评估心血管病危险时不应忽略心血管病家族史，并建议有心血管病家族史者更要改善生活方式，纠正危险因素。

上述的总体危险定量估算方法也有一定的局限性，因为对未来事件的预测是一种概率的估算，并非百分之百精确。但这种估算对制定防治策略有很大帮助。当然在使用这些工具时还要根据个人的具体情况做出全面判断，以能取得相得益彰的效果。

表 3-2　国人缺血性心血管病（ICVD）10 年发病危险评估表

男性 第一步：评分			
年龄（岁）	得分	收缩压（mmHg）	得分
35～39	0	＜120	−2
40～44	1	120～129	0
45～49	2	130～139	1
50～54	3	140～159	2
55～59	4	160～179	5
≥60	每增加 5 岁加 1 分	≥180	8
体重指数（kg/m²）	得分	总胆固醇（mg/ml）	得分
＜24	0	＜200	0
24～27.9	1	≥200	1
≥28	2		
吸烟	得分	糖尿病	得分
否	0	否	0
是	2	是	1

第二步：计算总得分（所有得分相加）第三步：查绝对危险			
总分	10 年绝对危险	总分	10 年绝对危险
≤−1	0.3	9	7.3
0	0.5	10	9.7
1	0.6	11	12.8
2	0.8	12	16.8
3	1.1	13	21.7
4	1.5	14	27.7
5	2.1	15	35.3
6	2.9	16	44.3
7	3.9	≥17	≥52.6
8	5.4		

第四步：与参考标准比较，求得相对危险		
10 年绝对危险（%）参考标准		
年龄（岁）	平均危险	最低危险
35～39	1.0	0.3
40～44	1.4	0.4
45～49	1.9	0.5
50～54	2.6	0.7
55～59	3.6	1.0

女性 第一步：评分			
年龄（岁）	得分	收缩压（mmHg）	得分
35～39	0	＜120	−2
40～44	1	120～129	0
45～49	2	130～139	1
50～54	3	140～159	2
55～59	4	160～179	3
≥60	每增加 5 岁加 1 分	≥180	4

表 3-2 国人缺血性心血管病（ICVD）10 年发病危险评估表（续）

体重指数（kg/m²）	得分	总胆固醇（mg/ml）	得分
<24	0	<200	0
24～27.9	1	≥200	1
≥28	2		

吸烟	得分	糖尿病	得分
否	0	否	0
是	1	是	2

第二步：计算总得分（所有得分相加）
第三步：查绝对危险

总分	10 年绝对危险	总分	10 年绝对危险
−2	0.1	6	2.9
−1	0.2	7	3.9
0	0.2	8	5.4
1	0.2	9	7.3
2	0.3	10	9.7
3	0.5	11	12.8
4	1.5	12	16.8
5	2.1	≥13	21.7

第四步：与参考标准比较，求得相对危险

年龄（岁）	10 年绝对危险（%）参考标准	
	平均危险	最低危险
35～39	0.3	0.1
40～44	0.4	0.1
45～49	0.6	0.2
50～54	0.9	0.3
55～59	1.4	0.5

注：最低危险是根据收缩压小于 120 mmHg、体重指数 <24 kg/m²、总胆固醇<140 mg/dl、不吸烟且无糖尿病的同龄人所求得的危险

三、"新型" 危险因素的化验指标在危险评估应用中的推荐

尽管目前认为，从一级预防角度主要目标仍然是已明确的传统危险因素。国内外指南均建议采用传统危险因素为基础的模型预测心血管病风险。但是，仅采用传统危险因素仍存在不足，例如，危险因素相同的个体发生心血管事件风险存在差异，某些不具备传统危险因素的患者仍然发生心血管事件。生物标志物被认为是传统危险评估的重要补充手段。近年来，心血管病的"新型"生物标志物危险评估指标越来越多。本文将结合《无症状成年人心血管病危险评估专家共识》[6]，

介绍研究证据较多的几项"新型"危险因素指标在进行冠心病发病危险评估时的检测推荐。

1. CRP

（1）建议对于满足下列所有条件的人群测定 CRP 水平：①年龄≥50 岁的男性或≥60 岁的女性，低密度脂蛋白胆固醇（LDL-C）低于 3.36 mmol/L；②未接受降脂、激素替代或免疫抑制剂治疗；③无糖尿病、慢性肾病或严重感染。

（2）对于心血管病风险评估中度危险的≤50 岁男性或≤60 岁女性，如有必要，可以测定 CRP 水平。

（3）对于心血管病危险评估高度危险人群，不推荐测定 CRP 水平。

（4）对于心血管病危险评估低度危险的≤50 岁男性或≤60 岁女性，不推荐测定 CRP 水平。

2. 糖化血红蛋白（HbA1c）

HbA1c 不仅可用于评估糖尿病患者血糖控制情况，近年研究也发现 HbA1c 水平与心血管病危险相关。因此，未确诊糖尿病的人群，也可以检测 HbA1c。

3. 尿微量白蛋白（MAU）

（1）有高血压或糖尿病的人群推荐检测 MAU。

（2）没有高血压或糖尿病的中度危险的成年人，也可以检测 MAU。

4. 同型半胱氨酸（Hcy）

（1）有高血压的人群，建议检测血浆 Hcy 水平。

（2）有糖尿病（不伴有高血压）人群，也可以检测血浆 Hcy 水平。

5. 脂蛋白相关磷脂酶 A2（lipoprotein-associated phospholipase A2，LP-PLA2）

LP-PLA2 是具有血管特异性的炎症标志物，研究发现 LP-PLA2 为冠心病和缺血性卒中的独立危险因素。基于我国《脂蛋白相关磷脂酶 A2 临床应用专家建议》[10]，推荐以下人群可检测 LP-PLA2 以预测心血管病事件风险：

（1）无症状高危人群的筛查：尤其是心血管病中等危险的人群，在传统危险因素评估的基础上，再检测 LP-PLA2 以进一步评估未来心血管病

的风险。

（2）已接受他汀类药物治疗且胆固醇水平控制较好的患者，LP-PLA2 水平可提高心血管病风险的预测价值。

四、心血管无创检测技术在危险评估应用中的推荐[6]

心血管无创检查技术的合理应用有利于我们早期发现靶器官损害，更好地进行冠心病危险评估。下面将介绍几种常用检测技术在心血管危险评估中的应用。

1. 静息心电图

（1）高血压或糖尿病的人群，在评估心血管病危险时，推荐进行静息 12 导联心电图检查。

（2）无高血压和糖尿病的人群，在评估心血管病危险时，如有必要，可以进行静息 12 导联心电图检查。

2. 运动心电图

对于心血管病危险评估中度危险的人群，如有必要，可以进行运动心电图检查，特别要关注运动试验期间的一些非心电图指标（如运动能力和反映自主神经功能变化的指标）。

3. 超声心动图

（1）有高血压的人群，在评估心血管病危险时，推荐用超声心动图检测左心室肥厚。

（2）无高血压的人群，在评估心血管病危险时，不推荐进行超声心动图检查。

4. 负荷超声心动图

对于心血管病危险评估低度或中度危险的人群，不推荐负荷超声心动图检查。

5. 超声检测颈动脉内膜中层厚度（IMT）

对于心血管病危险评估中度危险的人群，推荐测量颈动脉 IMT，但必须做好质量控制。

6. 上臂和（或）外周动脉血流介导的血管舒张功能（FMD）

对无症状人群在评估心血管病危险时，不建议首选外周动脉 FMD 检查。而对于有高血压或糖尿病等多种危险因素的人群，在评估心血管病危险时，如有必要，可以进行 FMD 检查，同时做好质量控制。

7. 脉搏波传导速度（PWV）

PWV 是心血管事件的独立危险因素，与患者整体心血管风险密切相关。中国高血压指南及欧洲高血压指南均明确将其作为靶器官损害的检测指标。

（1）有高血压的人群，在评估心血管病危险时，推荐用 PWV 检测动脉弹性。

（2）非高血压的人群，在评估心血管病危险时，有条件也推荐用 PWV 检测动脉弹性。

8. 踝臂指数（ABI）

有中度危险的无症状成年人，在评估心血管病危险时，推荐测量 ABI。

9. 核素心肌灌注显像（MPI）

（1）对于合并糖尿病或有冠心病家族史，或之前危险评估明确提示冠心病危险为高度危险（例如冠状动脉钙化积分≥400）的无症状成年人，负荷 MPI 可作为心血管病危险评估的较高级检查方法。

（2）对于低度或中度危险的无症状成年人，在评估心血管病危险时，不推荐常规应用负荷 MPI。

第二节　冠心病一级预防的主要措施

目前公认的传统危险因素中，除年龄、性别、家族史和种族不可改变，其他危险因素均是可以改变的，换言之，是可以预防的。目前认为，从疾病防治角度看，首要控制目标仍然是已明确的可改变的危险因素。

一、生活方式干预

1. 合理膳食[11-12]

（1）每天摄入蔬菜 300～500 g，水果 200～400 g，谷类 250～400 g，胆固醇＜300 mg/d，食

用油＜25 g，每日饮水量至少1200 ml。

虽然2015年《美国膳食指南》取消了胆固醇摄入限制标准，但是该指南制定者并未否认饮食中过多摄入胆固醇是有害的，只是由于缺乏研究证据支持300 mg/d这一上限，因而取消这一建议。由此看来，不能将此举误解为过多摄入胆固醇无害。根据我国相关指南推荐，我们依然保留胆固醇摄入限制的建议。

（2）限制饮酒。建议成年男性饮用酒精量≤25 g/d（相当于啤酒750 ml，或葡萄酒250 ml，或高度白酒50 g，或38度白酒75 g）。成年女性饮用酒精量≤15 g/d（相当于啤酒450 ml，或葡萄酒150 ml，或38度白酒50 g）。

酒精量（g）＝饮酒量（ml）×酒精含量（%）×0.8（酒精比重）。

（3）减少钠盐摄入。每天食盐控制在5 g以内；增加钾盐摄入，每天钾盐≥4.7 g（含钾多的食物有坚果、豆类、瘦肉及桃、香蕉、苹果、西瓜、橘子等水果以及海带、木耳、蘑菇、紫菜等）。

2. 规律运动

（1）每天坚持至少30 min以上的中等强度有氧运动。推荐每天进行累计相当于快走6000步以上的身体活动。

（2）每周进行至少2次抗阻训练（如负重训练），每次每种运动重复10～15次。

3. 控制体重

成年人正常体重指数（BMI）维持在18.5～23.9 kg/m²，BMI在24～27.9 kg/m²为超重，提示需要控制体重；BMI≥28 kg/m²为肥胖，应开始减重。成年人正常腰围＜90/85 cm（男/女），如腰围≥90/85 cm（男/女），同样提示需控制体重，如腰围≥95/90 cm（男/女），也应开始减重。减重的速度因人而异，通常每周减重0.5～1.0 kg为宜，推荐超重和肥胖者在6～12个月内减轻体重5%～10%。

4. 戒烟

（1）建立首诊询问吸烟史制度，并记录在病历中。

（2）劝导每个吸烟者戒烟，评估戒烟意愿的程度，拟定戒烟计划，给予戒烟方法指导、心理支持和（或）戒烟药物治疗，定期随访。

（3）对所有吸烟者加强戒烟教育和行为指导，建议应用戒烟药物辅助戒烟，减少戒断症状。

（4）避免被动吸烟。

5. 重视患者心理障碍的筛查

注重对患者的症状和病情给予合理的解释，对焦虑和抑郁症状明显者应给予对症药物治疗，或转诊至心理疾病专科门诊。

二、血脂异常干预[13-14]

1. 早期筛查

早期发现血脂异常并采取干预措施十分重要。由于血脂异常一般没有症状，必须通过血液检验才能发现。建议一般人群健康体检应包括血脂检测。推荐20岁以上人群，每2～5年检测1次血脂；40岁以上人群至少每年进行1次血脂检测。心血管病高危人群每3～6个月检测1次血脂。

2. 强化生活方式干预

所有血脂异常患者首先进行强化生活方式干预，饮食中胆固醇摄入量＜200 mg/d。

3. 控制低密度脂蛋白胆固醇（LDL-C）

LDL-C是降脂治疗的首要目标，首选他汀类药物。在LDL-C达标时，非HDL-C达标是降脂治疗的次级目标（即LDL-C的目标值加0.78 mmol/L）。

4. 根据危险分层决定血脂达标值[14]

（1）低危：指无高血压且其他危险因素＜3个。治疗目标值为：LDL-C＜4.14 mmol/L（160 mg/dl）。

（2）中危：指高血压或其他危险因素≥3个。治疗目标值为：LDL-C＜3.37 mmol/L（130 mg/dl）。

（3）高危：①指高血压且合并其他1项心血管危险因素。治疗目标值为：LDL-C＜2.60 mmol/L（100 mg/dl）。

②糖尿病。治疗目标值为：LDL-C＜2.60 mmol/L（100 mg/dl）。

（4）极高危：糖尿病且合并高血压或其他危险因素。

治疗目标值为：LDL-C＜1.8 mmol/L（70 mg/dl）。

其他危险因素包括：年龄（男≥45岁，女≥55岁），吸烟，高密度脂蛋白胆固醇（HDL-C）降低，肥胖，早发缺血性心血管病家族史。

5. 依折麦布

经常规剂量他汀类药物治疗后胆固醇水平仍不能达标者，可联合应用依折麦布；不适于或不能耐受他汀类药物治疗的患者，可应用依折麦布单药治疗[15]。

6. 控制三酰甘油（甘油三酯，TG）

当TG≥5.65 mmol/L（500 mg/dl）时，应首先积极降低TG，使TG<1.70 mmol/L（150 mg/dl），首选贝特类药物[16]。对于以TG升高为主要表现的混合型血脂异常患者，可考虑联合应用非诺贝特与依折麦布[15]。

7. 监测相关指标

开始药物治疗前及治疗后4～8周复查血脂和肝功能、肌酸激酶。如血脂达标且肝功能、肌酸激酶正常，以后每6～12个月复查1次上述指标。如肝转氨酶≥正常值3倍或肌酸激酶≥正常值10倍，停用降脂药物，并监测相关指标至正常。

三、血糖监测与控制[17]

健康人40岁开始每年检查1次空腹血糖。

年龄<45岁者，有如下危险因素：肥胖（BMI≥28 kg/m²）；2型糖尿病者的一级亲属；有巨大儿（出生体重≥4 kg）生产史或妊娠糖尿病史；有高血压（血压≥140/90 mmHg）、HDL-C≤0.91 mmol/L（35 mg/dl）及TG≥2.75 mmol/L（250 mg/dl）；有糖耐量受损史应进行口服葡萄糖耐量试验（OGTT）筛查；如果筛查结果正常，3年后重复检查。

年龄≥45岁者，特别伴超重（BMI≥24 kg/m²）者定期进行OGTT检测。若筛查结果正常，3年后重复检查。

积极干预糖耐量受损（IGT），首先进行强化生活方式干预，包括平衡膳食，适当体育锻炼。3～6个月无效可口服二甲双胍或阿卡波糖。每半年进行1次OGTT评估。

糖尿病的药物治疗原则概述如下：

（1）对于绝大多数2型糖尿病患者，可首选二甲双胍。

（2）体重偏瘦的或单用二甲双胍不能有效控制血糖者，可以加用磺脲类或格列奈类降糖药。

（3）餐后高血糖者，可以选用或加用α-糖苷酶抑制剂。

（4）合并高血压、血脂异常、肥胖的患者，可选用噻唑烷二酮类药物作为一线用药。

（5）采用了2种以上足量降糖药而难以控制血糖者，采用白天口服降糖药，睡前注射中效或超长效胰岛素的治疗往往能获得较为满意的效果。如这种治疗方法仍不能有效控制高血糖，则可采用一日多次胰岛素注射的方法。

（6）空腹血糖超过9 mmol/L、餐后血糖超过15 mmol/L，或糖化血红蛋白（HbA1c）超过9%的新发糖尿病患者，可以考虑采用短期的胰岛素强化治疗以尽快控制好血糖和更好地保留胰岛B细胞功能。目前对于初发糖尿病但合并严重高血糖的患者，积极采用胰岛素治疗是有效经济的措施已无异议，但具体适合胰岛素强化治疗的空腹血糖、餐后血糖和HbA1c值尚无一致意见。

（7）急性心血管事件患者应常规检查血糖。如合并严重高血糖（空腹血糖超过8 mmol/L、餐后血糖超过13 mmol/L），应该在加强血糖监测的基础上，尽可能应用胰岛素控制血糖。

四、血压的监测与控制[18-19]

18岁以上健康成人至少每2年监测血压1次，35岁以上成人至少每1年监测血压1次，心血管门诊患者应常规接受血压测量。高血压患者调整治疗期间每日监测血压至少2次，血压平稳后每周监测血压2次。鼓励家庭自测血压。

高血压是一种以血压持续升高为特征的"心血管综合征"。在降压治疗的同时，应综合干预患者所有并存的危险因素和临床疾患。因此，高血压诊断、治疗中应综合考虑总体心血管风险的评估。根据危险分层决定降压治疗策略。

1. 目标血压

一般高血压患者血压降至140/90 mmHg以

下；老年（≥65 岁）高血压患者的血压降至 150/90 mmHg 以下，如果能耐受，可进一步降至 140/90 mmHg 以下；伴有肾脏疾病、糖尿病的高血压患者治疗更宜个体化，一般可以将血压降至 130/80 mmHg 以下。

2. 血压达标的时间

在患者能耐受的情况下，推荐尽早血压达标，并坚持长期治疗。治疗 2～4 周评估血压是否达标，如达标，则维持治疗；如未达标，及时调整用药方案。对 1～2 级高血压患者，一般治疗后 4～12 周达标；若患者治疗耐受性差或高龄老年人达标时间可适当延长。

3. 高血压的干预策略

（1）对于没有其他危险因素的初发高血压患者，均首先进行强化生活方式干预。1 级高血压［收缩压（SBP）140～159 mmHg 或舒张压（DBP）90～99 mmHg］干预 1～3 个月后若血压未得到控制，则开始药物治疗；2 级高血压（SBP 160～179 mmHg 或 DBP 100～109 mmHg）干预数周后，若血压未得到控制，则开始药物治疗；3 级高血压（SBP≥180 mmHg 或 DBP≥110 mmHg）立即药物治疗。

（2）对于有 1～2 个危险因素的初发高血压患者，SBP 在 120～139 或 DBP 在 80～89 之间时改变生活方式，1 级和 2 级高血压首先进行生活方式干预，2～4 周后若血压未得到控制，则开始药物治疗；3 级高血压立即药物治疗。

（3）有 3 个以上危险因素、代谢综合征、有靶器官损害或糖尿病的患者，正常血压者改变生活方式，正常高值血压及 1～3 级高血压患者建议改变生活方式同时药物治疗。

（4）对于长期高血压患者在生活方式干预基础上，根据血压水平给予降压药物治疗。应尽可能选择每天服用 1 次，能控制 24 h 血压的长效药物。噻嗪类利尿剂、β 受体阻滞剂、钙通道阻滞剂、血管紧张素转化酶抑制剂及血管紧张素受体拮抗剂等 5 大类药物，均可有效控制血压。这 5 大类药物单独或联合使用，作为起始或维持治疗药物。上述 5 大类药物由于作用机制不同，对特定的患者，或特定的并发症，或特定的联合治疗

方案中，这些药物作用有明显的差异。因此，在降压达标的前提下，应根据药物的副作用和降压外的有利作用与患者相关情况（包括经济条件），选择最合适的药物。通常，降压药物需长期甚至终身服用。在药物治疗血压达标后不要突然减少用药量或停药，这会引起血压反跳及其他症状（降压停药综合征）。因此降压治疗过程中换药、减药、减剂量和停药一定要在医生指导下进行。

五、慢性肾脏疾病（chronic kidney diseases， CKD）的防治[5]

CKD 是指肾损害或肾小球滤过率（glomerular filtration rate，GFR）低于 60 ml/（min·1.73 m²）持续至少 3 个月。大量研究证明 CKD 不仅是严重危害人类健康和生命的常见病，也是心血管疾病的重要独立危险因素。CKD 患者肾功能损害的程度与 CVD 的发病危险呈正相关，见表 3-3。CKD 的防治原则如下。

表 3-3　CKD 不同分期与心血管病发病危险

CKD 分期	CVD 发病危险（OR 值）
1	取决于蛋白尿程度
2	1.5
3	2～4
4	4～10
5	10～50
6（终末期肾病）	20～1000

（1）预防和治疗原发病因（高血压、糖尿病、肾动脉粥样硬化、肾结石和药物中毒等）。

（2）有外科（和介入治疗）指征者应及时进行手术治疗。

（3）无外科/介入指征者应进行恰当的内科治疗，其中最重要的是严格控制高血压和糖尿病。进入 CKD3 期后，限制饮食中蛋白质的摄入量，并适当补充复方 α 酮酸或必需氨基酸。选择药物时除了要考虑药效外还要注意药物对肾功能有无损害。

（4）终末期肾脏疾病治疗的主要手段是透析和肾移植，虽然不能根治疾病，但能起到改善生

活质量和延长生命的效果。

六、动脉粥样硬化性血栓事件的一级预防

动脉粥样硬化血栓形成是导致心脑血管事件的病理基础。有效的抗血小板聚集治疗能够明显降低心血管疾病首发率及总体死亡率。临床实践证明阿司匹林是有效抑制血小板聚集的药物。目前阿司匹林二级预防体系已相对成熟，大型 meta 分析和多项临床试验显示阿司匹林用于二级预防可有效预防心血管事件的发生。近些年，针对阿司匹林在心血管病一级预防中的获益，出现了一些不同的声音。2014 年 5 月美国食品药品监督管理局（FDA）发布警告，不支持无心血管事件人群常规应用阿司匹林用于心脏病发作的一级预防。2014 年 JPPP 研究显示阿司匹林未降低主要终点事件风险[21]。

但分析 JPPP 研究，其患者总体心血管事件发生率低是此研究未达到预期设计终点的主要原因，最终纳入的患者 10 年心血管事件发生率仅约为 6%。2011 年一项 meta 分析纳入 9 项阿司匹林一级预防研究（BMD、PHS、TPT、HOT、PPP、WHS、AAAT、POPADAD、JPAD），包含 100 076 例受试者，分析结果显示阿司匹林可降低各项心血管事件的发生风险[22]。因此，阿司匹林在心血管病一级预防中的作用不容否认，选择适宜的对象是保证阿司匹林一级预防获益的关键。美国预防工作组（USPSTF）强调，仅当预防心血管病事件的获益明显大于出血风险时，阿司匹林一级预防才有意义。

根据 2013 年我国《抗血小板治疗中国专家共识》[23]，建议一级预防的总体原则应根据患者的危险分层，选择中高危患者给予阿司匹林。而下列患者不应使用阿司匹林进行一级预防：无任何危险因素的年龄≤65 岁女性，高血压患者既没有心血管病也没有肾功能不全或心血管高危因素，糖尿病患者不伴动脉粥样硬化性疾病。

临床推荐应用如下：

（1）合并下述 3 项及以上危险因素者，建议服用阿司匹林 75～100 mg/d：男性≥50 岁或女性绝经期后、高血压（血压控制到＜150/90 mmHg）、糖尿病、高胆固醇血症、肥胖（体重指数≥28 kg/m²）、早发心脑血管病家族史（男性＜55 岁、女性＜65 岁发病史）、吸烟。

（2）合并 CKD 的高血压患者建议使用阿司匹林。

（3）不符合上述标准的心血管病低危人群或出血高风险人群不建议使用阿司匹林；30 岁以下或 80 岁以上人群缺乏阿司匹林一级预防获益的证据，须个体化评估。

（4）所有患者使用阿司匹林前应权衡获益/出血风险比。

（5）对阿司匹林禁忌或不能耐受者，可以口服氯吡格雷 75 mg/d 替代。

结语

冠心病的发生是各种危险因素共同作用的结果。积极推行健康的生活方式是做好一级预防的基石。纠正血脂异常、干预血糖、积极控制血压、关注慢性肾脏疾病防治是有效控制危险因素的主要措施。坚持循证医学的原则，规范应用阿司匹林和他汀类药物是预防冠心病的重要保障。冠心病一级预防的有效施行需要医务工作者很好理解一级预防的内涵、做好科普宣传并积极践行，需要医生和患者之间建立相互信任的合作关系，让更多的患者意识到一级预防的好处，从而积极参与和坚持，这应该是今后临床实践的重要内容。

（祖凌云）

参考文献

［1］陈伟伟，高润霖，刘力生，等.《中国心血管病报告 2014》概要. 中国循环杂志，2015：617-622.

［2］Roth GA1，Forouzanfar MH，Moran AE，et al. Demographic and epidemiologic drivers of global cardiovascular mortality. N Engl J Med，2015，372（14）：1333-1341.

［3］Young F，Capewell S，Ford ES，et al. Coronary mortality declines in the U. S. between 1980 and 2000 quantifying the contributions from primary and secondary prevention. Am J Prev Med, 2010, 39（3）: 228-234.

［4］ 中国医师协会心血管内科医师分会,《中华内科杂志》编辑委员会. 心血管病一级预防中国专家共识. 中华内科杂志, 2010, 49: 174-185.

［5］ 中华医学会心血管病学分会, 中华心血管病杂志编辑委员会. 中国心血管病预防指南. 中华心血管病杂志, 2011, 39: 3-22.

［6］ 中华医学会心血管病学分会中华心血管病杂志编辑委员会, 中国医师协会循证专业委员会中国康复医学会心血管病康复专业委员会, 中国老年学学会心脑血管病专业委员会. 无症状成年人心血管病危险评估中国专家共识. 中华心血管病杂志, 2013, 41: 820-882.

［7］ Manolio T. Novel risk markers and clinical practice. N Engl J Med, 2003, 349: 1587-1589.

［8］ 刘静, 赵冬, 王薇, 等. 中国多省市心血管病危险因素队列研究与美国弗莱明翰心脏研究结果的比较. 中华心血管病杂志, 2004, 32: 167-172.

［9］ Lloyd-Jones DM, Nam BH, D'Agostino RB Sr, et al. Parental cardiovascular disease as a risk factor for cardiovascular disease in middle-aged adults: a prospective study of parents and offspring. JAMA, 2004, 291: 2204-2211.

［10］ 中国老年学学会心脑血管病专业委员会, 中国医师协会检验医师分会心脑血管病专业委员会. 脂蛋白相关磷脂酶A2临床应用专家建议. 中华心血管病杂志, 2015, 43（10）: 843-847.

［11］ 中国营养学会. 中国居民膳食指南（2011年全新修订）, 中国营养学会官网.

［12］ 中国康复医学会心血管病专业委员会, 中国营养学会临床营养分会, 中华预防医学会慢性病预防与控制分会, 中国老年学学会心脑血管病专业委员会. 心血管疾病营养处方专家共识. 中华内科杂志, 2014, 53（2）: 151-158.

［13］ 中华医学会心血管病学分会. 2007中国成人血脂异常防治指南. 中华心血管病杂志, 2007, 35（5）: 390.

［14］ 2014年中国胆固醇教育计划血脂异常防治建议专家组, 中华心血管病杂志编辑委员会, 血脂与动脉粥样硬化循证工作组, 中华医学会心血管病学分会流行病学组. 2014年中国胆固醇教育计划血脂异常防治专家建议. 中华心血管病杂志, 2014, 42（8）: 633-636.

［15］ 中国胆固醇教育计划专家委员会中国医师协会心血管内科医师分会, 中国康复医学会心血管病专业委员会, 中国老年学学会心脑血管病专业委员会. 选择性胆固醇吸收抑制剂临床应用中国专家共识（2015）. 中华心血管病杂志, 2015, 43（05）: 394-398.

［16］ 中华医学会心血管病学分会, 中国老年学学会心脑血管病专业委员会. 甘油三酯增高的血脂异常防治中国专家共识. 中国医学前沿杂志, 2011, 3（5）: 115-120.

［17］ 中华医学会糖尿病学分会. 中国2型糖尿病防治指南（2010年版）. 北京: 北京大学医学出版社, 2010.

［18］ 中国高血压防治指南修订委员会. 中国高血压防治指南2010. 中华心血管病杂志, 2011, 39（7）: 579-585.

［19］《中国高血压基层管理指南》修订委员会, 中国高血压联盟. 中国高血压基层管理指南（2014年修订版）. 中华健康管理学杂志, 2015, 9（1）: 10-30.

［20］ 廖玉华, 杨天伦, 高传玉, 等, 阿司匹林用于心血管病一级预防的专家建议. 临床心血管病杂志, 2015, 31（9）: 919-921.

［21］ Ikeda Y, Shimada K, Teramoto T, et al., Low-dose aspirin for primary prevention of cardiovascular events in Japanese patients 60 years or older with atherosclerotic risk factors: a randomized clinical trial. JAMA, 2014, 312（23）: 2510-2520.

［22］ Raju N, Sobieraj-Teague M, Hirsh J, et al. Effect of aspirin on mortality in the primary prevention of cardiovascular disease. Am J Med, 2011, 124（7）: 621-629.

［23］ 中华医学会心血管病学分会, 中华心血管病杂志编辑委员会. 抗血小板治疗中国专家共识. 中华心血管病杂志, 2013, 41（3）: 183-194.

第四章 冠心病二级预防的药物治疗

要点

● 抗血小板治疗是冠心病二级预防的基石。

● 调脂稳定斑块是冠心病二级预防的必经之路。

● 控制血压可减轻冠心病的发病风险。

● 控制血糖是冠心病二级预防的重要步骤。

冠心病目前已成为全球人类健康的首要致死致残的原因之一。在中国，随着经济水平迅猛发展，冠心病发病率呈持续上升趋势。2016 年中国心血管病报告指出：目前全国心血管病患者数约达 2.9 亿，每年心肌梗死患者 250 万，因心血管死亡约 350 万人，约占总死亡原因的 41.9% ～ 44.8%，居各种疾病之首。

冠心病的预防包括一级预防（针对未发生冠状动脉粥样硬化的危险人群）和二级预防（针对已发生冠状动脉粥样硬化者与冠心病患者）。冠心病患者常常存在一种或多种危险因素，如高血压、糖尿病、高脂血症等，需要早期发现并管理。冠心病是一个发病率高的进展性慢性疾病，具有复发率高的特点。而发达国家冠心病死亡率的大幅度下降，主要得益于冠心病的二级预防。

本章重点介绍冠心病二级预防。冠心病的二级预防是指为防治冠心病患者发生急性冠状动脉综合征及病情加重而采用的非药物或药物干预措施。要从饮食、锻炼、戒烟、药物控制等方面着手，采取控制动脉粥样硬化发展危险因素的综合措施，目的是缓解症状、改善生活质量、防止病情发展、减少再次发生冠状动脉事件，降低病残

病死率，提高生存质量与生存率。冠心病药物治疗的循证医学与冠心病介入治疗技术的发展，使心肌梗死的死亡率呈现下降趋势。

国内外冠心病一致强调，二级预防改善冠心病患者预后。冠心病的二级预防药物主要有：抗血小板药物、β 受体阻滞剂、他汀类药物和血管紧张素-醛固酮系统抑制剂。这些药物的规范使用，能显著减少心血管事件的发生。但是我国目前冠心病患者的二级预防用药状况不容乐观。PURE[1] 研究调查了 17 个国家 628 个城市，走访了 153 996 位居民，调查了心血管病二级预防用药情况，对于抗血小板药物，β 受体阻滞剂，血管紧张素转化酶抑制剂（ACEI）/血管紧张素受体拮抗剂（ARB），他汀类药物用药物况进行依次分析，全球冠心病二级预防用药率分别为：25.3%、17.4%、19.5%、14.6%，高收入国家为 62.0%、40.0%、49.8%、66.5%，中国为 15.5%、6.8%、7.8%、2.0%。中国与高收入国家相比，相差甚远，危险因素没有得到积极控制，健康指导不够，患者认识不够，存在极大的误区。因此，进一步规范冠心病的二级预防的理念、用药、监管与推广，势在必行。

2011 年 ACC/AHA《冠状动脉及其他动脉粥样硬化性血管疾病二级预防指南》对 2006 年 5 月发表的冠心病的二级预防指南进行了更新。提出了冠心病的二级预防药物治疗的具体目标与临床使用事项。2013 年《冠心病康复与二级预防中国专家共识》中提出有充分循证医学证据的二级预防用药包括：抗血小板药物、β 受体阻滞剂、他汀类药物、ACEI/ARB。

第一节　抗血小板治疗

抗血小板治疗是冠心病二级预防的基石，与生活方式干预、危险因素的控制一样，有相等重要的地位。若无禁忌证，所有冠心病患者均应长期服用阿司匹林 80～100 mg/d，冠状动脉旁路移植术后应于 6 h 内开始服用阿司匹林。若不能耐受，可用氯吡格雷 75 mg/d 代替[2]。抗血小板的药物主要包括：环氧化酶-1 抑制剂，如阿司匹林；二磷酸腺苷依赖的 P2Y12 拮抗剂，如氯吡格雷、普拉格雷、替格瑞洛（表 4-1）。

1. 阿司匹林

阿司匹林是二级预防中使用最广泛、接受程度最高的抗血小板药物。阿司匹林[3]是一种历史悠久的药物，最早于 1899 年由德国的费力克斯·霍夫曼与阿图尔·艾兴格林推广到临床，阿司匹林主要是通过环氧化酶中的 COX-1 活性部位多肽链 530 位丝氨酸残基的羟基发生不可逆的乙酰化，导致 COX 失活，继而阻断了花生四烯酸（AA）转化为血栓烷 A2（TXA2）的途径，抑制了血小板聚集，抑制了白血栓的形成。

2. 氯吡格雷

氯吡格雷是血小板聚集抑制剂，它通过选择性地抑制 ADP 与血小板受体的结合而抑制血小板聚集。主要用于经皮冠状动脉介入治疗术后 12～15 个月，急性冠状动脉综合征的最初 1 个月，及阿司匹林有禁忌证时。

3. 普拉格雷

普拉格雷是新一代的口服强效噻吩并吡啶类药物，是一个无活性的前体，经细胞色素 P450 酶代谢转化至活性代谢物后才能不可逆地抑制血小板的 P2Y12 二磷酸腺苷受体。2009 年 7 月通过美国 FDA 允许用于经皮冠状动脉介入治疗的患者。推荐的初始剂量 60 mg，维持剂量 10 mg，体重低于 60 kg 的患者，考虑每天剂量为 5 mg。

4. 替格瑞洛

替格瑞洛是一种新型的环戊基三唑嘧啶类口服抗血小板药物，为非前体药物，无需经肝代谢激活即可直接起效，与 P2Y12 ADP 受体可逆性结合。疗效优于氯吡格雷，替格瑞洛有快速起效的特点，180 mg 负荷剂量给药后 0.5 h 后平均血小板抑制率可达 41%，给药 2～4 h 后达到最大作用 89%，此作用可保持 2～8 h。主要用于经皮冠状动脉介入治疗术前后。

表 4-1　不同抗血小板药物的特点

药物名称	机制	血小板抑制起效	适应证	禁忌证
阿司匹林	COX-1 抑制剂	30～40 min	稳定性冠状动脉疾病 ACS	1. 活动性出血 2. 对阿司匹林过敏 3. 严重肝损害
氯吡格雷	ADP 受体 P2Y12 拮抗剂	30 min 后 血小板抑制率 5.8%	稳定性冠状动脉疾病 ACS	1. 活动性出血 2. 严重肝损害
普拉格雷	ADP 受体 P2Y12 拮抗剂	30 min 后 血小板抑制率 31%	ACS	1. 活动性出血 2. 既往脑卒中、短暂性脑缺血发作（TIA） 3. 严重肝损害
替格瑞洛	ADP 受体 P2Y12 拮抗剂	30 min 后 血小板抑制率 41%	ACS	1. 活动性出血 2. 既往颅内出血 3. 中重度肝损害 4. 同强 CYP3A4 拮抗剂合用

2011 年美国 ACC/AHA 推荐：使用药物洗脱支架患者服用双联抗血小板治疗至少 12 个月，使用裸金属支架患者至少服用双联抗血小板治疗 1 个月，最好服用 12 个月。同时指出：普拉格雷和替格瑞洛，在 ACS 或支架置入术后患者的阿司匹林联合抗血小板治疗方面获得了与氯吡格雷同等的地位（推荐类别Ⅰ，证据等级 A）。

第二节　调脂稳定斑块治疗

斑块稳定性[4]是冠心病发生和发展的主要决定因素。吸烟、不健康的生活方式、肥胖、缺乏运动、高脂血症、高血压、高血糖等因素均可导致斑块的不稳定性。

北欧辛伐他汀生存研究（4 s）[5]首次证实应用他汀类药物进行二级预防可以大大减少冠心病的病死率，使冠心病死亡危险降低 42%。调整血脂异常是冠心病二级预防的必经之路。研究表明，血浆胆固醇，尤其低密度脂蛋白胆固醇（LDL-C）是动脉粥样硬化发展的必备条件。他汀类药物通过抑制细胞内胆固醇合成早期的限速酶羟甲基戊二酸单酰辅酶 A 还原酶抑制剂（3-hydroxy-methylglutary-coenzyme A reductase inhibitors，HMG-COA 还原酶抑制剂），起到降脂作用，并有稳定斑块的作用。

根据《2007 中国成人血脂异常防治指南》[6]，冠心病患者调脂目标：高危者 LDL-C<2.59 mmoL/L（100 mg/dl）；极高危患者（ACS，冠心病合并糖尿病）LDL-C<2.07 mmoL/L（80 mg/dl）。急性心血管或冠状动脉事件发作患者，入院后 24 h 内均需测定空腹血脂。《2011 中国成人血脂异常防治指南》指出对所涵盖的人群在治疗性生活方式改变基础上，应用他汀类药物治疗未附加基线 LDL-C 水平的前提条件（推荐类别Ⅰ，证据等级 A），这就是 2011 版指南较前一版在调脂治疗方面最重大的改变。

2011 年 AHA/ACCF《冠状动脉和其他动脉硬化血管疾病患者的二级预防和危险降低治疗指南》[7]指出：对于不耐受他汀或者应用他汀加胆酸隔置剂和（或）烟酸而低密度脂蛋白胆固醇（LDL-C）仍未达标的患者，可考虑应用依折麦布，但是为Ⅱb 类推荐（证据等级 C）。如果甘油三酯在 200～499 mg/dl，必须将非 HDL-C 降低至<130 mg/dl；并且应考虑进一步将非 HDL-C 降低至<100 mg/dl。降低非 HDL-C 可选择更强化的降低 LDL-C 治疗方案，亦可在降 LDL-C 治疗的基础上加用烟酸或贝特类药物。如果甘油三酯>500 mg/dl，应先考虑使用贝特或烟酸类治疗预防胰腺炎，然后再降低 LDL-C 达到目标值。

表4-2　各种他汀类药物常规用量一览表	
药物名称	每日常规剂量
洛伐他汀（lovastatin）	10～80 mg，每晚服用
辛伐他汀（simvastatin）	5～80 mg，每晚服用
普伐他汀（pravastatin）	10～40 mg，每晚服用
氟伐他汀（fluvastatin）	20～80 mg，每晚服用
阿托伐他汀（atorvastatin）	10～80 mg，每日一次
瑞舒伐他汀（rosuvastatin）	10～40 mg，每晚服用

第三节　控制血压治疗

高血压是冠心病的主要危险因素。2011 年 AHA/ACCF 指南指出：建议所有患者如血压≥140/90 mmHg，即需要启动降压治疗，首选血管紧张素转化酶抑制剂（ACEI）或者血管紧张素受体拮抗剂（ARB），为了控制血压可联合应用其他类型的降压药物（推荐类别Ⅰ，证据等级 A）。糖尿病或慢性肾脏疾病患者血压大于 130/80 mmHg，亦需启动降压。实行个体化降压治疗，注意各类药物的适应证及禁忌证并定期监测血压。

在降压治疗过程中，要注意"J"型血压曲线的管理。临床研究（TRANSCEND[8]、ONTARGET[9]）显示，心血管事件在收缩压 130 mmHg 附近达到最低点，呈现出"J"型曲线的特征。糖尿病患者心血管风险干预研究-降低血压试验（ACCORD-BP）、国际维拉帕米 SR/群多普利研究（NVEST）、长期单独应用替米沙坦以及联合应用替米沙坦与雷米普利多中心终点试验——糖尿病（ONTARGET-DM）、退伍军人糖尿病研究（Veterans Affairs Diabetes Trial，VADT）等，均显示收缩压低于 130 mmHg 或舒张压低于 70 mmHg 可增加心血管事件的风险或者至少并不比 130～140 mmHg 的水平获益更多。

1. 血管紧张素-醛固酮系统抑制剂

（1）ACEI：所有 LVEF＜40％和合并高血压、糖尿病或慢性肾脏疾病的患者必须立即并无限期使用 ACEI，除非存在禁忌证。

（2）血管紧张素Ⅱ受体拮抗剂：用于不能耐受 ACEI，并且存在心力衰竭或心肌梗死后 LVEF＜40％的患者。

（3）醛固酮受体拮抗剂：心肌梗死后 LVEF＜40％患者，无显著肾功能障碍或高钾血症，并且已经接受治疗剂量的 ACEI 抑制剂和 β 受体阻滞剂，以及合并糖尿病或心力衰竭的心肌梗死后患者均接受醛固酮受体拮抗剂的治疗。

2. β 受体阻滞剂

2011 年 AHA/ACCF 指南指出对于无禁忌证的心肌梗死、急性冠状动脉综合征或左心室功能不全的患者，无论有无心力衰竭表现均应长期应用 β 受体阻滞剂（推荐类别Ⅰ，证据等级 A），甚至建议除上述情况以外的冠心病或其他血管疾病或糖尿病的患者，在无禁忌证的情况下也要长期应用（推荐类别Ⅱa，证据等级 C）。《β 肾上腺素能受体阻滞剂在心血管疾病应用专家共识》指出：冠心病患者使用 β 受体阻滞剂，可改善患者的远期预后，提高生存率，在二级预防中也是一个不可缺少的角色（表 4-3）。对于无心肌梗死或者 ACS 病史，且左心室功能正常的冠心病或其他血管疾病的患者，β 受体阻滞剂应用的推荐趋于保守。

表 4-3　三种常见 β_1 受体阻滞剂比较

	阿替洛尔	美托洛尔	比索洛尔
药物特性	水溶性	脂溶性	水脂双溶性
排泄途径	肾	肝	肝、肾
血浆半衰期	5～6 h	3～4 h	10～12 h
有效时间	10～14 h	10～20 h	22～24 h

第四节　控制血糖治疗

血糖控制建议的目标：空腹血糖在 7～8 mmol/L，餐后 2 h 血糖在 8～10 mmol/L，糖化血红蛋白 HbA1c＜7％不强加要求，强调需要针对患者情况制定个性化的干预指标。

所有冠心病患者的病情稳定后都要了解血糖的情况，包括空腹血糖、口服葡萄糖耐量试验，因血糖异常促进动脉粥样硬化的发生，糖尿病患者是冠心病的高危人群，其发生冠心病的患病率、病死率，及急性心肌梗死病死率，都是非糖尿病者的 2～4 倍。控制血糖是冠心病的二级预防的重要步骤，应严格控制饮食，给予个体化运动治疗与药物治疗。

二甲双胍用于 2 型糖尿病无明显消瘦、伴血脂异常及高血压的患者，作为无禁忌证患者的一线药物（推荐类别Ⅱa，证据等级 A）。α 糖苷酶抑制剂，主要针对空腹血糖高者等情况。

1. 双胍类药物

双胍类药物主要有苯乙双胍和二甲双胍。这类药物能够增加外周组织对葡萄糖的利用，减少胃肠道对葡萄糖的吸收，抑制肝肾的糖异生。二甲双胍除能有效降糖以外，还可有一定的降血压、降血脂、改善血液高凝状态的作用，具有心血管保护作用，显著改善长期预后，是超重或肥胖糖尿病患者的首选。

2. α 糖苷酶抑制剂

α 糖苷酶抑制剂包括阿卡波糖和伏格列波糖。降血糖的作用机制是抑制 α-糖苷酶的活性，延缓食物尤其是碳水化合物的吸收，非常适合以碳水化合物为主食的中国患者，可与饮食、运动及其他降糖药物联合使用，进餐时与第一口主食同服。

第五节　关注高同型半胱氨酸

同型半胱氨酸（homocystein，Hcy）是一种具有细胞毒性的含硫氨基酸，系蛋氨酸脱甲基产生的中间代谢产物。《中国高血压防治指南 2010 年修订版》将空腹血浆总 Hcy＞10 μmol/L 作为高 Hcy 的诊断标准。

高 Hcy 与冠心病的相关性研究，经历了漫长的 40 年，但仍未定论。Hcy 与冠心病的发生、死亡呈正相关。作为冠心病危险评价工具的一项评分指标，可能会增加冠心病预测的准确性。BousHey 等对 27 项试验进行 meta 分析，结果显示 Hcy 每升高 5 μmol/L，男性患冠心病的危险性增加 1.6 倍，女性增加 1.8 倍，并认为高 Hcy 将增加冠心病发病率 10%。基于多项风险评估工具，降低血浆 Hcy 水平至靶目标（10 μmol/L 以下）理论上能减少 25% 心血管事件，且早期的一些短程临床试验显示维生素 B 确实对部分替代终点有改善作用，如 Schnyder 等研究显示叶酸、维生素 B_{12} 和维生素 B_6 补充治疗能降低经皮冠状动脉介入治疗术后患者的复合终点事件和再次血运重建率，但其后的大型临床干预试验未证实降低 Hcy 水平能减少心血管事件。近期大型随机对照试验却证实补充维生素 B（包括叶酸），尽管能有效降低血浆同型半胱氨酸水平，但不能减少心血管事件，尤其是冠心病事件，这对高 Hcy 血症在冠心病发病中的作用提出了质疑。

第六节　关注高尿酸血症

随着生活水平提高，饮食结构发生变化，高尿酸血症发病率不断升高。近年来，有多项研究提示：血清尿酸水平与冠心病的发生发展呈正相关。亦有研究表明，血清尿酸水平与肥胖、高血压、糖脂代谢紊乱有关，不是冠心病的独立危险因素。尚需进一步关注。

总之，冠心病的二级预防作用显而易见，但其获益过程较缓慢。规范冠心病二级预防药物治疗才能提高其效果。由于冠心病的发病率、致残率仍是居高不下，我们尚需进一步探究冠心病的二级预防策略与方向。

（王建安　陈雯艾）

参考文献

[1] Yusurf S，Islam S，Chow CK，et al. Use of seconda-ry prevention drugs for cardiovascular disease in the community in high-income，middle-income and low-income countries（the PURE Study）：a prospective epidemiological survey. Lancet，2011，378（9798）：1231-1243.

[2] Levine GN，Bates ER，Bittl JA et al. 2016 ACC/AHA guideline focused update on duration of dual antiplatelet therapy in patients with coronary artery disease：A report of the American College of Cardiology/American Heart Association Task Force on Clinical Practice Guidelines. J Thorac Cardiovasc Surg，2016，152（5）：1243-1275.

[3] Geriatrics Branch of Chinese Medical Association. Aspirin use in patients with atherosclerotic cardiovascular disease：the 2016 Chinese expert consensus statement. Zhonghua Nei Ke Za Zhi，2017，56（1）：68-80.

［4］ Yamashita S，Masuda D，Ohama T，et al. Rationale and Design of the PROSPECTIVE Trial：Probucol Trial for Secondary Prevention of Atherosclerotic Events in Patients with Prior Coronary Heart Disease. J Atheroscler Thromb，2016，23（6）：746-756.

［5］ Randomised trial of cholesterol lowering in 4444 patients with coronary heart disease：the Scandinavian Simvastatin Survival Study (4S). Lancet，1994，344 (8934)：1383-1389.

［6］ 中国成人血脂异常防治指南制定联合委员会. 2007 中国成人血脂异常防治指南. 中华心血管病杂志，2007，35（5）：390.

［7］ Smith SC Jr，Benjamin EJ，Bonow RO，et al. AHA/ACCF secondary prevention and risk reduction therapy for patients with coronary and other atherosclerotic vascular disease：2011 update：a guideline from the American Heart Association and American College of Cardiology Foundation. Circulation，2011，124（22）：2458-2473.

［8］ Telmisartan Randomised Assessment Study in ACE Intolerant Subjects with Cardiovascular Disease (TRANSCEND) Investigators. Effects of the angiotensin-receptor blocker telmisartan on cardiovascular events in high-risk patients intolerant to angiotensin-converting enzyme inhibitors：a randomized controlled trial. Lancet，2008，372（9644）：1174-1183.

［9］ Verdecchia P，Dagenais G，Healey J，et al. Ongoing Telmisartan Alone and in Combination With Ramipril Global Endpoint Trial Telmisartan Randomized Assessment Study in ACE intolerant subjects with cardiovascular Disease investigators. Blood pressure and other determinants of new-onset atrial fibrillation in patients at high cardiovascular risk in the Ongoing Telmisartan Alone and in Combination with Ramipril Global Endpoint Trial/Telmisartan Randomizes Assessment Study in ACE intolerant subject with cardiovascular Disease studies. J Hypertens，2012，30（5）：1004-1014.

第五章　冠心病改善症状的规范化治疗实践

要点

- 冠心病患者改善临床症状的治疗不仅指药物治疗，还包括生活方式改善、危险因素控制、康复锻炼等。
- 改善症状的药物治疗涵盖心绞痛发作时的快速缓解症状以及使用长效抗缺血药物达到心绞痛发作的最小化。
- 硝酸酯类药物、β受体阻滞剂和（或）钙通道阻滞剂是改善冠心病症状的一线药物，在一线药物效果不理想或禁忌的情况下，可以考虑使用二线药物（依伐布雷定、尼可地尔、雷诺嗪、曲美他嗪等）。
- 每一种改善症状的药物具有其特殊的病理生理作用机制、不良反应和禁忌证以及药物相互作用，在给予患者相应治疗前，亦应根据具体情况选择合适的治疗药物，采取个体化的治疗方案。

冠心病患者由于心肌缺血、缺氧易发生心绞痛的症状。其症状的改善既包括危险因素的控制和冠状动脉再血管化治疗，也包括药物治疗和康复治疗。本章将针对改善冠状动脉疾病患者的规范化药物治疗实践进行重点阐述，而对涉及的其他相关内容简要介绍。

根据《美国稳定性缺血性心脏病患者诊断与治疗指南》（2012年公布，2014年更新）、《欧洲心脏病学会稳定性冠心病治疗指南》（2013年公布）以及《中国冠心病诊断与治疗指南》的建议，心绞痛症状的改善包括快速缓解和长期缓解。①快速缓解：心绞痛发作或者即将发作时，可以通过停止运动、注意休息以及避免情绪剧烈波动的方式减少心肌的整体代谢作功，同时使用快速起效的硝酸酯类制剂以达到迅速减轻心绞痛症状的目的；②长期缓解：通过长期使用抗缺血药物（同时包括生活方式改善、规律的运动锻炼、患者教育以及再血管化治疗等多重方法），达到患者心绞痛发作最小化甚至是长期不发作的目的。

第一节　抗心肌缺血药物

由于缺血导致了冠心病患者心绞痛症状的发作，因此多种抗缺血药物从增加心脏血液供应、减少心脏前后负荷、减少心脏作功和心肌耗氧量等心脏病理生理的各个方面产生作用，达到改善心绞痛发作的目的。

一、硝酸酯类药物

硝酸酯类药物在体内代谢的活性产物为一氧化氮（NO），具有针对小动脉以及静脉系统的血管扩张作用，因此可以扩张冠状动脉缓解劳力型心绞痛，同时还减少了心脏前负荷。

（1）急性劳力型心绞痛时短效硝酸酯类药物的使用：舌下含服硝酸甘油是劳力型心绞痛发作的标准治疗，亦可作为特定情况（如就餐、排便、情感应激、性生活以及寒冷刺激等）预防劳力型心绞痛的发作。当心绞痛发作时，可每 5 min 舌下含服 0.3～0.6 mg 硝酸甘油，直至症状缓解或者达到最大剂量 1.2 mg（15 min 内）。建议在含服硝酸甘油时取坐位，因为站立位容易导致晕厥，而平卧位容易造成回心血量的增加。舌下硝酸甘油喷剂由于呈微粒状液体，药物分布更为均匀而且吸收更快，因此作用更为迅速。舌下含服二硝酸异山梨酯（如消心痛）5 mg 能够维持心绞痛症状缓解达到 1 h 的时间。二硝酸酯类药物需要通过肝转化为单硝酸酯类，因此起效时间需要 3～4 min，明显缓于硝酸甘油的起效时间。但如果是口服二硝酸异山梨酯，其血流动力学影响以及抗心绞痛作用可以持续数小时，因此比舌下含服硝酸甘油的维持时间要显著延长。

（2）预防心绞痛的长效硝酸酯类药物：长效硝酸酯类药物在体内具有缓慢代谢和长期起效的过程，但是需要有 8～10 h 的无作用期或者低作用期。如果缺乏这种作用间期，血管内皮细胞就会对硝酸甘油的作用出现耐受以及发生内皮细胞功能异常。在一项严格的安慰剂对照临床试验中[1]，单次口服二硝酸异山梨酯相对于安慰剂可以显著改善运动耐量长达 6～8 h；如果每天给药 4 次，即使此时患者血浆中的药物浓度比单次给药明显升高，但是可以改善运动耐量的时间仅为 2 h。即使使用更为长效的二硝酸异山梨酯（每日 2 次，第一次与第二次之间间隔 7 h），也并不优于口服安慰剂，因此长期使用二硝酸异山梨酯没有循证医学的证据支持。

长效的单硝酸酯类药物的作用机制以及使用剂量与二硝酸异山梨酯相同，但通过改变药物缓释剂型以及给药时间避免了上述的硝酸酯类耐药性。长效的单硝酸异山梨酯作用时间长，允许在 24 h 内有 8 h 的无作用期或者低作用期，因此血管内皮功能得到恢复，从而具有长效的减少心绞痛症状发作的作用。经皮硝酸甘油贴剂同样不会持续作用 24 h，一般停止使用 12 h 后内皮细胞耐药

性即可恢复，再次给药时可以在数分钟内起效并持续 3～5 h。目前没有证据证明一天 2 次或 2 次以上给药的有效性。

硝酸酯类药物最常见的副作用是头痛。阿司匹林有助于缓解这种头痛，或者通过长期使用，头痛的副作用可以逐渐自发缓解。长效的硝酸酯类由于其缓释作用，头痛的并发症可以减少。但是部分出现头痛的患者可能因此而降低服药依从性。硝酸酯类药物最严重的副作用是低血压，甚至有可能造成晕厥。

二、β 受体阻滞剂

β 受体阻滞剂直接作用于心脏，具有减慢心率、延缓房室传导和负性肌力作用。由于冠状动脉对心肌的血流灌注主要发生于心脏舒张期，β 受体阻滞剂可以增加舒张期时间，同时其增加心肌非缺血区域的血管阻力，因此心肌缺血区域的血流灌注可以增加。β 受体阻滞剂是否能够改善冠心病和（或）心肌梗死后患者长期预后以及减少心血管事件目前尚存争议。这主要是由于涉及 β 受体阻滞剂的临床试验绝大多数是在 20 年前进行，当时的临床试验设计不够严格，而且没有同时使用血管紧张素转化酶抑制剂/血管紧张素 Ⅱ 受体拮抗剂（ACEI/ARB）类药物以及他汀类药物。但是比较明确的是 β 受体阻滞剂可以有效地改善运动引起的心绞痛发作，并减少有症状或者无症状性心肌缺血事件的发生。β 受体阻滞剂与二氢吡啶类钙通道阻滞剂控制心绞痛的作用相当，并且可以与二氢吡啶类钙通道阻滞剂联合使用改善心绞痛。需要注意的是应尽量避免 β 受体阻滞剂与非二氢吡啶类钙通道阻滞剂（如维拉帕米或地尔硫䓬）联用，因为心动过缓或房室传导阻滞的风险明显增加。

改善心绞痛症状的 β 受体阻滞剂主要是指肾上腺素 β$_1$ 受体阻滞剂，目前中国常用的 β 受体阻滞剂包括美托洛尔、比索洛尔、阿替洛尔以及肾上腺素 β-α$_1$ 受体非选择性阻滞剂卡维地洛。注意中国市场上常用的美托洛尔包括酒石酸美托洛尔和琥珀酸美托洛尔。前者的药代动力学和药效动

力学特点是吸收和起效快，峰值血药浓度高，但是作用时间短，因此需要每日两次使用。而琥珀酸美托洛尔在服药后缓慢达到血药浓度并且持续作用 24 h，具有平稳、缓和的特点，每日只需要服用 1 次。比索洛尔的心脏肾上腺素 β_1 受体选择性更强，主要通过肾代谢，美托洛尔与卡维地洛则主要通过肝代谢，因此在肝肾功能异常的患者中，可以进行相应的选择。

总体而言，β 受体阻滞剂在心肌梗死后心力衰竭、慢性充血性心力衰竭患者中具有很好的改善预后、提高生存率的作用。同时，其在没有禁忌证的情况下也是稳定性冠心病患者的一线抗心绞痛药物。

三、钙通道阻滞剂

由于血管平滑肌细胞的收缩需要钙离子的内流，因此钙通道阻滞剂的主要作用是扩张血管和降低外周血管阻力。钙通道阻滞剂分为二氢吡啶类和非二氢吡啶类，其作用于血管平滑肌细胞和心肌细胞上的 L 型钙离子通道。二氢吡啶类钙通道阻滞剂（如硝苯地平、氨氯地平、非洛地平）对血管平滑肌细胞的选择性更强，降低外周血管阻力为主。而非二氢吡啶类钙通道阻滞剂（如维拉帕米、地尔硫䓬）对窦房结和房室结抑制作用更强，通过降低心率而具有抗心绞痛作用。

（1）非二氢吡啶类钙通道阻滞剂：维拉帕米的适应证很多，除了阵发性室上性心动过速和高血压外，还可以应用于各种心绞痛（劳力型、不稳定型和变异型）。它的抗心绞痛作用与 β 受体阻滞剂美托洛尔相似，但较少引起血糖、血脂代谢的异常以及抑郁状态。地尔硫䓬在低血压、窦房结抑制和负性肌力作用方面的不良反应较维拉帕米轻。但是无论是维拉帕米还是地尔硫䓬，都不建议与 β 受体阻滞剂联合使用，合用易导致心动过缓。同时非二氢吡啶类钙通道阻滞剂不适合用于充血性心力衰竭患者。

（2）二氢吡啶类钙通道阻滞剂：硝苯地平本身是一种快速作用的药物，通过生产工艺的优化，在剂型中应用控释技术可以将其改变成为长效制

剂。长效的硝苯地平具有很强的扩张动脉作用，而且副作用很少。根据 ACTION 研究的结果[2]，高血压合并冠心病心绞痛患者在使用 β 受体阻滞剂的基础上加用长效硝苯地平具有很好的耐受性，同时减少了冠状动脉造影与经皮冠状动脉介入治疗手术。氨氯地平具有极高的蛋白结合率，口服吸收后进入血液，与血浆蛋白（主要是白蛋白结合），其有效成分缓慢释放入血，因此具有较长的半衰期，可以每日一次服用。其控制血压和抗心绞痛作用亦持久而平和。有研究表明，应用氨氯地平比阿替洛尔可更好地减少劳力型心绞痛的发生，而且两者联用效果更佳。根据 CAMELOT 研究的结果，即使血压正常的冠心病患者，使用氨氯地平可以减少 2 年的心血管事件[3]。其他二氢吡啶类钙通道阻滞剂（非洛地平、拉西地平、乐卡地平等）具有长效的二氢吡啶类药物共同的作用特点，同样适用于高血压和具有心绞痛的冠心病患者，但是药物之间的药代动力学及药效动力学并不一致。

此处再次强调二氢吡啶类钙通道阻滞剂与 β 受体阻滞剂在出现心绞痛的冠心病患者中应联合使用，没有联合使用这两种药物很难谈得上达到了冠心病患者抗劳力型心绞痛的最佳药物治疗（OMT）方案。二氢吡啶类钙通道阻滞剂共同具有的副作用包括头痛、面部潮红和踝部水肿，多数情况下患者可以耐受，其很少出现极为严重的不良反应。

四、尼可地尔

尼可地尔是一种烟酰胺的硝酸酯类衍生物，它同时具有两方面作用：一方面与硝酸酯类一样激活鸟苷酸环化酶，引起血管平滑肌松弛；另一方面它可以刺激腺苷三磷酸（ATP）敏感的钾离子通道，促进钾离子从细胞内的流出，静息膜电位负值增大，动作电位缩短，造成钙的内流减少和细胞内钙水平下降，导致血管平滑肌松弛和血管舒张。因此尼可地尔可以用于冠状动脉疾病患者心绞痛的长期预防和治疗，同时可以与钙通道阻滞剂和 β 受体阻滞剂联合使用。

在一项尼可地尔应用于心绞痛患者的前瞻性

临床试验中[4]，使用尼可地尔的冠心病患者平均随访 1.6 年，心血管事件风险下降了 14%，但是心绞痛症状的缓解情况尚未明确。尼可地尔目前在欧洲以及东南亚地区使用较多，其获得了欧洲药品管理局（EMA）和中国食品药品监督管理总局（CFDA）的批准，但是尚未获得美国食品药品监督管理局（FDA）的认证。中国人群对尼可地尔的治疗反应尚处于经验积累阶段。

五、依伐布雷定

依伐布雷定是一种窦房结 I（f）电流选择特异性抑制剂，可以明显地降低心率，但是不影响血压也不具有负性肌力作用。其早期研究是在射血分数（EF）下降的窦性心律心力衰竭患者中，应用 β 受体阻滞剂后心率仍然 > 70 次/分，加用依伐布雷定后可以进一步降低心率和改善预后。近年来的研究则进一步拓展至慢性稳定型心绞痛的窦性心律冠心病患者，应用 β 受体阻滞剂后心率仍然控制不佳，加用依伐布雷定 7.5 mg 每日两次可以更好地控制心率以及心绞痛症状[5]。这种作用对于冠心病合并心绞痛而且心率 > 70 次/分的窦性心律患者获益更为明显。

根据依伐布雷定的药物作用机制，其最主要的不良反应是心动过缓，但是严重的、不可逆的心动过缓少见。目前依伐布雷定在慢性稳定性冠心病患者中的应用已经获得了 EMA 的批准，但是尚未进入中国的冠心病诊断与治疗指南。随着临床应用经验的进一步丰富，有可能会在新的指南中提及其适应证。

六、曲美他嗪

曲美他嗪是一种调节心肌细胞代谢的药物，而对心率、血压、左心室充盈压等心脏血流动力学指标没有影响。正常情况下，心肌细胞的腺苷三磷酸 60%～70% 来自于游离脂肪酸（FFA）的 β 氧化，20%～25% 为葡萄糖氧化，5%～10% 为糖酵解。游离脂肪酸 β 氧化产生 ATP 数量显著高于葡萄糖产生的 ATP，但是产生等量 ATP 的心

肌细胞耗氧量则比葡萄糖氧化要高，在冠状动脉疾病导致心肌缺血的情况下，冠状动脉中游离脂肪酸水平升高，心肌细胞通过游离脂肪酸 β 氧化产生 ATP 的方式增加至 80%～90%，而葡萄糖氧化水平下降，会导致心肌细胞内氢离子、钙离子和钠离子超载，造成心肌细胞酸中毒和工作效率下降，耗能增加。曲美他嗪可抑制游离脂肪酸代谢，并增加心肌细胞的葡萄糖代谢。目前曲美他嗪改善心绞痛症状的研究提供了部分支持数据，但是其是否提高生存率或改善预后尚缺乏循证医学的支持。

由于国内生产厂商较多，药物安全性好，因此本药在中国应用较为广泛。欧洲药品管理局也批准了曲美他嗪的临床应用，但是曲美他嗪尚未在美国上市。

七、雷诺嗪

雷诺嗪是一种晚钠离子电流的选择性阻滞剂，同时还具有减少脂肪酸氧化而增加葡萄糖氧化的作用，因此具有降低室壁张力、抗心肌缺血以及改善心肌代谢状态的作用。口服雷诺嗪 500～2000 mg/d 可以减少心绞痛的发作和增加活动耐量，同时对血压和心率没有影响。雷诺嗪可以作为使用一线抗心绞痛药物（如钙通道阻滞剂与 β 受体阻滞剂）效果不佳或者不能耐受的情况下的辅助用药。MERLIN-TIMI36 研究在 6560 名近期发生非 ST 段抬高型急性冠状动脉综合征患者中观察了雷诺嗪的治疗效果，雷诺嗪并不改善整体的预后。但是在之前有反复心绞痛发作的患者亚组分析中，雷诺嗪治疗可以显著减少缺血事件的发作[6]。有意思的是，雷诺嗪在 MERLIN-TIMI36 研究中，还减少了新发糖化血红蛋白（HbA1c）增高的危险，这一点可能与其改善代谢作用相关[7]。

总体而言，雷诺嗪在抗心绞痛和改善代谢方面的作用可圈可点，可以作为一线抗心绞痛药物的良好补充，已经得到了美国 FDA 的批准。但是在中国尚未上市。

根据上述药物的作用机制，表 5-1 总结了目前欧洲心脏病学会《稳定性冠心病治疗指南》对

抗缺血/心绞痛药物的推荐使用情况，并在图 5-1 中列出了药物使用的常规流程。

表 5-1 稳定性冠心病改善心绞痛/心肌缺血的药物治疗		
改善心绞痛/心肌缺血药物	推荐类别	证据等级
推荐应用短效硝酸酯类药物	I	B
β 受体阻滞剂和（或）钙通道阻滞剂是一线推荐的药物，以控制心率与改善症状	I	A
根据心率、血压与耐受性加用二线治疗药物，如长效硝酸酯类，或依伐布雷定，或尼可地尔，或雷诺嗪	IIa	B
对于二线药物治疗，可以考虑曲美他嗪	IIb	B
在一些特定的患者，根据合并症以及药物耐受性，二线治疗药物可以作为一线方案	I	C
具有大面积心肌缺血（>10%）的无症状患者，应考虑使用 β 受体阻滞剂	IIa	C
对于血管痉挛性心绞痛患者，应使用钙通道阻滞剂和硝酸酯类药物，避免使用 β 受体阻滞剂	IIa	B

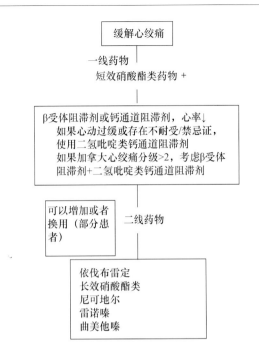

图 5-1 改善心绞痛药物应用流程

第二节 部分特殊形式心绞痛症状的处理

一、微循环缺血性心绞痛的治疗

微血管功能异常导致的心绞痛的原因尚未明确，临床对其界定尚有不确定的方面，因此各个临床试验的入组标准和样本量不一致，因此无法得到确切的循证医学证据，所有的推荐性意见都是经验性的。从危险因素控制方面，所有微血管缺血导致的心绞痛患者都需要进行很好的危险因素控制。抗缺血/心绞痛药物与常见的冠状动脉粥样硬化性稳定型心绞痛患者的药物有部分相似性。

传统的抗缺血/心绞痛药物一般可以应用于微循环缺血性心绞痛[8]。短效的硝酸酯类药物可以用于心绞痛发作，但是效果似乎仅仅为部分有效。由于微循环缺血性心绞痛往往与活动相关，因此 β 受体阻滞剂的使用在理论上较为可行。在部分临床研究中，β 受体阻滞剂的确改善了患者的心绞痛症状，因此是微循环缺血性心绞痛的一线治疗药

物，尤其适合于具有肾上腺素能活性兴奋的患者（如静息或者轻微活动后心率较快的患者）。钙通道阻滞剂与长效硝酸酯类药物在不同的临床试验中获得的结果不尽相同，其作用往往与 β 受体阻滞剂联合使用后更为明显，尤其是单纯使用 β 受体阻滞剂症状控制不佳的患者，因此成为那些活动阈值变异很大的劳力型心绞痛的一线治疗药物[9]。

对于一些已经使用了一线抗缺血药物但是心绞痛症状顽固的患者，还可以考虑其他的药物治疗手段。血管紧张素转化酶抑制剂（ACEI）/血管紧张素 II 受体拮抗剂（ARB）能够对抗血管紧张素 II 的血管收缩作用，在部分小规模的临床试验中可以改善心绞痛症状，尤其是对于合并高血压和糖尿病的患者。α 受体阻滞剂可以拮抗交感神经兴奋造成的血管收缩作用，可能对部分患者有效。少数小型的临床试验还提示尼可地尔可能可以改善微循环缺血性心绞痛患者的活动耐量。由于微循环缺血的部分病理生理基础是血管内皮功

能的异常，另外有部分试验证明他汀类药物以及雌激素替代治疗可以通过改善内皮功能从而改善这些患者的心绞痛症状[10]。其他的一些新型的抗心绞痛药物如雷诺嗪和依伐布雷定在部分患者中也取得了良好的效果，其确切作用还需要大型的临床试验证实。

对于微循环缺血性心绞痛，症状能否缓解对使用药物以及药物组合的个体差异性很大，因此需要进行各种药物和药物组合方案的尝试才有可能获得满意的症状控制效果。

二、血管痉挛性心绞痛的治疗

与之前介绍的微循环缺血性心绞痛相同的是，所有血管痉挛性心绞痛患者都需要进行危险因素的控制，尤其是戒烟，同时服用阿司匹林。要注意患者是否应用了可以导致血管痉挛的药物（如可卡因或者苯丙胺）。长期预防血管痉挛性心绞痛发作的药物是钙通道阻滞剂[11]。此时，往往需要大剂量使用钙通道阻滞剂，如 $240\sim360$ mg/d 的维拉帕米或地尔硫䓬，或者 $40\sim60$ mg/d 的硝苯地平。这种剂量的钙通道阻滞剂基本上可以缓解 90% 的血管痉挛性心绞痛发作。部分患者同时加用长效硝酸酯类药物，主要药物作用覆盖的时间要包括患者最常发生心绞痛的时间段，同时也要避免发生硝酸酯类药物的耐受。需要注意的是避免使用 β 受体阻滞剂，因为 β 受体阻滞剂可能反而会激活 α 受体介导的血管收缩（表 5-2）。

表 5-2　抗缺血/心绞痛药物的主要不良反应、禁忌证以及药物间相互作用

药物分类	不良反应	禁忌证	药物之间相互作用
短效和长效硝酸酯类药物	● 头痛 ● 面部潮红 ● 低血压 ● 晕厥与直立性低血压 ● 反射性心动过速 ● 高铁血红蛋白血症	● 梗阻性肥厚型心肌病	● 磷酸二酯酶抑制剂（西地那非等药物） ● α 受体阻滞剂 ● 钙通道阻滞剂
β 受体阻滞剂	● 疲劳，抑郁 ● 心动过缓 ● 心脏传导阻滞 ● 气道痉挛 ● 外周血管收缩 ● 直立性低血压 ● 阳痿 ● 低血糖/掩盖低血糖症状	● 心动过缓或心脏传导阻滞 ● 心源性休克 ● 哮喘 ● 慢性阻塞性肺疾病患者注意：如果吸入糖皮质激素和长效 β 受体激动剂，需要应用选择性的 β 受体阻滞剂 ● 严重的外周血管疾病 ● 心力衰竭失代偿 ● 血管痉挛性心绞痛	● 降低心率的钙通道阻滞剂 ● 抑制窦房结或房室结的药物
钙通道阻滞剂：非二氢吡啶类	● 心动过缓 ● 心脏传导阻滞 ● 降低左心室射血分数 ● 便秘 ● 齿龈增生	● 心动过缓或心律失常 ● 病态窦房结综合征 ● 充血性心力衰竭 ● 低血压	● 心脏抑制药物（β 受体阻滞剂等） ● CYP3A4 底物
钙通道阻滞剂：二氢吡啶类	● 头痛 ● 踝部水肿 ● 疲劳 ● 面部潮红 ● 反射性心动过速	● 心源性休克 ● 严重主动脉缩窄 ● 梗阻性心肌病	● CYP3A4 底物
依伐布雷定	● 视物障碍 ● 头痛、头晕 ● 心动过缓 ● 心房颤动 ● 心脏传导阻滞	● 心动过缓或心律失常 ● 过敏 ● 严重肝病	● 延长 QTc 间期的药物 ● 大环内酯类抗生素 ● 抗艾滋病病毒药物 ● 抗真菌药物

表 5-2　抗缺血/心绞痛药物的主要不良反应、禁忌证以及药物间相互作用（续）

药物分类	不良反应	禁忌证	药物之间相互作用
尼可地尔	● 头痛 ● 面部潮红 ● 头晕、虚弱 ● 恶心 ● 低血压 ● 口腔、肛门以及消化道溃疡	● 心源性休克 ● 充血性心力衰竭 ● 低血压	● 磷酸二酯酶抑制剂（西地那非等药物）
曲美他嗪	● 胃肠道不适 ● 恶心 ● 头痛 ● 运动障碍	● 过敏 ● 帕金森病 ● 震颤或运动障碍 ● 严重肾功能异常	● 未报道
雷诺嗪	● 头晕 ● 恶心 ● 便秘 ● QT 间期延长	● 肝硬化	● CYP450 底物（地高辛、辛伐他汀、环孢素） ● 延长 QTc 间期的药物

还有 10% 的患者在常规使用钙通道阻滞剂和硝酸酯类药物后仍然有症状发作，这种发作往往为一过性短暂发作，此时加大钙通道阻滞剂和硝酸酯类药物的剂量有助于缓解症状发作，但是仍然有极少数患者对这些药物反应不佳。临床上有部分研究者采取了冠状动脉痉挛部位置入支架或者交感神经区域阻断甚至是外科切除术，但并不推荐使用这些方式。如果患者反复出现心绞痛发作，可以通过 24 h 心电图监测（Holter）的方式观察症状发作时的心电图改变（ST 段异常以及心律失常的发生）。

恶性心律失常和心动过缓是这部分复发性血管痉挛性心绞痛患者的重要临床表现和威胁生命的并发症。如果对药物治疗不佳，应考虑植入自动心脏复律除颤器或者起搏器。

总结

上述内容主要讨论了冠心病患者改善症状的药物治疗。但是改善症状的治疗实际上是一个整体的治疗策略，包括严格的生活方式改善、危险因素控制、康复锻炼等。对于症状严重的冠心病患者，改善症状的处理还包括经皮冠状动脉介入治疗和（或）冠状动脉旁路移植术等再血管化治疗的方式。这些治疗措施与改善症状的药物相结合，才能够达到最佳的治疗方式。

另一方面，改善冠心病患者症状的药物种类很多，临床应根据患者的具体情况，是否存在某些特殊的临床表现，以及充分评估患者的临床指标，选择具有针对性的药物治疗方案。在密切的临床随访过程中，应结合患者症状的缓解情况、是否出现并发症以及禁忌证，熟悉一线和（或）二线药物联合治疗方案，积极改善患者的心绞痛/心肌缺血症状。

（张抒扬　吴　炜）

参考文献

［1］ Thadani U，Fung HL，Darke AC，et al. Oral isosorbide dinitrate in angina pectoris：comparison of duration of action an dose-response relation during acute and sustained therapy. Am J Cardiol，1982，49：411-419.

［2］ Poole-Wilson PA，Lubsen J，Kirwan BA，et al. Effect of long-acting nifedipine on mortality and cardiovascular morbidity in patients with stable angina requiring treatment（ACTION trial）：randomised controlled trial. Lancet，2004，364：849-857.

［3］ Nissen SE，Tuzcu EM，Libby P，et al. Effect of antihypertensive agents on cardiovascular events in patients with coronary disease and normal blood pressure：theCAMELOTstudy：a randomized controlled trial. JAMA，2004，292：2217-2225.

［4］ IONA study Group Effect of nicorandil on coronary events in patients with stable angina: the Impact Of Nicorandil in Angina (IONA) randomised trial. Lancet, 2002, 359: 1269-1275.

［5］ Tardif JC, Ponikowski P, Kahan T. Efficacy of the I (f) current inhibitor ivabradine in patients with chronic stable angina receiving beta-blocker therapy: a 4-month, randomized, placebo-controlled trial. Eur Heart J, 2009, 30: 540-548.

［6］ Wilson SR, Scirica BM, Braunwald E, et al. Efficacy of ranolazine in patients with chronic angina observations from the randomized, double-blind, placebocontrolled MERLIN-TIMI (Metabolic Efficiency With Ranolazine for Less Ischemia in Non-ST-Segment Elevation Acute Coronary Syndromes) 36 Trial. J Am Coll Cardiol, 2009, 53: 1510-1516.

［7］ Morrow DA, Scirica BM, Chaitman BR, et al. Evaluation of the glycometabolic effects of ranolazine in patients with and without diabetes mellitus in the MERLIN-TIMI 36 randomized controlled trial. Circulation, 2009, 119: 2032-2039.

［8］ Lanza GA, Crea F. Primary coronary microvascular dysfunction: clinical presentation, pathophysiology, and management. Circulation, 2010, 121: 2317-2325.

［9］ Cannon RO 3rd, Watson RM, Rosing DR, Epstein SE. Efficacy of calcium channel blocker therapy for angina pectoris resulting from small-vessel coronary artery disease and abnormal vasodilator reserve. Am J Cardiol, 1985, 56: 242-246.

［10］ Fabian E, Varga A, Picano E, et al. Effect of simvastatin on endothelial function in cardiac syndromeX patients. Am J Cardiol, 2004, 94: 652-655.

［11］ Yasue H, Takizawa A, Nagao M, et al. Long-term prognosis for patients with variant angina and influential factors. Circulation, 1988, 78: 1-9.

第六章 冠心病改善预后的规范化治疗实践

要点

- 稳定性冠心病患者可根据临床特点、无创性检查和冠状动脉造影等资料综合分析评估并进行危险分层，从而制订相应的诊疗策略。
- 稳定性冠心病中，药物治疗是改善预后的基石，再血管化治疗被认为主要有益于症状改善，但对于左主干和严重病变的患者，再血管化治疗也具有很重要的预后改善价值。
- 无论通过何种方式，早期再灌注治疗是急性ST段抬高型心肌梗死（STEMI）患者预后改善的最关键核心。
- 无论是否再灌注治疗，以阿司匹林和ADP受体

拮抗剂等为代表的抗血小板药物、抗凝药物、β受体阻滞剂、ACEI/ARB以及他汀类药物是STEMI患者预后改善的基础。
- 对于非ST段抬高型急性冠状动脉综合征（NSTE-ACS）患者，应早期运用风险评分评估预后，合理利用风险分层模式制订治疗方案。
- 对于中高危的NSTE-ACS患者，推荐早期侵入性策略及血运重建治疗；抗血小板药物、抗凝药物、β受体阻滞剂、ACEI/ARB以及他汀类药物是NSTE-ACS患者预后改善的基础；对于中高危的NSTE-ACS患者，推荐使用新型ADP受体拮抗剂以及糖蛋白（GP）Ⅱb/Ⅲa抑制剂改善预后。

第一节 稳定性冠心病改善预后的规范化治疗实践

2013年欧洲心脏病学会（ESC）发布了2013年《稳定性冠心病（stable coronary artery disease，SCAD）管理指南》[1]，与2006年《稳定型心绞痛管理指南》相比，2013年指南不仅仅局限于稳定型心绞痛，而是提出SCAD是一个更为广泛的概念，其病生理机制包括：①斑块相关的心外膜冠状动脉狭窄；②正常或有斑块动脉局限或弥漫的痉挛；③微血管功能障碍；④既往急性心肌缺血和（或）冬眠导致的左心室功能不全。关于改善预后的规范化治疗实践推荐详细内容如下。

一、临床评估和风险分层

稳定性冠心病患者可根据临床特点、无创性检查和冠状动脉造影等资料综合分析评估并进行危险分层。临床特点主要包括年龄、性别、有无心肌梗死病史、心肺复苏史、心绞痛（CCS）及心功能分级（NYHA），是否合并其他心血管病危险因素（高血压、高血脂、糖尿病、吸烟、肥胖、家族史）；无创检查主要包括：静息心电图和活动平板运动试验心电图、超声心动图（静息和多巴酚丁胺负荷试验）测定左心室收缩功能和节段性

室壁活动异常、核素心肌显像（静息和负荷试验）评估左心室心肌灌注缺损面积、多层螺旋 CT 或磁共振评估冠状动脉病变程度等。有创冠状动脉造影是明确冠状动脉病变部位和程度的金标准，是指导针对个体采取具体干预措施的重要资料。

依据患者临床特点、无创检查及冠状动脉造影发现，可将患者发生心血管事件的可能危险性分为三个层次，即高、中、低[2]：①高危患者：心电图运动试验低负荷量时已出现 ST 段压低≥2 mm、运动诱发 ST 段抬高或运动诱发室性心动过速/心室颤动；重度左心室收缩功能低下（左心室射血分数＜35%）；静息时心肌灌注异常≥10%；运动诱发心肌灌注异常≥10%，或应激试验心肌节段评分显示多支血管供血床灌注异常；冠状动脉造影显示多支血管阻塞性病变（狭窄≥70%）或左主干狭窄（狭窄≥50%）；冠状动脉钙化评分＞400Agaston 单位。②中危患者：心电图运动试验中出现症状，伴 ST 段压低≥1 mm；轻/中度左心室收缩功能下降（左心室射血分数 35%～0.49%）；静息时心肌灌注异常 5%～9.9%；冠状动脉钙化评分 100～400Agaston 单位；冠状动脉造影显示 1 支血管狭窄≥70%或中度狭窄（50%～69%）。③低危患者：运动平板试验达到最大运动量，Duke 评分为低危（≥5），或无新出现的 ST 段改变，运动未诱发出胸痛症状；静息时核素心肌显像正常或有小的灌注缺损；负荷时心肌灌注缺损＜5%；冠状动脉钙化评分＜100Agaston 单位；冠状动脉造影显示无血管狭窄＞50%。

根据患者心血管事件危险分层，采取不同的治疗策略：①高危患者：进行冠状动脉造影及必要的血运重建。②中危患者：药物治疗或冠状动脉造影及必要的血运重建，结合并发症的情况及患者意愿；若药物治疗效果不佳，进行冠状动脉造影及必要的血运重建。③低危患者：药物治疗；若药物治疗效果不佳，进行冠状动脉造影及必要的血运重建[3]。

二、危险因素控制

1. 戒烟

吸烟能增加患者心血管病死亡率 50%，吸烟还与血栓形成、斑块不稳定及心律失常相关，戒烟可降低心肌梗死后 36% 死亡率。鼓励所有冠心病患者完全戒烟并且避免被动吸烟[4]。

2. 体力活动和控制体重

鼓励稳定性冠心病患者每周 5～7 天做 30～60 min 中至大活动量的有氧活动（如行走），同时参加其他活动，以改善心肺功能；对这些患者用运动试验进行危险分层，评价预后；有条件者，可进行心脏康复锻炼。鼓励稳定性冠心病患者通过生活方式干预和体力活动控制体重[3]。

3. 降低血脂

应根据血脂代谢指南对脂代谢异常进行生活方式和药物干预，所有稳定性冠心病患者都需积极纠正血脂代谢异常[5]。对于确诊冠心病的患者，其心血管事件风险为极高危，无论 LDL-C 水平，应给予充分剂量的他汀类治疗，靶目标 LDL-C 降至 1.8 mmol/L（70 mg/dl），若无法降至靶目标，则将基础 LDL-C 水平降低 50%以上；尽管其他降脂药物（包括烟酸、依折麦布等）也能降低 LDL-C 水平，但未能显示改善临床预后。尽管，HDL-C 与冠心病危险性之间存在着明确的负相关关系，但目前升高 HDL-C 能降低心血管事件发生率的努力并不令人满意。TG 与冠心病危险的相关性多与其他因素（如糖尿病、肥胖、高血压、高低密度脂蛋白血症和低高密度脂蛋白血症）有关，药物治疗主要为贝特类药物，他汀类药物在某种程度上也有作用。对高甘油三酯血症的治疗应重点强调生活方式的改变。

4. 控制血压

通过生活方式改变及使用降压药物，将血压控制于＜140/90 mmHg；对于糖尿病及慢性肾脏疾病患者，应控制在 140/85 mmHg 以下。选择降压药物时，应优先考虑 β 受体阻滞剂和（或）ACEI[3]。

5. 血糖控制

糖尿病合并慢性稳定型心绞痛患者应立即开始纠正生活习惯及使用降糖药物治疗，使糖化血红蛋白（HbA1c）＜7.0%，根据年龄、并发症和糖尿病持续时间实现血糖控制个体化，同时应对合并存在的其他危险因素进行积极干预[3]。

三、再血管化治疗对预后改善的意义

在稳定性冠心病中，药物治疗和再血管化治疗两种治疗策略争论由来已久，再血管化治疗在稳定性冠心病中被认为主要有益于症状改善，COURAGE[6]和BARI-2D[7]研究均未能显示再血管化治疗相比药物治疗在改善死亡和心肌梗死发生率方面具有优势。但在临床实践中，对于如下情况再血管化治疗对预后改善具有一定的意义，包括严重左主干病变、三支血管病变伴左心室功能不全、双支血管病变伴左心室功能障碍或无创检测证实存在缺血尤其是病变涉及左前降支近端时、无创检测证实为高危患者无论心绞痛的严重性如何尤其存在大面积存活心肌者、心脏性猝死存活或严重室性心律失常的心绞痛患者。对于再血管化治疗的具体方式，选择PCI还是CABG具体如下[8]。

1. 左主干病变

对于明显左主干病变（狭窄＞50%），推荐CABG改善生存率，对某些稳定的无保护左主干病变患者，解剖上PCI低风险（SYNTAX积分＜33分，左主干远端分叉病变），或者存在CABG高风险的临床情况（例如中重度慢性阻塞性肺疾病、既往卒中或心脏手术史、STS积分预测手术病死率＞2%）的患者，PCI也是合理的。但左主干病变合并有PCI不利的解剖因素的稳定患者，推荐CABG。

2. 非左主干病变

三支血管病变（伴或不伴前降支近端病变），或前降支病变伴其他一支血管病变时，CABG对改善生存率有益。对心脏性猝死伴怀疑心肌缺血诱发室性心律失常患者，CABG或PCI对改善生存率有益。CABG对改善2支血管病变伴严重和广泛心肌缺血患者的生存率有益，也对改善轻中度左心功能不全（LVEF 35%～50%）的多支血管病变患者或左前降支近端狭窄但心肌存活患者的生存率有好处。对三支血管病变且SYNTAX积分＞22分或累及前降支的患者，CABG较PCI更优先考虑。同样，糖尿病多支血管病变患者（尤

其是可以应用左内乳动脉作为旁路血管时），可能更优先考虑CABG。在对前降支进行CABG时，尽量使用内乳动脉作为旁路移植血管。

此外，通过冠状动脉血流储备分数（fractional flow reserve，FFR）指导的血运重建被认为可显著改善稳定性冠心病的预后。FFR是评价冠状动脉病变是否存在功能性意义，即病变是否导致心肌缺血的有创性检测方法[9]。有无功能性心肌缺血是决定预后的重要因素，冠状动脉功能学研究及PCI新技术的快速进展有望改变稳定性冠心病的治疗策略。DEFER研究5年随访资料显示[10]，FFR指导PCI（FFR-PCI）效果优于优化药物治疗（optimal medical therapy，OMT）。FAME 2研究是一个对稳定性冠心病患者进行OMT与FFR-PCI对比的里程碑研究，研究表明[11]，PCI不仅能够治疗冠状动脉病变，还可以改善心肌缺血，尤其是FFR＜0.8的患者，PCI较OMT显著减低急诊血运重建率（1.6% vs. 11.1%，HR＝0.13）。

四、药物治疗对预防心肌梗死、心源性死亡并改善预后的意义

（一）抗血小板治疗

1. 非血运重建患者临床推荐

大量循证医学证据表明[12-13]，小剂量阿司匹林（75～150 mg/d）在稳定性冠心病患者可降低心肌梗死、脑卒中和心血管性死亡的危险，无禁忌证的患者均应长期治疗（推荐类别Ⅰ，证据等级A）；若不能耐受阿司匹林，建议服用氯吡格雷75 mg/d，或替格瑞洛90 mg 2次/天；血栓高危患者如心肌梗死病史且伴有1项危险因素：年龄在65岁以上、糖尿病、2次心肌梗死、多支病变、肾功能异常（肌酐清除率＜60 ml/min），且出血风险较低可考虑采用阿司匹林联合氯吡格雷（75 mg/d）长期治疗，治疗期间严密监测出血。

2. 冠状动脉血运重建术患者

（1）择期PCI患者：接受PCI治疗的SCAD患者在围术期，如无禁忌证，均应接受双联抗血

小板治疗。①PCI 术前临床推荐：术前规律服用阿司匹林联合 1 种 P2Y12 受体拮抗剂至少 5 天；术前未规律服用阿司匹林者，负荷剂量阿司匹林 150～300 mg；术前未规律服用氯吡格雷者，至少术前 2 h 负荷 600 mg 或术前替格瑞洛 180 mg（明确需行 PCI），如支架内血栓高危（如左主干支架、氯吡格雷治疗期间发生支架内血栓形成、多支架）可选择替格瑞洛 180 mg；出血高危或高龄患者应个体化处理；术前规律服用氯吡格雷（明确需行 PCI），可考虑再次负荷 300 mg，出血高危或高龄患者应个体化处理。②PCI 术后临床推荐：所有患者如无禁忌证，PCI 术后应联合使用阿司匹林和 P2Y12 受体拮抗剂。阿司匹林 75～100 mg/d 长期治疗；选择 1 种 P2Y12 受体拮抗剂，氯吡格雷 75 mg/d 或替格瑞洛 60～90 mg 2 次/天；双联治疗疗程取决于患者血栓风险、出血风险和置入支架种类。置入 BMS 患者术后双联抗血小板治疗至少 1 个月；置入 DES 患者术后双联抗血小板治疗至少 12 个月，置入第 1 代 DES 术后可考虑延长治疗。置入第 2 代 DES 且出血风险高可考虑缩短治疗，至少 6 个月。血栓风险高而出血危险低的患者可延长双联抗血小板治疗，治疗过程中定期评估出血风险并调整治疗。出血高危患者，应该个体化处理。

（2）冠状动脉旁路移植术（CABG）临床推荐：CABG 术前，阿司匹林 100～300 mg/d，正在服用阿司匹林者术前不需停药。择期手术患者，术前应该停用氯吡格雷或替格瑞洛至少 5 天。CABG 术后，对于术前未服用阿司匹林者，术后 6 h 内给予阿司匹林 100～300 mg/d，此后长期服用；阿司匹林禁忌者，氯吡咯雷 75 mg/d 或替格瑞洛 60～90 mg 2 次/天替代。应维持阿司匹林（75～100 mg/d）联合 1 种 P2Y12 受体拮抗剂治疗 1 年。

3. 稳定性冠心病血栓高危和高龄人群

（1）稳定性冠心病血栓高危患者：SCAD 患者抗血小板治疗的原则是平衡获益和风险，血栓高危患者可从长期双联抗血小板治疗中获益。DAPT 研究[14] 和 PEGASUS-TIMI 54 研究[15] 结果提示，无论是否接受血运重建治疗，稳定性冠心病

高危患者如出血危险较低，可考虑长期双联抗血小板治疗。包括具有下列临床危险因素的患者，如心肌梗死病史、糖尿病、慢性肾脏疾病，或冠状动脉解剖提示高危者如多支血管病变和左主干病变等。

（2）稳定性冠心病高龄患者：年龄既是血栓也是出血的危险因素。随着年龄增长，肝肾功能减退，合并疾病多，联合用药多，临床研究中入选高龄患者（≥75 岁）也较少，给临床抗血小板治疗决策带来挑战。高龄患者抗血小板治疗的决策不但考虑生理年龄，还应全面评估抗血小板治疗的获益与出血风险，根据患者的一般状态、认知情况、合并疾病、预期寿命、患者意愿和期望等个体化处理。

（二）β 受体阻滞剂

β 受体阻滞剂对慢性稳定性冠心病患者，能显著降低心肌梗死后和心力衰竭患者的病死率，因而对于所有左心功能异常（LVEF＜40％）伴心力衰竭或既往心肌梗死史患者，如无禁忌证，应尽快开始 β 受体阻滞剂治疗[16]。

（三）他汀类药物

在动脉粥样硬化血管疾病患者的临床试验显示他汀类药物干预能显著减少心血管事件和心血管死亡，强化治疗显著降低低密度脂蛋白胆固醇至 75 mg/dl 与 101 mg/dl 比较，其心血管死亡和发生心肌梗死风险能进一步降低 16％。所有冠心病患者均应服用他汀类药物，使 LDL-C 水平降至 100 mg/dl 以下（推荐类别Ⅰ，证据等级 A）；对极高危患者（如合并糖尿病或急性冠状动脉综合征者）应强化他汀类药物调脂治疗，使 LDL-C 降至≤70 mg/dl（推荐类别Ⅱa，证据等级 A）。如果 LDL-C 基线水平高，可使用他汀类药物或其他降低 LDL-C 药物组合达到降低 TC≥50％[5]。在应用他汀类药物时，应严密监测转氨酶及肌酸激酶等生化指标，及时发现药物可能引起的肝损害和肌病。采用强化降脂治疗时，更应注意监测药物的安全性。大剂量烟酸和贝特类与他汀类联合应用也可增加严重肌病的风险，联合用药中他汀类药物剂量应保持相对较低水平。

（四）ACEI/ARB

ACEI/ARB 对炎症和内皮功能有良好的保护作用。ACEI 对高血压、心力衰竭、心肌梗死、糖尿病等患者降低心血管事件的疗效已经大量临床试验所证实，指南推荐所有合并糖尿病、心力衰竭、左心室功能不全、高血压及心肌梗死后左心室功能不全的患者均应使用 ACEI（推荐类别Ⅰ，证据等级 A）。在 HOPE 研究[17]中，雷米普利使无心力衰竭的高危患者和稳定性冠心病患者心血管疾病死亡、心肌梗死和卒中的风险降低 22%。EUROPA 研究[18]中应用培哚普利使无心力衰竭的高危患者和稳定性冠心病患者心源性死亡、心肌梗死或心搏骤停的风险减少了 20%。虽然 PEACE 研究[19]显示在经充分治疗的低危患者主要终点事件降低在 ACEI 群多普利与安慰剂组间未见到统计学上的显著差异，但最近 Dagenais[20]发表的一项 PEACE、HOPE 和 EUROPA 的 meta 分析显示，ACEI 治疗能显著降低无心力衰竭及左心功能不全患者总死亡率、心血管死亡、心力衰竭及复合终点发生率，三项研究之间并无异质性。冠心病患者对 ACEI 治疗的受益不存在风险阈值，对所有冠心病患者不论风险高低，均能获益。因此，指南推荐对所有明确冠心病患者均可使用 ACEI（推荐类别Ⅱa，证据等级 B）；若不能耐受 ACEI 时改用 ARB。

第二节　急性 ST 段抬高型心肌梗死（STEMI）改善预后的规范化治疗实践

近年来，急性 ST 段抬高型心肌梗死（STEMI）的诊断和治疗取得了重要进展，第 3 版《心肌梗死全球定义》[21]已公布，ESC[22]、ACC/AHA[23-24]以及我国中华医学会心血管病学分会[25]对 STEMI 治疗指南作了修订和更新。关于改善预后的规划化治疗推荐详细内容如下。

一、危险分层

危险分层是一个连续的过程，需根据临床情况不断更新最初的评估。高龄、女性、Killip 分级Ⅱ～Ⅳ级、既往心肌梗死史、心房颤动（房颤）、前壁心肌梗死、肺部啰音、收缩压＜100 mmHg、心率＞100 次/分、糖尿病、心肌肌钙蛋白（cTn）明显升高等是 STEMI 患者死亡风险增加的独立危险因素。溶栓治疗失败、伴有右心室梗死和血流动力学异常的下壁 STEMI 患者病死率增高。合并机械性并发症的 STEMI 患者死亡风险增大。冠状动脉造影可为 STEMI 风险分层提供重要信息。

二、STEMI 的急救流程

早期、快速和完全地开通梗死相关动脉是改善 STEMI 患者预后的关键。

1. 缩短自发病至首次医疗接触（first medical contact，FMC）的时间

应通过健康教育和媒体宣传，使公众了解急性心肌梗死的早期症状。教育患者在发生疑似心肌梗死症状（胸痛）后尽早呼叫"120"急救中心、及时就医，避免因自行用药或长时间多次评估症状而延误治疗。缩短发病至 FMC 的时间、在医疗保护下到达医院可明显改善 STEMI 的预后（推荐类别Ⅰ，证据等级 A）。

2. 缩短自 FMC 至开通梗死相关动脉的时间

建立区域协同救治网络和规范化胸痛中心是缩短 FMC 至开通梗死相关动脉时间的有效手段（推荐类别Ⅰ，证据等级 B）；有条件时应尽可能在 FMC 后 10 min 内完成首份心电图记录，并提前电话通知或经远程无线系统将心电图传输到相关医院（推荐类别Ⅰ，证据等级 B）；确诊后迅速分诊，优先将发病 12 h 内的 STEMI 患者

送至可行直接 PCI 的医院（特别是 FMC 后 90 min 内能实施直接 PCI 者）（推荐类别 Ⅰ，证据等级 A），并尽可能绕过急诊室和冠心病监护病房或普通心脏病房直接将患者送入心导管室行直接 PCI；对已经到达无直接 PCI 条件医院的患者，若能在 FMC 后 120 min 内完成转运 PCI，则应将患者转运至可行 PCI 的医院实施直接 PCI（推荐类别 Ⅰ，证据等级 B）；也可请有资质的医生到有 PCI 设备但不能独立进行 PCI 的医院进行直接 PCI（推荐类别 Ⅱb，证据等级 B）；应在公众中普及心肌再灌注治疗知识，以减少签署手术知情同意书时的犹豫和时间延误。

三、再灌注治疗

1. 溶栓治疗

溶栓治疗快速、简便，在不具备 PCI 条件的医院或因各种原因使 FMC 至 PCI 时间明显延迟时，对有适应证的 STEMI 患者，静脉内溶栓仍是较好的选择。院前溶栓效果优于入院后溶栓。对发病 3 h 内的患者，溶栓治疗的即刻疗效与直接 PCI 基本相似；有条件时可在救护车上开始溶栓治疗（推荐类别 Ⅱa，证据等级 A）。

但目前我国大部分地区溶栓治疗多在医院内进行。决定是否溶栓治疗时，应综合分析预期风险/效益比、发病至就诊时间、就诊时临床及血流动力学特征、合并症、出血风险、禁忌证和预期 PCI 延误时间。左束支传导阻滞、大面积梗死（前壁心肌梗死、下壁心肌梗死合并右心室梗死）患者溶栓获益较大。

2. 介入治疗

（1）直接 PCI：有急诊直接 PCI 条件的医院应全天候应诊，并争取 STEMI 患者首诊至直接 PCI 时间 ≤90 min。

（2）溶栓后 PCI：溶栓后尽早将患者转运到有 PCI 条件的医院，溶栓成功者于 3~24 h 进行冠状动脉造影和血运重建治疗（推荐类别 Ⅱa，证据等级 B）；溶栓失败者尽早实施挽救性 PCI（推荐类别 Ⅱa，证据等级 B）。溶栓治疗后无心肌缺血症状或血流动力学稳定者不推荐紧急 PCI（推荐类别 Ⅲ，证据等级 C）。

（3）FMC 与转运 PCI：若 STEMI 患者首诊于无直接 PCI 条件的医院，当预计 FMC 至 PCI 的时间延迟 <120 min 时，应尽可能地将患者转运至有直接 PCI 条件的医院（推荐类别 Ⅰ，证据等级 B）；如预计 FMC 至 PCI 的时间延迟 >120 min，则应于 30 min 内进行溶栓治疗。根据我国国情，也可以请有资质的医生到有 PCI 设备的医院行直接 PCI（时间 <120 min）（推荐类别 Ⅱb，证据等级 B）。

（4）未接受早期再灌注治疗 STEMI 患者的 PCI（症状发病 >24 h）：病变适宜 PCI 且有再发心肌梗死、自发或诱发心肌缺血或心源性休克或血流动力学不稳定的患者建议行 PCI 治疗（推荐类别 Ⅰ，证据等级 B）；左心室射血分数（LVEF）<40%、有心力衰竭、严重室性心律失常者应常规行 PCI（推荐类别 Ⅱa，证据等级 C）；STEMI 急性发作时有临床心力衰竭的证据，但发作后左心室功能尚可（LVEF>40%）的患者也应考虑行 PCI（推荐类别 Ⅱa，证据等级 C）；对无自发或诱发心肌缺血证据，但梗死相关动脉有严重狭窄者可于发病 24 h 后行 PCI（推荐类别 Ⅱb，证据等级 C）；对梗死相关动脉完全闭塞、无症状的 1~2 支血管病变，无心肌缺血表现，血流动力学和心电稳定患者，不推荐发病 24 h 后常规行 PCI（推荐类别 Ⅲ，证据等级 B）。

3. CABG

当 STEMI 患者出现持续或反复缺血、心源性休克、严重心力衰竭，而冠状动脉解剖特点不适合行 PCI 或出现心肌梗死机械并发症需外科手术修复时可选择急诊 CABG。

四、抗栓治疗

STEMI 的主要原因是冠状动脉斑块破裂基础上合并血栓形成，从而导致冠状动脉急性闭塞，因此，抗栓治疗（包括抗血小板和抗凝）十分必要（推荐类别 Ⅰ，证据等级 A）。

1. 阿司匹林

通过抑制血小板环氧化酶使血栓素 A_2 合成减

少，达到抗血小板聚集的作用，预防血栓性事件的发生。所有无禁忌证的 STEMI 患者均应立即口服阿司匹林或嚼服肠溶阿司匹林 300 mg（推荐类别Ⅰ，证据等级 B），继以 75～100 mg/d 长期维持（推荐类别Ⅰ，证据等级 A）。阿司匹林用于 ACS 治疗的显著疗效已被多项研究证实。1983 年退伍军人管理合作研究（VASC）首次报道了阿司匹林治疗不稳定型心绞痛的作用，研究共纳入 1266 例男性不稳定型心绞痛患者，随机给予阿司匹林或安慰剂治疗，结果显示，与安慰剂组相比，阿司匹林组死亡和急性心肌梗死发生率降低 51%、非致死性急性心肌梗死发生率降低 51%。第二次国际心肌梗死生存研究（ISIS-2）首次证明阿司匹林治疗急性心肌梗死有效，该研究共纳入 17 187 例急性心肌梗死患者，随机分为单用链激酶组、单用阿司匹林组、链激酶联合阿司匹林组和安慰剂组。随访结果显示，与安慰剂相比，ACS 患者急性期给予阿司匹林治疗可显著降低患者非致死性再梗死和非致死性卒中发生率，同时使患者血管性死亡风险降低 23%。2011 年中国冠心病二级预防架桥工程研究协作组对全国 32 家医院的 3233 例急性 ST 段抬高型心肌梗死住院患者进行住院期间死亡多因素回归分析，显示阿司匹林可使患者住院期间死亡风险降低 60%。

2. ADP 受体拮抗剂

氯吡格雷通过不可逆抑制血小板二磷酸腺苷（ADP）受体抑制血小板聚集和活化。2001 年 CURE 研究[26] 显示，与阿司匹林单药治疗相比，阿司匹林联合氯吡格雷双联抗血小板治疗显著降低主要终点事件发生率（9.3% *vs.* 11.4%，$P < 0.001$）。随后的氯吡格雷与阿司匹林在 PCI 患者中预先使用及长期治疗研究（PCI-CURE）[27]、观察期应用氯吡格雷减少事件（CREDO）研究[28]、氯吡格雷和美托洛尔用于心肌梗死试验（COMMIT）[29]、氯吡格雷辅助再灌注治疗-心肌梗死溶栓 28（CLARITY-TIMI28）研究[30]、PCI-氯吡格雷辅助再灌注治疗（PCI-CLARITY）研究[31] 及氯吡格雷优化负荷剂量降低心血管事件再发-优化介入治疗的抗血小板策略 7 研究（CURRENT-OASIS7）[32] 均证实了阿司匹林联合

氯吡格雷的双联抗血小板治疗对 ACS 的显著疗效。

近年来，阿司匹林联合新型 ADP 受体拮抗剂的双联抗血小板治疗相关研究层出不穷。替格瑞洛和普拉格雷具有更强和快速抑制血小板的作用，且前者不受基因多态性的影响。2007 年应用普拉格雷优化血小板抑制的疗效改善评估-心肌梗死溶栓 38 研究[33]（TRITON-TIMI 38）纳入 13 608 例中高危 ACS 患者，计划行 PCI，在阿司匹林治疗基础上随机给予普拉格雷或氯吡格雷，观察终点为心血管源性死亡、非致死性心肌梗死或非致死性卒中，研究结果显示，450 天终点事件发生率氯吡格雷组为 12.1%，普拉格雷组为 9.9%，$P < 0.001$；大出血发生率氯吡格雷组为 1.8%，普拉格雷组为 2.4%，$P = 0.03$；结果显示，尽管新型抗血小板药物较氯吡格雷抗血小板疗效更佳，但大出血风险也显著增加。2009 年发表的血小板抑制和患者预后（PLATO）研究[34] 纳入 43 个国家的 18 624 例 ACS 患者，其中 9333 例予替格瑞洛 180 mg 负荷剂量后转为 90 mg，2 次/天联合阿司匹林维持剂量，9291 例予氯吡格雷 300 mg 负荷剂量后转为 75 mg，1 次/天联合阿司匹林维持剂量，主要终点为心血管死亡、心肌梗死及卒中；结果显示，氯吡格雷组主要终点 1 年累积发生率为 11.7%，替格瑞洛组为 9.8%，$P < 0.001$；大出血发生率在氯吡格雷和替格瑞洛组分别为 11.20% 和 11.58%，$P = 0.434$；结果显示在阿司匹林治疗的基础上，替格瑞洛较氯吡格雷显著降低 ACS 患者 PCI 术后 1 年内血管源性死亡、心肌梗死或卒中风险，且大出血风险与氯吡格雷差异无统计学意义。

使用方法推荐：STEMI 直接 PCI（特别是置入 DES）患者，应给予负荷量替格瑞洛 180 mg，以后每次 90 mg，每日 2 次，至少 12 个月（推荐类别Ⅰ，证据等级 B）；或氯吡格雷 600 mg 负荷量，以后每次 75 mg，每日 1 次，至少 12 个月（推荐类别Ⅰ，证据等级 A）。肾功能不全（肾小球滤过率＜60 ml/min）患者无需调整 P2Y12 受体抑制剂用量。STEMI 静脉溶栓患者，如年龄≤75 岁，应给予氯吡格雷 300 mg 负荷量，以后 75 mg/d，维持

12 个月（推荐类别Ⅰ，证据等级 A），如年龄＞75 岁，则用氯吡格雷 75 mg，以后 75 mg/d，维持 12 个月（推荐类别Ⅰ，证据等级 A）。挽救性 PCI 或延迟 PCI 时，P2Y12 抑制剂的应用与直接 PCI 相同。未接受再灌注治疗的 STEMI 患者可给予任何一种 P2Y12 受体抑制剂，例如氯吡格雷 75 mg、1 次/天，或替格瑞洛 90 mg、2 次/天，至少 12 个月（推荐类别Ⅰ，证据等级 B）。STEMI 合并心房颤动需持续抗凝治疗的直接 PCI 患者，建议应用氯吡格雷 600 mg 负荷量，以后每天 75 mg（推荐类别Ⅱa，证据等级 B）。

3. 血小板糖蛋白（glycoprotein，GP）Ⅱb/Ⅲa 受体拮抗剂

在有效的双联抗血小板及抗凝治疗情况下，不推荐 STEMI 患者造影前常规应用 GP Ⅱb/Ⅲa 受体拮抗剂（推荐类别Ⅱb，证据等级 B）。高危患者或造影提示血栓负荷重、未给予适当负荷量 P2Y12 受体抑制剂的患者可静脉使用替罗非班或依替巴肽（推荐类别Ⅱa，证据等级 B）。直接 PCI 时，冠状动脉脉内注射替罗非班有助于减少无复流、改善心肌微循环灌注（推荐类别Ⅱb，证据等级 B）。

4. 抗凝治疗

（1）直接 PCI 患者：静脉推注普通肝素（70～100 U/kg），维持活化凝血时间（ACT）250～300 s。联合使用 GPⅡb/Ⅲa 受体拮抗剂时，静脉推注普通肝素（50～70 U/kg），维持 ACT 200～250 s（推荐类别Ⅰ，证据等级 B）。或者静脉推注比伐卢定 0.75 mg/kg，继而 1.75 mg/(kg·h) 静脉滴注（合用或不合用替罗非班）（推荐类别Ⅱa，证据等级 A），并维持至 PCI 后 3～4 h，以减低急性支架血栓形成的风险。出血风险高的 STEMI 患者，单独使用比伐卢定优于联合使用普通肝素和 GPⅡb/Ⅲa 受体拮抗剂（推荐类别Ⅱa，证据等级 B）。使用肝素期间应监测血小板计数，及时发现肝素诱导的血小板减少症。磺达肝癸钠有增加导管内血栓形成的风险，不宜单独用作 PCI 时的抗凝选择（推荐类别Ⅲ，证据等级 C）。

（2）静脉溶栓患者：应至少接受 48 h 抗凝治疗（最多 8 d 或至血运重建）（推荐类别Ⅰ，证据

等级 A）。

五、其他药物治疗

1. β 受体阻滞剂

有利于缩小心肌梗死面积，减少复发性心肌缺血、再梗死、心室颤动及其他恶性心律失常，对降低急性期病死率有肯定的疗效。无禁忌证的 STEMI 患者应在发病后 24 h 内常规口服 β 受体阻滞剂（推荐类别Ⅰ，证据等级 B）。建议口服美托洛尔，从低剂量开始，逐渐加量。若患者耐受良好，2～3 天后换用相应剂量的长效控释制剂。以下情况时需暂缓或减量使用 β 受体阻滞剂：①心力衰竭或低心排血量；②心源性休克高危患者（年龄＞70 岁、收缩压＜120 mmHg、窦性心律的心率＞110 次/分）；③其他相对禁忌证：P-R 间期＞0.24 s、二度或三度房室传导阻滞（AVB）、活动性哮喘或反应性气道疾病。发病早期有 β 受体阻滞剂使用禁忌证的 STEMI 患者，应在 24 h 后重新评价并尽早使用（推荐类别Ⅰ，证据等级 C）；STEMI 合并持续性心房颤动、心房扑动并出现心绞痛，但血流动力学稳定时，可使用 β 受体阻滞剂（推荐类别Ⅰ，证据等级 C）；STEMI 合并顽固性多形性室性心动过速（室速），同时伴交感兴奋电风暴表现者可选择静脉 β 受体阻滞剂治疗（推荐类别Ⅰ，证据等级 B）。

2. ACEI/ARB

主要通过影响心肌重构、减轻心室过度扩张而减少慢性心力衰竭的发生，降低死亡率。所有无禁忌证的 STEMI 患者均应给予 ACEI 长期治疗（推荐类别Ⅰ，证据等级 A）。早期使用 ACEI 能降低死亡率，高危患者临床获益明显，前壁心肌梗死伴有左心室功能不全的患者获益最大。在无禁忌证的情况下，即可早期开始使用 ACEI，但剂量和时限应视病情而定。应从低剂量开始，逐渐加量。不能耐受 ACEI 者用 ARB 替代（推荐类别Ⅰ，证据等级 B）。不推荐常规联合应用 ACEI 和 ARB；可耐受 ACEI 的患者，不推荐常规用 ARB 替代 ACEI。ACEI 的禁忌证包括：STEMI 急性期收缩压＜90 mmHg、严重肾衰竭（血肌酐＞

265 μmol/L）、双侧肾动脉狭窄、移植肾或孤立肾伴肾功能不全、对 ACEI 过敏或导致严重咳嗽者、妊娠及哺乳期妇女等。

3. 醛固酮受体拮抗剂

通常在 ACEI 治疗的基础上使用。对 STEMI 后 LVEF≤40%、有心功能不全或糖尿病，无明显肾功能不全 ［血肌酐男性 ≤ 221 μmol/L（2.5 mg/dl），女性≤177 μmol/L（2.0 mg/dl）、血钾≤5.0 mmol/L］ 的患者，应给予醛固酮受体拮抗剂（推荐类别Ⅰ，证据等级 A）。

4. 他汀类药物

除调脂作用外，他汀类药物还具有抗炎、改善内皮功能、抑制血小板聚集的多效性，因此，所有无禁忌证的 STEMI 患者入院后应尽早开始他汀类药物治疗，且无需考虑胆固醇水平（推荐类别Ⅰ，证据等级 A）。

第三节　非 ST 段抬高型急性冠状动脉综合征（NSTE-ACS）改善预后的规范化治疗实践

近年来，随着临床研究数据的不断更新，2014 年 ACC/AHA[35]，2015 年 ESC 对非 ST 段抬高型急性冠状动脉综合征（NSTE-ACS）[36] 治疗指南作了修订和更新。非 ST 段抬高型急性冠状动脉综合征与急性 ST 段抬高型心肌梗死在药物使用等治疗实践方面有很多相同之处，现将对于 NSTE-ACS 改善预后的治疗推荐与 STEMI 的不同之处总结如下。

一、早期评估及风险分层

1. 临床评估和初步评价

疑似 NSTE-ACS 患者应根据 NSTE-ACS 和不良预后的可能性进行风险分层，以决定是否需要住院治疗，协助治疗方案的抉择。疑似 NSTE-ACS 且有高危特征（如持续性胸痛、严重呼吸困难、晕厥/晕厥前状态）的患者应即刻转送急诊科，如果条件允许，输送全程需有紧急医疗设备支持。

2. 早期风险分层

对于临床症状考虑为 NSTE-ACS 的患者，应快速确定 NSTE-ACS 的可能性，10 min 内行 12 导联 ECG 检查；对于初始无诊断性 ECG 结果但有症状的患者，每隔 15 min 到 30 min 行连续 ECG 监测；运用风险评分评估 NSTE-ACS 患者预后，合理利用风险分层模式制订治疗方案；新版指南倡导应用 TIMI 风险评分[37] 和 GRACE 风险评分[38] 对患者进行风险分层；对于伴有 ACS 症状，但缺乏心肌缺血的客观证据（心电图无缺血性改变，肌钙蛋白水平正常）的患者在急诊室转出前或在转出后 72 h 进行无创的影像学检查是合理的。

指南强调了高敏肌钙蛋白（hs-cTn）在 NSTE-ACS 早期诊断中的价值，并对其使用方法进行了明确推荐。对所有症状符合 NSTE-ACS 的患者行心肌肌钙蛋白检测，应在发病即刻和发病后 3 h、6 h 检测心肌肌钙蛋白 I 或 T 的水平；对于有心电图改变和（或）中/高风险 NSTE-ACS，但初始肌钙蛋白水平正常的患者，6 h 后再检测肌钙蛋白水平；症状不明确时，需考虑呈现时间，以评估肌钙蛋白值；相比运用目前的高敏肌钙蛋白检测技术，肌酸激酶同工酶（CK-MB）和肌红蛋白都无益于 ACS 的诊断。肌钙蛋白水平升高程度有助于判断短期和长期预后；对于 MI 患者，每隔 3～4 d 重测 1 次肌钙蛋白值，评估心肌梗死情况；测定肌钙蛋白水平的同时，可考虑检测 B 型脑钠肽（BNP），进一步了解预后。

近年研究显示，恶性心律失常是导致 NSTE-ACS 患者早期死亡的重要原因，新指南提出对此类患者应常规监测心律；对于低危 NSTEMI 患者，建议行心律监测至 24 h 或者直至 PCI 治疗，以发现心源性心律失常（推荐类别Ⅱa，证据等级 C）；对于中高危 NSTEMI 患者，建议行 24 h 以上的心律监测，以发现心源性心律失常（推荐类别Ⅱa，证据等级 C）；对不稳定型心绞痛无持续性心肌缺血体征或症状的患者（如冠状动脉痉挛或相关症状提示心律失常事件），推荐选择性进行心律监测（推荐类别Ⅱb，证据等级C）。

二、标准初始治疗

对于有NSTE-ACS相关症状的患者，包括症状复发、心电图缺血样改变或者心肌肌钙蛋白阳性的患者，可收入院治疗。治疗目标是快速解除缺血状态，防止进一步演变成心肌梗死和死亡。

1. 改善预后的规范化内科药物治疗

（1）β受体阻滞剂：若无心力衰竭表现、心排血量降低、心源性休克高风险或其他β受体阻滞剂禁忌证的情况下，争取在住院24 h内早期启动β受体阻滞剂治疗；伴病情稳定的心力衰竭或左心收缩功能降低的NSTE-ACS患者，应用β受体阻滞剂时应选用美托洛尔缓释剂、卡维地洛或比索洛尔；若患者初诊时存在β受体阻滞剂禁忌证，应在随后的治疗过程中再次评估，确定可否应用此类药物并明确后续使用是否有意义；对于左心室收缩功能正常的NSTE-ACS患者，可继续应用β受体阻滞剂；若患者存在心源性休克的危险因素，禁止静脉应用β受体阻滞剂。

（2）他汀类药物治疗：对于所有无禁忌证的患者，应在早期开始并持续使用高强度的他汀类药物治疗，并最好是在24 h之内完善空腹血脂检查。

（3）ACEI和ARB：对于所有无禁忌证的患者，应在早期开始并持续应用于左心室射血分数≤40%，或高血压、糖尿病或稳定的慢性肾脏疾病患者；不能耐受ACEI治疗的心力衰竭、或LVEF<40%的心肌梗死患者，可用ARB治疗。

2. NSTE-ACS抗栓治疗的规范化推荐

抗栓治疗向来是NSTE-ACS改善预后治疗的重中之重。新指南中，新型P2Y12受体拮抗剂的地位基于临床试验的结果得到明显提升，基于PLATO NSTE-ACS亚组分析结果，新指南对替格瑞洛进行了优先推荐。新指南对NSTE-ACS患者的血小板抑制剂使用提出了详细的建议，除了药物选择外，还特别推荐了使用时机和使用时间，

强调应根据患者出血或缺血风险，个体化确定双联抗血小板治疗的应用时间，采取缩短双抗疗程（如3～6个月）或延长双抗疗程（如延长至30个月）（推荐类别Ⅱb，证据等级A）的策略。

（1）阿司匹林：对于所有无禁忌证的NSTE-ACS患者，起病后应尽快给予阿司匹林咀嚼片162～325 mg，长期使用阿司匹林维持剂量81～162 mg/d。

（2）P2Y12受体拮抗剂：对于早期PCI策略的患者，行PCI置入支架之前应给予负荷剂量的血小板P2Y12受体抑制剂，可选择氯吡格雷600 mg、普拉格雷60 mg或替格瑞洛180 mg。无论接受早期介入治疗或缺血指导策略治疗，若无禁忌证，均应在阿司匹林基础上联合一种血小板P2Y12受体抑制剂治疗12个月，可以选择氯吡格雷（负荷剂量300～600 mg后以75 mg qd维持）；或替格瑞洛（负荷剂量180 mg后以90 mg每日两次维持）。

在NSTE-ACS患者（无论接受了早期侵入性策略还是缺血指导策略），血小板P2Y12受体抑制剂治疗时优先选择替格瑞洛而非氯吡格雷是合理的。在既往指南中，阿司匹林联合氯吡格雷的双联抗血小板治疗是ACS患者抗栓治疗的基石。然而，研究证实一部分ACS患者会因缺失细胞色素P450上的2C19等位基因而出现对氯吡格雷的药物抵抗，心血管不良事件发生危险增加。新版指南亦指出，氯吡格雷是一种无活性前体药物，需经CYP450酶氧化产生活性代谢产物方可发挥作用。大约有85%的前体药物由酯酶水解为无活性形式，仅残留15%的氯吡格雷转化生成活性代谢产物抑制血小板聚集。虽然阿司匹林＋氯吡格雷双联抗血小板治疗较单用阿司匹林可以降低NSTE-ACS患者的再发缺血事件，但是，约有10%的患者在发病1年仍会再发缺血事件，支架内血栓发生率达到2%。此类风险可能是由于氯吡格雷治疗反应不充分导致血小板抑制不理想所致。药效和药代动力学研究显示氯吡格雷的抗血小板反应存在个体差异，在氯吡格雷治疗反应不足和过反应的患者中，会增加缺血风险和出血风险。替格瑞洛是一种口服的、可逆性的血小板P2Y12

受体抑制剂，血浆半衰期相对较短（12 h）；相比氯吡格雷起效更快、更一致；此外，由于其作用是可逆性的，因此血小板功能恢复更快。2009年发表于 NEJM 的 PLATO 研究比较了替格瑞洛（180 mg 负荷剂量，之后 90 mg 每日两次维持）和氯吡格雷（300～600 mg 负荷剂量，之后 75 mg/d 维持）的效果，主要复合终点为血管死亡、心肌梗死和卒中。PLATO NSTE-ACS 亚组分析是一项针对于替格瑞洛与氯吡格雷的头对头研究，其结果于 2014 年 8 月份发表在 *Euro Heart J* 上。该亚组研究对 PLATO 试验中的 18 624 名患者进行回顾性分析，其中 NSTE-ACS 患者 11 080 名，患者随机分组后分别接受替格瑞洛（$n=5561$，负荷剂量 180 mg，维持剂量 90 mg 每日 2 次）和氯吡格雷（$n=5485$，负荷剂量 300～600 mg，维持剂量 75 mg 每日 1 次）进行抗血小板治疗。研究结果发现，与氯吡格雷组相比，替格瑞洛组主要终点事件（10.0% *vs.* 12.3%，HR=0.83，95% CI=0.74～0.93）、心肌梗死（6.6% *vs.* 7.7%，HR=0.86，95% CI=0.74～0.99）、心血管相关死亡（3.7% *vs.* 4.9%，HR=0.77，95% CI=0.64～0.93）以及全因死亡（4.3% *vs.* 5.8%，HR=0.76，95% CI=0.64～0.90）均明显降低，而主要出血事件发生率两组间没有显著差异（13.4% *vs.* 12.6%，HR=1.07，95% CI=1.05～1.56）。

基于此，新指南指出，替格瑞洛（负荷剂量 180 mg，日剂量 90 mg 每日 2 次）推荐用于所有无禁忌证、缺血中高风险的患者（如肌钙蛋白升高），不论患者的起始治疗方案如何，都应使用替格瑞洛，包括已服用氯吡格雷的患者（但应该在开始替格瑞洛治疗时停用氯吡格雷）（推荐类别 Ⅰ，证据等级 B）。

（3）GPⅡb/Ⅲa 抑制剂：对接受早期侵入性治疗和双联抗血小板药物（DAPT）治疗，且有中高危特征（如肌钙蛋白阳性）的患者应用 GPⅡb/Ⅲa 抑制剂；优先考虑依替巴肽或替罗非班。

（4）非口服的抗凝和纤溶治疗：所有 NSTE-ACS 患者，无论初始治疗策略如何，均应在抗血小板药物基础上应用抗凝药物。

1）依诺肝素：每 12 h 皮下注射 1 mg/kg［肌酐清除率＜30 ml/min 的患者减少剂量至 1 mg/(kg·d)］，在整个住院期间应用或直至行 PCI 时；初始静脉负荷剂量为 30 mg。

2）比伐卢定：对于接受早期侵入性策略的患者应用比伐卢定治疗，直至诊断性冠状动脉造影或 PCI，负荷剂量为 0.10 mg/kg，后持续输注 0.25 mg/(kg·h)，对于已接受双联抗血小板治疗的患者，仅必要时给予 GPⅡb/Ⅲa 抑制剂。

3）磺达肝癸钠：2.5 mg/d 皮下注射，在整个住院期间应用或直至行 PCI 时。如果应用了磺达肝癸钠的患者接受 PCI 治疗的话，为降低导管内血栓形成的风险，需要附加抗凝治疗降低 Ⅱa 因子活性，给予静脉普通肝素治疗 48 h 或者直至行 PCI，初始负荷剂量 60 IU/kg（最大剂量 4000 IU），后持续输注 12 IU/(kg·h)（最大 1000 IU/h）。

NSTE-ACS 患者不推荐使用静脉纤溶治疗；无论初始治疗策略如何，所有 NSTE-ACS 患者均应推荐给予抗凝联合抗血小板治疗，PCI 治疗后应停止抗凝治疗，除非有令人信服的理由需要继续该治疗。

三、心肌血管重建对预后的改善

关于冠状动脉血管重建方面，新指南强调了稳定型缺血性心脏病和 NSTE-ACS 患者的治疗方案的不同，NSTE-ACS 患者更适合采用血管重建治疗。因为 ACS 所引起的心肌缺血更容易演变成心肌梗死，甚至死亡。另外，ACS 患者用血管重建治疗比药物治疗更能有效地减少心绞痛的发生。在血管重建术式的选择上，也存在许多影响因素。一般而言，多血管病变的范围和复杂程度越大，CABG 的预后比多血管病变 PCI 治疗的预后越好。

对于选择早期侵入性策略的患者需接受侵入性诊断性评估（冠状动脉造影）；对于选择初始缺血指导策略的患者，若出现以下情况，指南要求进行侵入性诊断性评估：①药物治疗失败的患者（难治性心绞痛、静息心绞痛或积极药物治疗时疗效有限）；②非侵入性的运动试验提示有缺血的客观证据（心电图动态变化、心肌灌注缺损）的患者；③有提示极高危预后风险临床指标（例如高

TIMI 或 GRACE 评分）的患者。

新指南细化了对早期侵入性策略选择的临床建议：在有顽固性心绞痛、血流动力学或心脏电活动不稳定的 NSTE-ACS 患者（无严重并存疾病或禁忌证时），应行紧急/立即侵入性策略（若冠状动脉解剖允许，拟进行血运重建的患者行诊断性冠状动脉造影）。初始病情稳定的 NSTE-ACS 患者（无严重并存疾病或禁忌证时）如临床事件风险较高，也推荐采用早期侵入性策略。下述情况不推荐早期侵入性策略：①有严重并存疾病（例如肝、肾、肺功能衰竭，癌症）的患者不推荐早期侵入性治疗策略，因为此时血运重建和并存疾病的风险可能超过血运重建的获益；②TIMI 风险评分或 GRACE 风险评分提示 ACS 可能性较低、低风险且肌钙蛋白阴性的女性和缺乏高风险特征的患者推荐缺血指导策略；当选择缺血指导策略时，出院前推荐完成非侵入性负荷测试，从而了解严重缺血事件发生的负荷阈值。

四、后期医院护理、出院以及出院后的护理

NSTE-ACS 患者的治疗目标是尽可能地恢复患者日常活动能力，根据情况调整治疗方案，纠正不良生活方式和危险因素。有 NSTE-ACS 症状的患者即高危人群，后续的心血管疾病预防工作便显得特别有效。一般而言，即使患者出院，住院期间的治疗方案也应该维持。出院后的治疗目标也应以改善预后为主，如控制症状、处理危险因素，如吸烟、高血压、血脂异常、肥胖等。治疗方案也应该根据住院期间的检查结果、CAD 的危险因素、药物耐受性和近期的手术情况而采用个体化治疗。经典的 A（阿司匹林、血管紧张素转化酶抑制剂），B（降压、β 受体阻滞剂），C（戒烟、降低胆固醇），D（合理饮食、控制糖尿病），E（运动、教育）方案仍可有效指导治疗。

（葛均波　戴宇翔）

参考文献

[1] Task Force Members, Montalescot G, Sechtem U, et al. 2013 ESC guidelines on the management of stable coronary artery disease: the Task Force on the management of stable coronary artery disease of the European Society of Cardiology. Eur Heart J, 2013, 34 (38): 2949-3003.

[2] Diamond GA, Forrester JS. Analysis of probability as an aid in the clinical diagnosis of coronary-artery disease. N Engl J Med, 1979, 300 (24): 1350-1358.

[3] Lenzen M, Ryden L, Ohrvik J, et al. Diabetes known or newly detected, but not impaired glucose regulation, has a negative influence on 1-year outcome in patients with coronary artery disease: a report from the Euro Heart Survey on diabetes and the heart. Eur Heart J, 2006, 27 (24): 2969-2974.

[4] Meyers DG, Neuberger JS, He J. Cardiovascular effect of bans on smoking in public places: a systematic review and meta-analysis. J Am Coll Cardiol, 2009, 54 (14): 1249-1255.

[5] European Association for Cardiovascular Prevention & Rehabilitation, Reiner Z, Catapano AL, De Backer G, et al. ESC/EAS Guidelines for the management of dyslipidaemias: the Task Force for the management of dyslipidaemias of the European Society of Cardiology (ESC) and the European Atherosclerosis Society (EAS). Eur Heart J, 2011, 32 (14): 1769-1818.

[6] Boden WE, O'Rourke RA, Teo KK, et al. Optimal medical therapy with or without PCI for stable coronary disease. N Engl J Med, 2007, 356 (15): 1503-1516.

[7] Dagenais GR, Lu J, Faxon DP, et al. Effects of optimal medical treatment with or without coronary revascularization on angina and subsequent revascularizations in patients with type 2 diabetes mellitus and stable ischemic heart disease. Circulation, 2011, 123 (14): 1492-1500.

[8] Task Force on Myocardial Revascularization of the European Society of Cardiology (ESC) and the European Association for Cardio-Thoracic Surgery (EACTS); European Association for Percutaneous Cardiovascular Interventions (EAPCI), Wijns W, Kolh P, Danchin N, et al. Guidelines on myocardial revascularization. Eur Heart J, 2010, 31 (20): 2501-2555.

[9] Tonino PA, De Bruyne B, Pijls NH, et al. Fractional flow reserve versus angiography for guiding percutaneous coronary intervention. N Engl J Med, 2009, 360

(3)：213-224.

[10] Pijls NH，van Schaardenburgh P，Manoharan G，et al. Percutaneous coronary intervention of functionally nonsignificant stenosis：5-year follow-up of the DEFER Study. J Am Coll Cardiol，2007，49（21）：2105-2111.

[11] De Bruyne B，Pijls NH，Kalesan B，et al. Fractional flow reserve-guided PCI versus medical therapy in stable coronary disease. N Engl J Med，2012，367（11）：991-1001.

[12] Antiplatelet Trialists' Collaboration. Collaborative overview of randomised trials of antiplatelet therapy--I：Prevention of death，myocardial infarction，and stroke by prolonged antiplatelet therapy in various categories of patients. Antiplatelet Trialists' Collaboration. BMJ，1994，308（6921）：81-106.

[13] Antithrombotic Trialists' Collaboration. Collaborative meta-analysis of randomised trials of antiplatelet therapy for prevention of death，myocardial infarction，and stroke in high risk patients. BMJ，2002，324（7329）：71-86.

[14] Mauri L，Kereiakes DJ，Yeh RW，et al. Twelve or 30 months of dual antiplatelet therapy after drug-eluting stents. N Engl J Med，2014，371（23）：2155-2166.

[15] Bonaca MP，Bhatt DL，Cohen M，et al. Long-term use of ticagrelor in patients with prior myocardial infarction. N Engl J Med，2015，372（19）：1791-1800.

[16] Yusuf S，Wittes J，Friedman L. Overview of results of randomized clinical trials in heart disease. I. Treatments following myocardial infarction. JAMA，1988，260（14）：2088-2093.

[17] Yusuf S，Sleight P，Pogue J，et al. Effects of an angiotensin-converting-enzyme inhibitor，ramipril，on cardiovascular events in high-risk patients. The Heart Outcomes Prevention Evaluation Study Investigators. N Engl J Med，2000，342（3）：145-153.

[18] Fox KM；EURopean trial On reduction of cardiac events with Perindopril in stable coronary Artery disease Investigators. Efficacy of perindopril in reduction of cardiovascular events among patients with stable coronary artery disease：randomised，double-blind，placebo-controlled，multicentre trial（the EUROPA

study). Lancet，2003，362（9386）：782-788.

[19] Braunwald E，Domanski MJ，Fowler SE，et al. Angiotensin-converting-enzyme inhibition in stable coronary artery disease. N Engl J Med，2004，351（20）：2058-2068.

[20] Dagenais GR，Pogue J，Fox K，et al. Angiotensin-converting-enzyme inhibitors in stable vascular disease without left ventricular systolic dysfunction or heart failure：a combined analysis of three trials. Lancet，2006，368（9535）：581-588.

[21] Jaffe AS. Third universal definition of myocardial infarction. ClinBiochem，2013，46（1-2）：1-4.

[22] Task Force on the management of ST-segment elevation acute myocardial infarction of the European Society of Cardiology（ESC），Steg PG，James SK，Atar D，et al. ESC Guidelines for the management of acute myocardial infarction in patients presenting with ST-segment elevation. Eur Heart J，2012，33（20）：2569-2619.

[23] O'Gara PT，Kushner FG，Ascheim DD，et al. 2013 ACCF/AHA guideline for the management of ST-elevation myocardial infarction：a report of the American College of Cardiology Foundation/American Heart Association Task Force on Practice Guidelines. Circulation，2013，127（4）：e362-425.

[24] Levine GN，Bates ER，Blankenship JC，et al. 2015 ACC/AHA/SCAI Focused Update on Primary Percutaneous Coronary Intervention for Patients With ST-Elevation Myocardial Infarction：An Update of the 2011 ACCF/AHA/SCAI Guideline for Percutaneous Coronary Intervention and the 2013 ACCF/AHA Guideline for the Management of ST-Elevation Myocardial Infarction. J Am Coll Cardiol，2016，67（10）：1235-1250.

[25] 中华医学会心血管病学分会，中华心血管病杂志编辑委员会. 急性ST段抬高型心肌梗死诊断和治疗指南. 中华心血管病杂志，2015，43（5）：380-393.

[26] Yusuf S，Zhao F，Mehta SR，et al. Effects of clopidogrel in addition to aspirin in patients with acute coronary syndromes without ST-segment elevation. N Engl J Med，2001，345（7）：494-502.

[27] Mehta SR，Yusuf S，Peters RJ，et al. Effects of pretreatment with clopidogrel and aspirin followed by long-term therapy in patients undergoing percutaneous

coronary intervention: the PCI-CURE study. Lancet, 2001, 358 (9281): 527-533.

[28] Steinhubl SR, Berger PB, Mann JT 3rd, et al. Early and sustained dual oral antiplatelet therapy following percutaneous coronary intervention: a randomized controlled trial. JAMA, 2002, 288 (19): 2411-2420.

[29] Chen ZM, Jiang LX, Chen YP, et al. Addition of clopidogrel to aspirin in 45, 852 patients with acute myocardial infarction: randomised placebo-controlled trial. Lancet, 2005, 366 (9497): 1607-1621.

[30] Sabatine MS, Cannon CP, Gibson CM, et al. Addition of clopidogrel to aspirin and fibrinolytic therapy for myocardial infarction with ST-segment elevation. N Engl J Med, 2005, 352 (12): 1179-1189.

[31] Sabatine MS, Cannon CP, Gibson CM, et al. Effect of clopidogrel pretreatment before percutaneous coronary intervention in patients with ST-elevation myocardial infarction treated with fibrinolytics: the PCI-CLARITY study. JAMA, 2005, 294 (10): 1224-1232.

[32] Mehta SR, Tanguay JF, Eikelboom JW, et al. Double-dose versus standard-dose clopidogrel and high-dose versus low-dose aspirin in individuals undergoing percutaneous coronary intervention for acute coronary syndromes (CURRENT-OASIS 7): a randomised factorial trial. Lancet, 2010, 376 (9748): 1233-1243.

[33] Wiviott SD, Braunwald E, McCabe CH, et al. Prasugrel versus clopidogrel in patients with acute coronary syndromes. N Engl J Med, 2007, 357 (20): 2001-2015.

[34] Wallentin L, Becker RC, Budaj A, et al. Ticagrelor versus clopidogrel in patients with acute coronary syndromes. N Engl J Med, 2009, 361 (11): 1045-1057.

[35] Amsterdam EA, Wenger NK, Brindis RG, et al. 2014 AHA/ACC Guideline for the Management of Patients with Non-ST-Elevation Acute Coronary Syndromes: a report of the American College of Cardiology/American Heart Association Task Force on Practice Guidelines. J Am Coll Cardiol, 2014, 64 (24): e139-228.

[36] Roffi M, Patrono C, Collet JP, et al. 2015 ESC Guidelines for the management of acute coronary syndromes in patients presenting without persistent ST-segment elevation: Task Force for the Management of Acute Coronary Syndromes in Patients Presenting without Persistent ST-Segment Elevation of the European Society of Cardiology (ESC). Eur Heart J, 2016, 37 (3): 267-315.

[37] Antman EM, Cohen M, Bernink PJ, et al. The TIMI risk score for unstable angina/non-ST elevation MI: A method for prognostication and therapeutic decision making. JAMA, 2000, 284 (7): 835-842.

[38] Fox KA, Anderson FA Jr, Dabbous OH, et al. Intervention in acute coronary syndromes: do patients undergo intervention on the basis of their risk characteristics? The Global Registry of Acute Coronary Events (GRACE). Heart, 2007, 93 (2): 177-182.

第七章 抗血小板药物在冠心病治疗中的临床应用

要点

- 冠状动脉粥样硬化斑块破裂后触发血小板激活和凝血酶形成，斑块表面血栓形成和（或）远端血栓栓塞，造成完全或不完全心肌缺血，在这一病理过程中血小板的激活是启动因素，抗血小板治疗成为防治冠状动脉粥样硬化血栓形成的非常重要手段。

- 我国目前主要有三类抗血小板药物获得批准用于临床治疗冠心病或其二级预防，分别是口服血栓素 A_2 受体拮抗剂阿司匹林、口服二磷酸腺苷受体拮抗剂氯吡格雷和替格瑞洛，以及血小板糖蛋白 IIb/IIIa 受体拮抗剂替罗非班。

- 抗血小板治疗是一把双刃剑，在降低心血管不良事件的同时，也会带来出血风险。因此，平衡治疗获益与出血风险尤为必要。

- 根据冠心病患者临床特点和血栓风险的不同，选择个体化抗血小板治疗，其思路与难点在于如何筛选血栓和出血高危者，以及如何调整抗血小板药物治疗方案。一般来讲，低危患者常规治疗即可，用阿司匹林或者常规剂量阿司匹林＋氯吡格雷方案，而高危患者则需强化治疗，氯吡格雷加量，或使用新型强效抗血小板药，或联用多种抗血小板药。

- 本章综合近年来冠心病抗血小板治疗领域最新研究进展，简要介绍 2011 年美国《经皮冠状动脉介入治疗指南》、2014 年欧洲《心肌血运重建指南》、2016 年美国《冠心病患者双联抗血小板疗程指南》、《中国经皮冠状动脉介入治疗指南 2016》和 2013 年《抗血小板治疗中国专家共识》中的相关内容，使临床医生尽快将最新研究成果应用到临床实践中去，合理规范地应用抗血小板药物，以使冠心病患者获得最大益处。

冠心病是当今威胁人类健康的重要疾病之一。目前已知，动脉粥样硬化血栓形成是导致冠心病患者发生临床急症〔包括猝死、心肌梗死（myocardial infarction，MI）和不稳定型心绞痛等〕的病理基础[1-2]，并且由于动脉粥样硬化血栓是全身性疾病，冠心病患者往往伴有心脏以外其他器官（如脑、四肢动脉等）的血栓事件风险增高。血小板是体内参与血栓形成的最主要成分，在粥样硬化血栓形成中血小板活化和聚集起核心作用，因此，采取适当的抗血小板治疗有助于减少冠心病患者不良事件的发生率[2-3]。

第一节 常用抗血小板药物的基本特点

目前我国临床应用的抗血小板药主要有三大类：①血栓素 A_2 （thromboxane A_2，TXA_2）受体拮抗剂阿司匹林；②二磷酸腺苷（adenosine-diphosphate，ADP）受体拮抗剂：氯吡格雷和替格瑞洛；③血小板糖蛋白（glycoprotein，GP）IIb/IIIa 受体拮抗剂（glycoprotein IIb/IIIa receptor inhibitor，GPI）替罗非班。

一、阿司匹林

阿司匹林是最早开发的抗血小板制剂，也是目前应用最广泛的抗血小板药物[4]，其主要药理作用是通过抑制环氧酶（cyclooxygenase，COX）从而干扰前列腺素的生物合成。阿司匹林不可逆诱导 COX-1 的 529 丝氨酸残基乙酰化，使其活性部位的构象发生改变，不能与花生四烯酸结合，从而阻断后续前列环素及 TXA_2 的合成，最终抑制 TXA_2 诱导的血小板聚集[5-6]。阿司匹林还可通过其他作用抑制血小板，包括通过嗜中性粒细胞抑制血小板功能及促进一氧化氮合成[7-8]。

阿司匹林口服后主要在上消化道（胃和十二指肠）吸收，15～20 min 血药浓度达到峰值，40～60 min 发挥抑制血小板作用。其肠溶制剂在上消化道吸收减少，血药峰值和血小板抑制作用分别延后 60 min 和 90 min[9-10]。阿司匹林的抗血小板作用在外周血中尚未检测到水杨酸时即可显现，可能与门脉循环中的血小板受到抑制有关。阿司匹林在胃肠道黏膜、红细胞、滑液及血液中酯化为水杨酸盐，并经肾排泄。血浆阿司匹林浓度在经过一个循环半衰期（约 20 min）后迅速降低，但是，由于阿司匹林不可逆地抑制 COX-1，其作用将持续整个血小板生存周期（7 天±2天）[11]。由于每 24 h 循环血中 10％的血小板被替换，血小板活性在最后一剂阿司匹林 5～6 天后逐渐恢复正常（≥50％活性）[12]。对于大多数人而言，单剂 100 mg 阿司匹林即可有效抑制 TXA_2 生成。

二、ADP 受体拮抗剂

ADP 受体拮抗剂是与血小板的 ADP 受体特异性结合从而抑制血栓形成的一类药物。该类药物选择性地作用于血小板的 ADP 受体（$P2Y_1$ 和 P2Y12 受体），抑制血小板膜 ADP 受体的表达、结合及其活性，从而有效地抑制了血小板的聚集和血栓的形成。目前应用于我国临床的药物有氯吡格雷和替格瑞洛。

1. 氯吡格雷

氯吡格雷是噻氯吡啶的乙酸衍生物，在体内代谢为活性产物后，其活性硫醇基通过二硫键与 P2Y12 受体的半胱氨酸残基结合，导致 P2Y12 受体不可逆抑制，从而抑制纤维蛋白原与血小板膜 GP IIb/IIIa 之间的附着，活化血小板腺苷酸环化酶，升高血小板内环磷酸腺苷（cyclic adenosine monophosphate，cAMP）水平，从而发挥抗血小板聚集的作用，还可抑制由胶原和凝血酶诱导的血小板聚集[13-15]。氯吡格雷的抗血小板活性是噻氯匹定的 50 倍，是阿司匹林的 110 倍[16-17]。

氯吡格雷为无活性的前体药，在肝内转变成活性代谢产物形式引起 P2Y12 受体不可逆改变，逐渐产生抗血小板作用[18]。氯吡格雷口服后，血药浓度在 0.8～1 h 达到峰值，血浆药物半衰期为 7.2～7.6 h[17]。口服单剂氯吡格雷，抗血小板聚集作用在 2 h 后出现，给予负荷剂量（≥300 mg）后约 6 h 达到更显著的血小板抑制作用[19]。每天重复给氯吡格雷 75 mg，其血小板抑制作用在 3～7 d 达到稳态，此时 ADP 介导的血小板聚集率被平均抑制 40％～60％。治疗终止后，血小板聚集和出血时间约在 5 d 内逐渐回到基线[13,20]。

2. 替格瑞洛

替格瑞洛为环戊基三唑嘧啶类药物，是一种直接作用、可逆结合的新型口服 P2Y12 受体拮抗剂，其本身即为活性药物，不受肝酶细胞色素 P450（CYP450）2C19 基因型的影响，平均绝对生物利用度 36％[21]。在中国健康人群中，替格瑞洛血药浓度平均达峰时间为 2 h，半衰期为 10.9～14.9 h，与白种人的数据类似[22]。替格瑞洛药理特性见表 7-1。

表 7-1　替格瑞洛与氯吡格雷的药理特性

	氯吡格雷	替格瑞洛
作用机制	前体药物，非可逆性结合	活性药物，可逆性结合
使用频率	一天一次	一天两次
起效时间	2～8 h	30 min 至 4 h
作用消失时间	7～10 天	3～5 天

与噻吩吡啶类药物氯吡格雷相比，替格瑞洛具有更快、更强及更一致的抑制血小板效果，对于急诊经皮冠状动脉介入治疗（percutaneous coronary intervention，PCI）具有重要意义[22-24]。在稳定性冠心病患者中进行的 ONSET/OFFSET 研究提示，给予负荷剂量 0.5 h 后，替格瑞洛组血小板聚集抑制（inhibition of platelet aggregation，IPA）率达 41%，氯吡格雷组仅为 8%；负荷剂量 2 h 后，替格瑞洛组 98% 的受试者 IPA＞50%，90% 的受试者 IPA＞70%，而氯吡格雷组分别为 31% 和 16%[25]。在中国急性冠状动脉综合征（acute coronary syndromes，ACS）患者中进行的研究显示：替格瑞洛较氯吡格雷显著提高 0.5、2、8、24 h 及 6 周时的 IPA，替格瑞洛组 2 h 的 IPA 为氯吡格雷组的 4.9 倍（48.2% *vs.* 9.8%），24 h 的 P2Y12 反应单位（P2Y12 reaction units，PRU）＜240 的患者比例为 100%，而氯吡格雷组为 75.9%[26]。此外，替格瑞洛与血小板 P2Y12 受体为可逆性结合，起效快、失效也快[27]，可能有利于减少出血风险以及出血的处理。

替格瑞洛除抑制 P2Y12 受体外，还具有生物多效性，其机制可能与影响腺苷代谢有关。替格瑞洛通过抑制红细胞膜上腺苷酸平衡型核苷转运体-1 对腺苷的摄取，增加血浆腺苷浓度[27]，导致额外的血小板抑制[28]，并增加冠状动脉血流速度[29]，改善外周动脉功能[30]，减少 MI 面积[31]，抑制动脉内膜增生[32]。这些作用机制可能与其临床获益相关，但尚未完全明确。同时替格瑞洛的腺苷途径也可能导致呼吸困难、心动过缓或血清肌酐水平升高等副作用。

三、替罗非班

血小板 GPI 通过占据 GP Ⅱb/Ⅲa 受体的结合位点，阻碍纤维蛋白原与其结合，进而抑制血小板聚集[33]，替罗非班是目前国内唯一上市的 GPI[34]。替罗非班是小分子非肽类酪氨酸衍生物，不具有抗原性，竞争性结合 GP Ⅱb/Ⅲa 受体，剂量依赖性地抑制 GP Ⅱb/Ⅲa 受体介导的血小板聚集[35-36]。替罗非班静脉给药后达峰时间小于 30 min，在人体血浆结合率约为 65%。半衰期为 1.5～2 h，通过肾（40%～70%）和胆道清除[37-38]。尿液和粪便中的替罗非班主要是原形药物[39]。停药后在 4 h 血小板功能恢复 50%[40]。肾功能不全的患者需调整剂量，肌酐清除率小于 30 ml/min 的患者，替罗非班的半衰期延长 3 倍[39]，此类患者出血风险明显增加，剂量应减半[41]。

表 7-2 不同抗血小板药物的特点

药物名称	机制	血小板抑制起效	适应证	禁忌证
阿司匹林	COX-1 抑制剂	40～60 min	1. 稳定性冠心病 2. ACS	1. 活动性出血 2. 对阿司匹林过敏 3. 严重肝损伤
氯吡格雷	P2Y12 受体拮抗剂	30 min 后血小板抑制率 8%	1. 稳定性冠心病 2. ACS	1. 活动性出血 2. 严重肝损伤
替格瑞洛	P2Y12 受体拮抗剂	30 min 后血小板抑制率 41%	ACS	1. 活动性出血 2. 既往颅内出血 3. 中、重度肝损伤 4. 同强效 CYP3A4 拮抗剂合用
替罗非班	Ⅱb/Ⅲa 受体拮抗剂	迅速起效	紧急情况下使用	1. 活动性出血 2. 既往颅内出血 3. 颅内肿瘤 4. 颅内动静脉畸形及动脉瘤 5. 血小板减少症

第二节　常用抗血小板药物在冠心病治疗中的循证医学证据

一、阿司匹林在冠心病治疗中的临床研究

阿司匹林的主要适应证为 MI 的二级预防、脑梗死或短暂性脑缺血、暂时性脑缺血后脑梗死的二级预防，MI 的急性期治疗和 PCI 后血栓的预防；同时可以作为心、脑血管病的一级预防。阿司匹林的有效性主要取决于血管事件绝对风险的降低。低危患者（无血管疾病危险因素的健康人群）获益最小，而高危患者（不稳定型心绞痛、陈旧性 MI、脑卒中患者）则获益较大。推荐在风险评估的基础上应用阿司匹林，以免其不良反应的风险超过获益。

血管事件的一级预防：临床试验汇总分析显示阿司匹林使每年预测冠心病事件 < 1% 的患者发生 MI 和冠心病死亡的风险降低 26%，每年预测冠心病事件 1%~3% 的患者发生 MI 和冠心病死亡的风险降低 20%，每年预测冠心病事件 ≥ 3% 的患者发生 MI 和冠心病死亡的风险降低 35%[42-43]。因此，国内外日前均主张在缺血性心血管病高危人群中应用阿司匹林进行心血管事件的一级预防[44-46]。

心血管事件的二级预防：对于大多数心血管疾病患者，长期服用阿司匹林可有效降低 MI、脑卒中和血管性死亡的风险[47]。抗栓研究协作组（Antithrombotic Trialist's Collaboration，ATC）对 195 项临床研究、135000 例高危患者的抗血小板治疗效果的汇总分析显示，抗血小板治疗（主要是阿司匹林）可使非致死性 MI 减少 1/3、非致死性脑卒中减少 1/3、血管性死亡减少 1/4；既往有 MI 病史者治疗 2 年，每 1000 例中减少心血管事件 36 例；急性 MI 患者治疗 1 个月，每 1000 例中减少事件 38 例；既往脑卒中或短暂性脑缺血发作（transient ischemic attacks，TIA）患者治疗 2 年，每 1000 例中减少事件 36 例；急性脑卒中者

治疗 3 周，每 1000 例中减少事件 9 例；其他高危患者（包括稳定型心绞痛、外周动脉疾病患者）治疗 2 年，每 1000 例中减少事件 22 例[48-51]。因此，目前国内外现行的指南中均将阿司匹林作为心血管事件二级预防的基石。

根据 ATC 的报道，长期阿司匹林的临床获益与其剂量大小并无相关性[52-53]。临床最为常用的阿司匹林剂量为 75~325 mg 的中等剂量，过低与过高的剂量并不能产生更好的疗效[54]。对直接或间接比较阿司匹林剂量的研究进行汇总后发现，接受阿司匹林 500~1500 mg/d、160~325 mg/d 和 75~150 mg/d 治疗者，血管事件发生率分别降低 19%、26% 和 32%。2015 年发表的 TRANS-LATE-ACS 研究中纳入了来自美国 228 个医院，10 213 名 PCI 术后服用双联抗血小板药物的患者，对比高剂量阿司匹林（325 mg）组与低剂量阿司匹林（81 mg）组两者之间的 6 个月内主要不良心血管事件和出血学术研究会（BARC）定义出血事件发生率[55-57]。研究结果显示，两组之间的主要不良心血管事件发生风险并无明显差异，但高剂量组的出血发生风险较低剂量组高。因此，75~150 mg/d 的疗效和安全性更佳。

二、氯吡格雷在冠心病治疗中的临床研究

CAPRIE 研究提示[58-59]，在有心肌梗死、卒中或外周血管疾病史的稳定型心绞痛患者，氯吡格雷预防心血管事件优于阿司匹林（325 mg/d），其获益主要来自周围血管疾病亚组。因此，对于阿司匹林不耐受的心血管疾病患者，氯吡格雷可作为替代治疗。

CLARITY 研究探讨了 ST 段抬高型心肌梗死（ST-segment elevation myocardial infarction，STEMI）溶栓患者接受氯吡格雷治疗的益处[60-61]。该研究入选 3491 例患者，年龄 18~75

岁，在 STEMI 发生 12 h 内随机接受氯吡格雷（300 mg 负荷量，75 mg/d 维持量）或安慰剂治疗。于入选 2～8 d 复查冠状动脉造影了解其冠状动脉开通情况，主要终点为入选后 8 天或出院时（以先到者为准）的冠状动脉闭塞（TIMI 血流 0～1 级）死亡或再梗死。结果表明，氯吡格雷组主要终点风险较安慰剂组降低 36%（15% vs. 21.7%，$P < 0.001$），30 天心血管死亡、再梗死和需要血运重建的复发缺血事件风险降低 20%，两组主要出血事件发生率无差别。

CURE 研究探讨了阿司匹林和氯吡格雷在非 ST 段抬高型急性冠状动脉综合征（non ST-segment elevation ACS，NSTE-ACS）患者中抗血小板的益处[62-63]。12 562 例 NSTE-ACS 患者随机接受氯吡格雷（300 mg 负荷量，75 mg/d 维持量）＋阿司匹林（75～325 mg/d）或阿司匹林治疗 3～12 个月。氯吡格雷联合阿司匹林和单用阿司匹林组死亡、MI 或卒中的发生率分别为 9.3% 和 11.4%（相对风险降低 20%）。氯吡格雷组患者住院期间顽固性缺血、充血性心力衰竭和血运重建发生率亦降低。尽管双联抗血小板治疗（dual antiplatelet therapy，DAPT）的主要出血事件发生率较高（3.7% vs. 2.7%，相对风险 1.38），但两组危及生命的出血及出血性卒中的发生率无差别。

CURRENT-OASIS 7 研究比较了在 ACS 患者中是否双倍剂量氯吡格雷（600 mg 负荷量，2～7 天维持量 150 mg/d，其后维持量 75 mg/d）是否优于标准剂量氯吡格雷（300 mg 负荷量，75 mg/d 维持量）[64-65]。30 天随访结果显示，双倍剂量与标准剂量氯吡格雷在心源性死亡、MI、卒中风险方面无显著差异（相对风险 0.94，$P = 0.30$），但双倍剂量组较标准剂量组患者大出血发生率更高（相对风险 1.24，$P = 0.01$）。双倍剂量氯吡格雷对采取保守治疗患者的主要终点无明显影响，但可显著减少 PCI 患者的主要终点（相对风险 0.86，$P = 0.039$），同时减少支架内血栓（0.7% vs. 1.3%，相对风险 0.54，$P = 0.0001$），但减少缺血事件的同时，可导致出血并发症增多（相对风险 1.41，$P = 0.009$）。因此，指南推荐在无替格瑞洛或存在替格瑞洛禁忌时，ACS 患者可应用

双倍剂量氯吡格雷进行抗血小板治疗。

现有证据表明，300 mg 负荷剂量治疗后氯吡格雷抵抗（HTPR，亦称为治疗后血小板高反应性，定义为 ADP 介导的血小板聚集抑制率＜10%）见于 20% 以上的患者，且与冠状动脉风险增高有关。治疗前血小板活性增高的患者发生氯吡格雷抵抗的风险增高。氯吡格雷反应性与 CYP2C19 基因多态性相关，CYP2C19 ＊2 或 ＊3 是导致功能失活最重要的等位基因[66]。研究显示 ＞55% 的东亚人群中含有多态等位基因（包括纯合子及杂合子），远高于白种人[67]，而含有这些基因型的部分人群对氯吡格雷反应差，心血管事件风险升高，尤其对于行 PCI 的患者术后缺血事件发生率显著增加[68-70]。关于中国人群 CYP2C19 基因与氯吡格雷抵抗的关系，我国学者于 2009—2012 年进行了一项前瞻性、大样本、单中心的临床观察研究[71]，对中国人群氯吡格雷相关的基因组学、血小板功能以及临床事件三方面的关系进行了系统性探索研究，共入选置入药物洗脱支架（drug-eluting stent，DES）的高危 ACS 患者 1016 例，并进行了 12 个月的长期随访，结果显示中国汉族人群 CYP2C19 多态等位基因携带者比例达到 56.2%，与上述东亚人群报道的比率一致；PCI 术后 HTPR 的发生率为 28.3%，CYP2C19 慢代谢者（同时携带两个低功能位点，即纯合子多态 ＊2/＊2、＊2/＊3 或 ＊3/＊3）在人群中出现的比例为 13.8%；CYP2C19 慢代谢者 PCI 术后临床缺血事件的发生率显著高于未携带或仅携带一个低功能位点的患者，且术后血小板高反应性与临床缺血事件存在显著相关性。CYP2C19 慢代谢合并 HTPR 的患者 1 年缺血事件发生率高达 29.49%，而非慢代谢同时非 HTPR 的患者缺血事件发生率仅为 2.1%。

另外，我国学者还探讨了接受冠状动脉介入治疗的中国冠心病患者中，ABCB1（ATP 结合部亚家族 B 中的成员 1）[72]和 PON1（对氧磷酶 1）[73]对氯吡格雷治疗后血小板活性以及临床预后的影响。本研究共纳入了 670 例 PCI 治疗围术期及术后服用氯吡格雷的冠心病患者，通过血栓弹力图方法评估其氯吡格雷抗血小板作用，并检测 ABCB1 和 PON1 基因型。随访期为 12 个月的研

究数据显示，在不同 ABCB1 和 PON1 基因型的患者间，并未观察到氯吡格雷药效和缺血事件发生率上的显著性差异，不同 ABCB1 和 PON1 基因型患者间的出血事件也无统计学差异。

2010 年美国食品药品监督管理局（FDA）增加了关于氯吡格雷使用的黑框警告，指出氯吡格雷代谢不良者不能有效将其转化为发挥药物作用的活性形式，药物疗效显著降低。建议对证实的氯吡格雷代谢不良者，可选用其他抗血小板药物或增加氯吡格雷的剂量。

三、替格瑞洛在冠心病治疗中的临床研究

PEGASUS-TIMI 54 研究是一项随机、双盲、安慰剂对照试验，旨在于评估在阿司匹林基础上给予替格瑞洛（60 mg 每日 2 次或 90 mg 每日 2 次）或安慰剂对心脏病患者心血管事件预防的效果[74]。研究入选年龄 50 岁以上且 MI 病史超过 1 年的患者且伴有下列一项以上危险因素：年龄 65 岁以上、糖尿病、肾功能不全、多支病变或 2 次心肌梗死。排除了高出血风险患者，如卒中病史、活动性出血和需要联合抗凝治疗等。随访 3 年，替格瑞洛 90 mg 每日 2 次组和 60 mg 每日 2 次组的主要疗效终点事件发生率（分别为 7.85% 和 7.77%）较安慰剂组（9.04%）明显下降，且心血管死亡风险具有降低趋势。替格瑞洛组 TIMI 定义的大出血发生率显著升高，但颅内出血或致命性出血发生率无显著差异。该研究证实，在阿司匹林基础上，对于既往有 MI 病史的高危稳定性冠心病患者，替格瑞洛延长治疗到 MI 后 30 个月可降低主要心血管病事件，没有增加致命性出血发生率，60 mg 每日 2 次剂量组安全性更好。

替格瑞洛在 ACS 患者中的临床疗效在 PLATO 研究中得到验证[75]。该研究纳入 NSTE-ACS 或 STEMI 患者 18624 例，随机分到替格瑞洛组的患者使用 180 mg 负荷剂量和 90 mg 每日 2 次的维持剂量，氯吡格雷组患者使用 300～600 mg 负荷剂量和 75 mg 维持剂量，两组均使用阿司匹林。主要终点事件（12 个月的 MI、卒中或心血管性

死亡）替格瑞洛组较氯吡格雷组显著降低（相对风险 0.84，$P < 0.001$）。替格瑞洛所获得的终点事件降低的益处在 30 天内就已显现，并一直维持到 12 个月。PLATO 研究在设计方面有别于 TRITON 研究，纳入了部分没有接受介入治疗的患者，亚组分析提示替格瑞洛的益处在一开始没有计划接受侵入性策略的患者中保持一致性。需要指出的是，在纳入 ACS 非介入患者的 TRILOGY 研究中没有证明普拉格雷的益处[76]。

ATLANTIC 研究提示 STEMI 患者院前尽早给予负荷剂量替格瑞洛，与院内给药相比，可显著降低 PCI 术后 24 h 内（0 vs. 0.8%，$P = 0.008$）及 30 天内（0.2 vs. 1.2%，$P = 0.02$）支架血栓风险，且不增加出血，但对 PCI 术前 TIMI 血流及心电图 ST 段回落并无显著改善[77-78]。

MOJITO 研究证实[79]，在 STEMI 患者中将替格瑞洛碾碎服用较整片服用提供更早的血小板聚集抑制效果，且并不影响替格瑞洛的安全性。美国 FDA 和欧洲药物管理局已批准替格瑞洛碾碎后冲服或鼻胃管给药用于无法整片吞服的患者。国内一项研究表明[80]，STEMI 患者于急诊 PCI 术前给予负荷量阿司匹林 300 mg 和替格瑞洛 180 mg 嚼服，较阿司匹林 300 mg 和氯吡格雷 600 mg 嚼服可显著改善 PCI 术后 TIMI 血流、减少无复流及术后 1 个月主要心脏不良事件风险，且主要出血（颅内出血、消化道出血等）发生率无显著差异。

RESPOND 研究中分析了替格瑞洛对氯吡格雷无反应的稳定性冠心病患者的血小板抑制作用，发现对于氯吡格雷无反应者，使用氯吡格雷（负荷剂量 600 mg，维持剂量 75 mg）2 周后换用替格瑞洛，血小板聚集效应明显减少（59% vs. 35%，$P < 0.0001$）[23]。一项在 102 例中国急性心梗及冠脉支架内再狭窄患者中进行的研究提示，服用氯吡格雷维持剂量的患者 47.06% 存在血小板高反应性，这些患者随机接受替格瑞洛或双倍剂量氯吡格雷，24 h 后替格瑞洛组 P2Y12 反应单位显著低于双倍剂量氯吡格雷组（44.38±40.26 vs. 212.58±52.34，$P < 0.01$）[81]。

PLATO 研究中 10285 例 ACS 患者拥有 CYP2C19 基因型数据，对其进行分析发现[82]，无

论何种 CYP2C19 基因型的患者，替格瑞洛在降低心血管复合终点发生率方面均优于氯吡格雷；而在氯吡格雷治疗组，CYP2C19 功能缺失等位基因携带者与未携带者相比，30 天事件发生率明显增高（5.7% vs. 3.8%，$P = 0.028$），出血风险也明显增加（11.9% vs. 9.5%，$P = 0.022$）。

四、替罗非班在冠心病治疗中的临床研究

在 ON-TIME-2 研究中，与安慰剂比较[83-84]，直接 PCI 前接受高剂量替罗非班的患者 PCI 前 1 h ST 段下降更加明显（$P = 0.003$），但是 TIMI 血流 3 级和严重出血、轻微出血的差异无统计学意义。此外，30 天的死亡、再发 MI 和紧急血运重建发生率也无差异。溶栓后早期常规进行 PCI 的患者是否可使用 GPI 还不明确。但是，CRUSADE 评分为出血高危的患者需谨慎。GRACIA-3 研究中有 436 例患者以替耐普酶和依诺肝素、阿司匹林为基础治疗下，随机应用替罗非班与安慰剂比较，未发现替罗非班能改善心外膜下的心肌灌注[85]。

GPI 在 NSTE-ACS 早期介入治疗尤其是高危且出血风险不高的患者中获益毋庸置疑，判断高危的因素包括：肌钙蛋白阳性、糖尿病、ST 段动态变化、再发心绞痛等[86]。在 DAPT 前进行的研究提示，高危和 PCI 患者应该选择 GPI。PRISM-PLUS 研究证实在阿司匹林联合肝素治疗基础上，替罗非班可降低 PCI 患者的主要终点[87]。ADVANCE 研究在高危 PCI 患者比较高剂量替罗非班与安慰剂，主要终点为死亡、心肌梗死和目标血管血运重建及临时使用 GPI，结果替罗非班组主要终点相对危险下降 42%，出血并未增加[88]。RESTORE 研究在阿司匹林和肝素治疗基础上，标准剂量替罗非班使 ACS 发病 72 h 内行 PCI 的患者，2 天的复合终点降低，但是 30 天的复合终点未下降[89]。国内学者也证实与安慰剂比较替罗非班降低心肌标志物水平以及 30 天和 6 个月的主要心血管病事件[34]。

在 NSTE-ACS 患者何时开始给予 GPI 还无定论，例如造影或 PCI 时给药还是之前治疗，是常规使用还是选择性或是临时给药。ACUITY 研究发现早期使用 GPI 与造影时给药比较并没有更多获益[90]。

纳入 10 项 GPI 研究（其中 2 项为替罗非班研究）的 meta 分析显示，冠状动脉内给药能提高 PCI 术后血流再灌注，减少短期靶血管血运重建和病死率。但是对中长期预后没有影响，出血发生率相似。

五、DAPT 的现状与建议

支架内血栓是 ACS 患者 PCI 治疗的常见并发症，死亡率极高。临床实践中，支架内血栓的发生在很大程度上与过早停用 DAPT 有关，DAPT 对预防支架内血栓的发生至关重要。ACS 患者 PCI 治疗后到底应坚持多长时间的 DAPT？目前相关研究结果并不一致。PCI-CURE 研究[91]、TRITON-TIMI38 试验[92]、CHARISMA 研究[93]结果均显示，延长 DAPT 具有显著获益。因此，2007 年版的欧美指南均推荐支架置入尤其是置入 DES 后应至少进行为期 12 个月的 DAPT。但是，随后开展的 TEAL/ZEST-LATE 试验、PRODIGY 研究[94]、EXCELLENT 研究[95]、RESET 研究[96]、SECURITY 研究[97-98]、I LOVE IT 2 研究[99] 及 OPTIMIZE 研究[100] 等多项研究结果提示，对于接受 DES 治疗的缺血中低危患者而言，尤其是置入新一代 DES 者，6 个月短期 DAPT 的疗效并不劣于长期 DAPT。对有 MI 病史、出血低危、血栓事件高危的稳定患者而言，延长 DAPT＞1 年可降低主要不良心脏事件、MI、卒中及心血管死亡发生风险，虽增加主要出血风险，但并不增加致死性出血及颅内出血风险。临床实践中面对 ACS 患者，医生应对其进行危险分层，评估血栓事件及出血事件发生风险。对血栓事件高危而出血风险低危的患者应尽量延长 DAPT 时间，最长可延至 30 个月；反之，对血栓事件低危而出血风险高危的患者，则可缩短 DAPT 时间至 3～6 个月，尤其是在应用新一代 DES 时；对血栓事件及出血风险均高危的患者，则应慎重选择治疗策略，尽量采取非介入干预策略或至少不采用复杂、高危术式，以减少对抗血小板药物用量及时程的依赖，从而尽量减少出血并发症[101-103]。

第三节　国内外指南或共识对抗血小板药物使用的推荐

一、2011 年美国《经皮冠状动脉介入治疗指南》中相关内容（表 7-3）[104]

表 7-3　2011 年美国《经皮冠状动脉介入治疗指南》相关内容

推荐	推荐类别	证据等级
口服抗血小板药物		
对于既往每日服用阿司匹林的患者，PCI 术前应给予 81～325 mg 的阿司匹林	I	B
对于既往未长期服用阿司匹林的患者，PCI 术前（最少 2 h，最好 24 h 前）应给予非肠溶性（如嚼服）阿司匹林 325 mg 负荷量	I	B
PCI 术后，阿司匹林应无限期使用	I	A
在急诊 PCI 之前或当时应尽快给予负荷量 P2Y12 受体拮抗剂	I	A
可选用：氯吡格雷 600 mg（ACS 和非 ACS 患者）	I	B
普拉格雷 60 mg（ACS 患者）	I	B
替格瑞洛 180 mg（ACS 患者）	I	B
• 若 STEMI 患者溶栓后准备行 PCI 治疗，在溶栓后 24 h 内应服用 300 mg 的负荷量氯吡格雷，如果在溶栓治疗 24 h 后则应服用 600 mg 负荷量氯吡格雷	I	C
• 应在冠状动脉内支架（尤其是 DES）置入前告知患者 DAPT 的必要性和风险，如果患者不愿或不能遵守推荐的 DAPT 时间，应寻找其他替代治疗方法	I	C
• 置入支架后应用 P2Y12 受体拮抗剂治疗持续时间：		
a. 急诊 PCI 期间置入支架［裸金属支架（bare metal stent，BMS）或 DES］的 ACS 患者，应至少接受 P2Y12 受体拮抗剂治疗 12 个月，可选择应用氯吡格雷 75 mg，每日 1 次；或普拉格雷 10 mg，每日 1 次；或替格瑞洛 90 mg，每日 2 次	I	B
b. 置入 DES 的稳定性冠心病患者若非出血的高危人群，也需要至少服用 12 个月的氯吡格雷，75 mg，每日 1 次	I	B
c. 置入 BMS 的稳定性冠心病患者至少需服用 1 个月的氯吡格雷，最好也服用 12 个月，除非是出血高危患者。出血高危患者服用氯吡格雷时间的最低下限是 2 周	I	B
• PCI 后阿司匹林的低剂量（81 mg，每日 1 次）维持可能优于高剂量维持	IIa	B
• 支架置入后如果出血风险大于 P2Y12 受体拮抗剂推荐治疗时间的预期获益，提前停用 P2Y12 受体拮抗剂治疗是合理的	IIa	C
• 置入 DES 的患者可考虑 12 个月以上的 DAPT	IIb	C
• 既往有缺血性脑卒中或 TIA 病史的患者禁用普拉格雷	III	B
静脉抗血小板药物		
STEMI 患者		
• 应用普通肝素的直接 PCI，无论患者是否提前应用氯吡格雷，都应给予 GPI（阿昔单抗、双倍剂量依替巴肽、高剂量替罗非班）	IIa	
• 未提前应用氯吡格雷者给予 GPI	IIa	A
• 已提前应用氯吡格雷者给予 GPI	IIa	C
• 直接 PCI 术中应用阿昔单抗可以冠状动脉内给药	IIb	B
• 进入导管室之前（救护车或急诊室）静脉使用 GPI 是无益的	III	B

表 7-3 2011 年美国《经皮冠状动脉介入治疗指南》相关内容（续）

推荐	推荐类别	证据等级
NSTE-ACS 患者		
● 高危 NSTE-ACS 患者（肌钙蛋白水平升高）未应用比伐卢定且氯吡格雷预处理不充分时，应用普通肝素抗凝的 PCI 术中给予 GPI（阿昔单抗、双倍剂量依替非巴肽、高剂量替罗非班）是有用的	I	A
● 高危 NSTE-ACS 患者（肌钙蛋白水平升高）PCI 术中应用普通肝素抗凝且术前氯吡格雷预处理充分，PCI 术中给予 GPI（阿昔单抗、双倍剂量依替非巴肽、高剂量弹丸注射替罗非班）是合理的	IIa	B
稳定性冠心病患者		
● 拟行择期 PCI 的患者，PCI 术中应用普通肝素抗凝且术前未使用氯吡格雷预处理，PCI 术中给予 GPI（阿昔单抗、双倍剂量依替非巴肽、高剂量弹丸注射替罗非班）是合理的	IIa	B
● 择期 PCI 患者拟置入支架，PCI 术中应用普通肝素抗凝且术前使用氯吡格雷预处理充分，PCI 术中给予 GPI（阿昔单抗、双倍剂量依替非巴肽、高剂量替罗非班）可能是合理的	IIb	B

二、2014 年欧洲《心肌血运重建指南》中相关内容（表 7-4）[105]

表 7-4 2014 年欧洲《心肌血运重建指南》相关内容

推荐	推荐类别	证据等级
稳定性冠心病患者拟行 PCI 治疗		
抗血小板预处理		
对于解剖结构已知且决定行 PCI 的患者，推荐至少术前 2 h 给予氯吡格雷 600 mg	I	A
对于严重冠心病高可能性患者，考虑氯吡格雷预处理	IIb	C
对于长期服用氯吡格雷 75 mg 患者，一旦确定行 PCI 可考虑重新给予≥600 mg 的负荷剂量	IIb	C
PCI 术中抗血小板治疗		
择期支架置入前建议使用阿司匹林	I	B
如术前未服用阿司匹林，推荐口服阿司匹林负荷剂量 150～300 mg（或静注 80～150 mg）	I	C
择期置入支架患者，推荐服用氯吡格雷（负荷剂量≥600 mg，维持量 75 mg，每日 1 次）	I	A
在应急情况下考虑使用 GPI	IIa	C
支架置入后抗血小板治疗		
置入 BMS 后建议至少应用 1 个月 DAPT	I	A
置入 DES 后建议至少应用 6 个月 DAPT	I	B
出血高危患者，置入 DES 或可考虑缩短 DAPT 时间（<6 个月）	IIb	A
推荐终身服用阿司匹林抗血小板治疗	I	A
推荐教育患者依从抗血小板治疗的重要性	I	C
缺血高危、出血低危患者，DAPT 可持续 6 个月以上	IIb	C
NSTE-ACS 患者拟行 PCI 治疗		
推荐所有无阿司匹林禁忌证患者服用阿司匹林，起始负荷剂量 150～300 mg（静注 80～150 mg），并长期 75～100 mg 维持	I	A
推荐阿司匹林基础上增加一种 P2Y12 抑制剂，并维持 12 个月，除非存在禁忌证（如高出血风险等），选择包括：	I	A
● 普拉格雷（60 mg 负荷剂量，10 mg，1 次/日维持量）用于冠状动脉解剖已知且准备行 PCI 的无普拉格雷禁忌证患者	I	B

表 7-4　2014 年欧洲《心肌血运重建指南》相关内容（续）

推荐	推荐类别	证据等级
● 替格瑞洛（180 mg 负荷剂量，90 mg，2 次/日维持量）用于中高危缺血风险，无替格瑞洛禁忌证患者（与最初治疗方案无关）	I	B
● 氯吡格雷（600 mg 负荷剂量，75 mg，1 次/日维持量）只在没有普拉格雷或替格瑞洛供货，或这两种药物存在禁忌的情况下使用	I	B
紧急情况或发生血栓栓塞并发症时应考虑使用 GPI	IIa	C
不推荐冠状动脉解剖未知患者术前使用普拉格雷	III	B
不推荐术前使用 GPI	III	A
STEMI 患者拟行 PCI 治疗		
推荐所有无阿司匹林禁忌证患者服用阿司匹林，起始负荷剂量 150～300 mg（静注 80～150 mg），并长期 75～100 mg 维持	I	A
推荐阿司匹林基础上增加一种 P2Y12 抑制剂，并维持 12 个月，除非存在禁忌证（如高出血风险等），选择包括：	I	A
● 普拉格雷（60 mg 负荷剂量，10 mg，1 次/日维持量），无禁忌证情况下	I	B
● 替格瑞洛（180 mg 负荷剂量，90 mg，2 次/日维持量），无禁忌证情况下	I	B
● 氯吡格雷（600 mg 负荷剂量，75 mg，1 次/日维持量）只在没有普拉格雷或替格瑞洛供货，或这两种药物存在禁忌的情况下使用	I	B
推荐首次就诊给予 P2Y12 抑制剂	I	B
紧急情况或有无复流证据或发生血栓栓塞并发症时应考虑使用 GPI	IIa	C
拟行直接 PCI 的高危患者可考虑转运途中使用 GPI	IIb	B
需要口服抗凝药拟行 PCI 患者的抗栓治疗		
对于有明确口服抗凝药物指征的患者（例如心房颤动患者 CHA2DS2-VASc 评分≥2，静脉血栓栓塞、左心室血栓或植入机械瓣等），推荐口服抗凝＋抗血小板治疗	I	C
对于稳定性冠心病合并心房颤动且 CHA2DS2-VASc 评分≥2 而 HAS-BLED 评分≤2 的患者，置入 BMS 或新一代 DES 后，（新型）口服抗凝药＋阿司匹林（75～100 mg/d）＋氯吡格雷 75 mg/d 起始三联治疗至少持续 1 个月，随后（新型）口服抗凝药＋阿司匹林 75～100 mg/d 或（新型）口服抗凝药＋氯吡格雷 75 mg/d 双联治疗持续至 12 个月	IIa	C
对于稳定性冠心病合并心房颤动且 CHA2DS2-VASc 评分≤1 的患者，应考虑用 DAPT 替代起始三联治疗	IIa	C
对于 ACS 合并心房颤动且 HAS-BLED 评分≤2 的患者，（新型）口服抗凝药＋阿司匹林（75～100 mg/d）＋氯吡格雷 75 mg/d 起始三联治疗持续 6 个月（不考虑支架类型），随后（新型）口服抗凝药＋阿司匹林 75～100 mg/d 或（新型）口服抗凝药＋氯吡格雷 75 mg/d 双联治疗持续至 12 个月	IIa	C
对于需要服用口服抗凝药且出血高危（HAS-BLED≥3 分）患者，口服抗凝药＋阿司匹林（75～100 mg/d）＋氯吡格雷 75 mg/d 三联治疗持续 1 个月，随后（新型）口服抗凝药＋阿司匹林 75～100 mg/d 或（新型）口服抗凝药＋氯吡格雷 75 mg/d 双联治疗（不考虑疾病和支架类型）	IIa	C
对于特定患者，可考虑新型口服抗凝药＋氯吡格雷 75 mg/kg 代替三联治疗	IIB	B
不推荐替格瑞洛和普拉格雷作为起始三联治疗中的一部分	III	C

三、2016 年美国《冠心病患者双联抗血小板疗程指南》（表 7-5）[106]

表 7-5　2016 年美国《冠心病患者双联抗血小板疗程指南》	
推荐级别	
Ⅰ	强，获益＞＞＞风险
Ⅱa	中，获益＞＞风险
Ⅱb	弱，获益≥风险
Ⅲ：无益处	中，获益＝风险
Ⅲ：有害	强，风险＞获益
证据水平	
A	一项以上高质量随机临床试验（RCT）证据 高质量 RCT 的 meta 分析 一项或多项 RCT 结合高质量注册研究
B-R	一项或多项中等质量 RCT 证据 中等质量 RCT 的 meta 分析
B-NR	一项或多项设计和执行良好的非随机研究、观察性研究或注册研究以及对这些研究的 meta 分析
C-LD	设计或执行有不足的随机或非随机观察性研究或注册研究 对这些研究的 meta 分析 人体生理或机制的研究
C-EO	基于临床经验的专家共识

推荐	推荐类别	证据等级
P2Y12 受体拮抗剂		
对于冠脉支架置入术后接受 DAPT 的 ACS 患者以及仅接受药物治疗（无血运重建）的 NSTE-ACS 患者，P2Y12 受体拮抗剂维持治疗中，替格瑞洛优先于氯吡格雷是合理的	Ⅱa	B-R
冠状动脉支架置入术后接受 DAPT 的 ACS 患者中，对于出血并发症非高危者和无卒中/短暂性脑缺血发作（TIA）病史者，维持 P2Y12 受体拮抗剂治疗中，普拉格雷优先于氯吡格雷是合理的	Ⅱa	B-R
既往有卒中或者 TIA 病史的患者不应使用普拉格雷治疗	Ⅲ	B-R
接受 DAPT 患者中阿司匹林剂量的推荐		
接受 DAPT 的患者，推荐阿司匹林剂量为 81 mg/d（75～100 mg/d）	Ⅰ	B
稳定型缺血性心脏病患者 PCI 术后 DAPT 疗程推荐		
对于 BMS 置入后接受 DAPT 的稳定型缺血性心脏病患者，应接受 P2Y12 抑制剂氯吡格雷推荐治疗至少 1 个月	Ⅰ	A
对于 DES 置入后接受 DAPT 的稳定型缺血性心脏病患者，应接受 P2Y12 抑制剂氯吡格雷，推荐治疗时间至少 6 个月	Ⅰ	B-R
接受 DAPT 的患者，推荐阿司匹林剂量为 81 mg/d（75～100 mg/d）	Ⅰ	B-NR
BMS 或 DES 置入后接受 DAPT 的稳定型缺血性心脏病患者，对于 DAPT 治疗耐受、无出血并发症者以及非出血高危者（如，既往 DAPT 时出血病史、凝血功能障碍、口服抗凝药物治疗），BMS 置入患者继续双联抗血小板治疗超过 1 个月、DES 置入患者继续 DAPT 治疗超过 6 个月是合理的	Ⅱb	A
DES 置入后接受 DAPT 的稳定型缺血性心脏病患者中出血高危者（如接受口服抗凝药物治疗）发生严重出血并发症（如颅内大出血）或显性出血风险很高，P2Y12 受体拮抗剂治疗 3 个月后停药是合理的	Ⅱb	C-LD

表 7-5 2016 年美国《冠心病患者双联抗血小板疗程指南》（续）

推荐	推荐类别	证据等级
ACS 患者 PCI 术后 DAPT 疗程推荐		
对于 BMS 或 DES 置入后接受 DAPT 的 ACS 患者，P2Y12 受体拮抗剂（氯吡格雷、普拉格雷或替格瑞洛）治疗应至少 12 个月	I	B-R
接受 DAPT 的患者，推荐阿司匹林剂量为 81 mg/d（75～100 mg/d）	I	B-NR
对于冠状动脉支架置入后接受 DAPT 的 ACS 患者，P2Y12 受体拮抗剂维持治疗中，替格瑞洛优选于氯吡格雷是合理的	IIa	B-R
冠状动脉支架置入后接受 DAPT 的 ACS 患者中，对于出血并发症非高危者和无卒中/TIA 病史者，P2Y12 受体拮抗剂维持治疗中，普拉格雷优选于氯吡格雷是合理的	IIa	B-R
冠状动脉支架置入术后的 ACS 患者中，对于 DAPT 耐受、无出血并发症者及非出血高危者（如既往 DAPT 时出血病史、凝血功能障碍、口服抗凝药物治疗），继续 DAPT（氯吡格雷、普拉格雷或替格瑞洛）超过 12 个月是合理的	IIb	A
DES 置入后接受 DAPT 的 ACS 患者中的出血高危者（如接受口服抗凝药物治疗），发生严重出血并发症（如颅内大手术）或显性出血风险很高，P2Y12 受体拮抗剂治疗 6 个月后停药是合理的	IIb	C-LD
既往有缺血性脑卒中或 TIA 病史的患者禁用普拉格雷	III	B-R
冠状动脉旁路移植术（coronary artery bypass graft，CABG）推荐		
冠脉支架置入后应用 DAPT 的患者随后接受 CABG 治疗，术后应恢复 P2Y12 受体拮抗剂治疗直至推荐的 DAPT 疗程完成	I	C-EO
应用 DAPT 治疗的 ACS 患者接受 CABG 治疗，术后应恢复 P2Y12 受体拮抗剂治疗完成 12 个月的 DAPT 疗程	I	C-LD
应用 DAPT 的患者，推荐阿司匹林剂量为 81 mg/d（75～100 mg/d）	I	B-NR
稳定性冠病患者中，CABG 术后应用 DAPT（术后早期开始使用氯吡格雷）12 个月对改善静脉通畅度是合理的	IIb	B-NR
稳定型缺血性心脏病患者推荐		
BMS 置入后接受 DAPT 的稳定型缺血性心脏病患者，应接受 P2Y12 受体拮抗剂（氯吡格雷）治疗至少 1 个月	I	A
DES 置入后接受 DAPT 的稳定型缺血性心脏病患者，应接受 P2Y12 受体拮抗剂（氯吡格雷）治疗至少 6 个月	I	B-NR
接受 DAPT 的患者，推荐阿司匹林剂量为 81 mg/d（75～100 mg/d）	I	B-NR
既往 1～3 年前有 MI 病史、接受 DAPT 治疗的稳定型缺血性心脏病患者中，对于 DAPT 耐受、无出血并发症者以及非出血高危者（如既往 DAPT 时出血病史、凝血功能障碍、口服抗凝药物治疗），继续 DAPT 是合理的	IIb	A
BMS 或 DES 置入后的稳定型缺血性心脏病患者中，对于 DAPT 耐受、无出血并发症者以及非出血高危者（如既往 DAPT 时出血病史、凝血功能障碍、口服抗凝药物治疗），BMS 置入患者继续 DAPT（氯吡格雷）超过 1 个月、DES 置入患者继续 DAPT 超过 6 个月是合理的	IIb	A
DES 置入后接受 DAPT 的稳定型缺血性心脏病患者中，出血高危者（如接受口服抗凝药物治疗）发生严重出血并发症（如颅内大手术）或显性出血的风险很高，P2Y12 受体拮抗剂治疗 3 个月后停药是合理的	IIb	C-LD
稳定型缺血性心脏病患者中，CABG 术后 DAPT（术后早期开始使用氯吡格雷）12 个月对改善静脉通畅度是合理的	IIb	B-NR
对于既往无 ACS、无冠状动脉支架置入或近期（12 个月以内）CABG 的稳定型缺血性心脏病患者，DAPT 并无获益	III	B-R

表 7-5　2016 年美国《冠心病患者双联抗血小板疗程指南》（续）

推荐	推荐类别	证据等级
单纯药物治疗 ACS 患者的 DAPT 疗程推荐		
单纯药物治疗（无血运重建或溶栓）ACS 患者接受 DAPT，P2Y12 受体拮抗剂（无论是氯吡格雷还是替格瑞洛）应持续至少 12 个月	I	B-R
接受 DAPT 的患者，推荐阿司匹林剂量为 81 mg/d（75～100 mg/d）	I	B-NR
单纯药物治疗（无血运重建或溶栓）ACS 患者接受 DAPT，P2Y12 受体拮抗剂维持治疗中，替格瑞洛优先于氯吡格雷是合理的	IIa	B-R
单纯药物治疗（无血运重建或溶栓）ACS 患者中，对于 DAPT 耐受、无出血并发症者以及非出血高危者（如既往 DAPT 时出血病史、凝血功能障碍、口服抗凝药物治疗），继续 DAPT 超过 12 个月是合理的	IIb	A
接受溶栓治疗 STEMI 患者的 DAPT 疗程推荐		
溶栓治疗后接受 DAPT 的 STEMI 患者中，P2Y12 受体拮抗剂（氯吡格雷）治疗应持续至少 14 天（证据等级 A），理想情况下应至少 12 个月（证据等级 C）	I	A 或 C
接受 DAPT 的患者，推荐阿司匹林剂量为 81 mg/d（75～100 mg/d）	I	B-NR
接受溶栓治疗的 STEMI 患者中，对于 DAPT 耐受、无出血并发症者以及非出血高危者（如既往 DAPT 时有出血病史、凝血功能障碍、口服抗凝药物治疗），继续 DAPT 超过 12 个月是合理的	IIb	A
接受 PCI 和 DAPT 的患者中择期非心脏手术围术期管理的推荐		
择期非心脏手术应延迟到 BMS 置入后 30 天进行，最好在 DES 置入后 6 个月进行	I	B-NR
对于冠状动脉支架置入术后接受 DAPT 的患者，若必须接受外科手术治疗而停用 P2Y12 受体拮抗剂，推荐在可能的情况下继续阿司匹林治疗，并在术后尽早重新开始 P2Y12 受体拮抗剂治疗	I	C-EO
目前服用 P2Y12 受体拮抗剂的患者如需接受非心脏外科手术，临床医生对手术和停止/继续抗血小板治疗的相对风险协商一致并做出决定是有用的	IIa	C-EO
若进一步延迟手术的风险大于支架血栓预期风险，因手术需停用 P2Y12 受体拮抗剂的患者可考虑 DES 置入 3 个月后进行择期非心脏手术	IIb	C-EO
对于围术期需要停止 DAPT 的患者，BMS 置入后 30 天内、DES 置入后 3 个月内不应进行择期非心脏手术	III	B-NR

四、《中国经皮冠状动脉介入治疗指南 2016》中相关推荐（表 7-6）[107]

表 7-6　《中国经皮冠状动脉介入治疗指南 2016》中相关推荐

推荐	推荐类别	证据等级
稳定性冠心病患者		
抗血小板预处理		
已知冠状动脉病变且决定行择期 PCI 的患者，术前 6 h 以上 PCI，给予氯吡格雷 300～600 mg；术前 2～6 h，给予氯吡格雷 600 mg	I	A
长期服用 75 mg/d 氯吡格雷的患者，一旦确定行 PCI，可考虑重新给予 300～600 mg 氯吡格雷的复合剂量	IIb	C
择期支架置入前服用阿司匹林负荷剂量 100～300 mg，其后 100 mg/d 维持	I	B
PCI 术中抗血小板治疗		
如术前未行氯吡格雷、阿司匹林预处理，推荐口服负荷剂量氯吡格雷 300～600 mg、阿司匹林 100～300 mg	I	C
紧急情况下考虑使用 GPI	IIa	C

73

表 7-6　《中国经皮冠状动脉介入治疗指南 2016》中相关推荐（续）

推荐	推荐类别	证据等级
支架置入后抗血小板治疗		
BMS 置入后至少接受 4 周 DAPT	I	A
因计划接受择期非心脏外科手术置入 BMS 或 PTCA 的患者，术后 DAPT 4～6 周	IIa	B
因出血风险高、不能耐受 12 个月 DAPT，或 12 个月内可能中断 DAPT 而置入 BMS 或 PTCA 的患者，术后 DAPT 4～6 周	I	B
DES 置入后接受 6 个月 DAPT	I	B
高出血风险患者，DES 置入后可考虑缩短 DAPT（＜6 个月）	IIb	A
高出血风险、需接受不能推迟的非心脏外科手术或同时接受口服抗凝剂治疗者，DES 置入后可给予 1～3 个月 DAPT	IIb	C
缺血高危、出血低危的患者，DAPT 可维持 6 个月以上	IIb	C
停用氯吡格雷后，推荐应用阿司匹林进行终身抗血小板治疗	I	A
对所有患者进行抗血小板治疗重要性教育，以提高依从性	I	C
NSTE-ACS		
所有无阿司匹林禁忌证患者初始口服剂量 100～300 mg，并长期 100 mg/d 维持	I	A
在阿司匹林基础上加 1 种 P2Y12 受体拮抗剂，并维持至少 12 个月，除非存在禁忌证（如出血风险较高）。选择包括：	I	A
● 替格瑞洛：负荷剂量 180 mg，维持剂量 90 mg、2 次/日。所有无禁忌证、缺血中-高危风险（如肌钙蛋白升高，包括已服氯吡格雷）的患者，建议首选替格瑞洛	I	B
● 氯吡格雷：负荷剂量 600 mg，维持剂量 75 mg、1 次/日。用于无禁忌证或需要长期口服抗凝药治疗的患者	I	B
需早期行 PCI 治疗时，首选替格瑞洛，次选氯吡格雷	IIa	B
对缺血风险高、出血风险低的患者，可考虑在阿司匹林基础上加用 P2Y12 受体拮抗剂治疗＞1 年	IIb	A
紧急情况或发生血栓并发症时考虑使用 GPI	IIa	C
未知冠状动脉病变的患者，不推荐行 GPI 预处理	III	A
STEMI		
所有无阿司匹林禁忌证患者初始口服剂量 100～300 mg，并长期 100 mg/d 维持	I	A
在阿司匹林基础上增加 1 种 P2Y12 受体拮抗剂，并维持至少 12 个月，除非存在禁忌证（如出血风险较高）。选择包括：	I	A
● 替格瑞洛：无禁忌证患者给予负荷剂量 180 mg，维持剂量 90 mg、2 次/日	I	B
● 氯吡格雷：负荷剂量 600 mg，维持剂量 75 mg、1 次/日。用于无替格瑞洛供货或存在替格瑞洛禁忌者	I	B
首次就诊时给予 P2Y12 受体拮抗剂	I	B
紧急情况、存在无复流证据或发生血栓并发症时使用 GPI	IIa	C
转运行直接 PCI 治疗的高危患者可于 PCI 之前使用 GPI	IIb	B

五、2013 年《抗血小板治疗中国专家共识》相关内容（表 7-7）[108]

表 7-7　2013 年《抗血小板治疗中国专家共识》相关内容

冠心病的抗血小板治疗

（一）慢性稳定型心绞痛

临床推荐：①如无用药禁忌证，慢性稳定型心绞痛患者都应服用阿司匹林，最佳剂量范围 75～150 mg/d。②不能耐受阿司匹林的患者，氯吡格雷可作为替代治疗。

（二）急性冠状动脉综合征

1. NSTE-ACS

临床推荐：①所有患者立即口服阿司匹林 300 mg，75～100 mg/d 长期维持。在禁忌应用阿司匹林的患者，可用氯吡格雷替代。②使用阿司匹林的基础上，尽早给予氯吡格雷负荷量 300 mg（保守治疗患者）或 600 mg（PCI 患者），然后 75 mg/d，至少 12 个月。③需用 GPI 的情况有：a. 冠状动脉造影提示有大量血栓，慢血流或无复流和新的血栓并发症；b. 拟行 PCI 的缺血高危而出血风险较低的患者。④计划 CABG 的患者，至少停用氯吡格雷 5 d，除非需紧急手术。

2. STEMI

临床推荐：①立即嚼服阿司匹林 300 mg，长期维持剂量 75～100 mg/d。禁忌应用阿司匹林的患者，可用氯吡格雷替代。没有证据表明应用肠溶片获益。②使用阿司匹林的基础上：a. 接受溶栓治疗的患者，尽快口服氯吡格雷负荷量 150 mg（年龄≤75 岁）或 75 mg（年龄＞75 岁），维持量 75 mg/d；接受直接 PCI 患者，口服氯吡格雷负荷量 300～600 mg，维持量 75 mg/d，至少 12 个月；b. 发病 12 h 后接受 PCI 的患者，参照直接 PCI 用药；c. 接受溶栓的 PCI 患者，溶栓后 24 h 内口服氯吡格雷 300 mg 负荷量，24 h 后口服 300～600 mg 负荷量，维持量 75 mg/d，至少 12 个月；d. 未接受再灌注治疗的患者，口服氯吡格雷 75 mg/d，至少 12 个月。③需用 GPI 的情况有：a. 冠状动脉造影提示有大量血栓，慢血流或无复流和血栓形成的并发症；b. 高危险或转运 PCI 患者。④对计划行 CABG 的患者，建议至少停用氯吡格雷 5 天，除非需紧急手术。

冠状动脉血运重建术后抗血小板治疗

1. PCI 后抗血小板治疗

临床推荐：①如无禁忌证，PCI 后阿司匹林 75～150 mg/d 长期维持。②接受 BMS 置入的非 ACS 患者术后阿司匹林合用氯吡格雷 75 mg/d（DAPT），至少 1 个月，最好持续 12 个月；接受 DES 置入的患者术后 DAPT 12 个月，ACS 患者应用氯吡格雷持续 12 个月。③无出血高风险的 ACS 接受 PCI 患者应用氯吡格雷 600 mg 负荷量后，150 mg/d，维持 6 天，之后 75 mg/d 维持。

2. CABG 后抗血小板治疗

临床推荐：①CABG 前抗血小板治疗：a. 术前阿司匹林 100～300 mg/d，正在服用阿司匹林的患者，术前不需停药；b. 使用 GPI 增加出血，应短时间静脉内注射，并于术前 2～4 h 停用。②CABG 后抗血小板治疗：a. 术前未服用阿司匹林，术后 6 h 内开始口服，75～150 mg/d；b. 对阿司匹林有禁忌证者，用氯吡格雷 75 mg/d；c. 阿司匹林联合氯吡格雷常规用于 CABG 后缺乏证据；d. PCI 后的 CABG 患者，按照 PCI 患者的建议行 DAPT。

对 ACS 进行新型 P2Y12 受体拮抗剂抗血小板治疗

临床推荐：

NSTE-ACS：①对所有缺血事件中、高危（例如肌钙蛋白水平升高）而无出血高风险的患者，替格瑞洛 180 mg 负荷剂量后，90 mg、2 次/日维持；②在年龄≤75 岁且无卒中或 TIA 病史等高出血风险的患者，应用普拉格雷 60 mg 负荷剂量后，10 mg/d 维持。

STEMI：①对拟行直接 PCI 而无出血高风险的患者，替格瑞洛 180 mg 负荷剂量后，90 mg、2 次/日维持；②在年龄≤75 岁、无卒中或 TIA 病史等高出血风险、且拟行直接 PCI 的患者，用普拉格雷 60 mg 负荷剂量后，10 mg/d 维持。

无论置入 BMS 或是 DES，普拉格雷、替格瑞洛与阿司匹林联合抗血小板治疗的时间最好持续 12 个月。

CABG：急诊 CABG，术前至少停替格瑞洛 24 h；计划行 CABG 的患者，术前至少停替格瑞洛 5 天，或停普拉格雷 7 天。

第四节　我国冠心病患者抗血小板药物应用现状

中国冠心病患者优化抗血小板治疗的大规模、前瞻性研究（OPT-CAD），有全国 31 个省/直辖市/自治区 107 家医院的 109 个中心参加，自 2012 年 11 月至 2013 年 12 月该研究共入选 14032 例患者，随访期为 2 年，主要观察患者抗血小板治疗的用药依从性、抗血小板治疗对心血管事件的预防效果、出血风险等，旨在明确我国缺血性心脏病患者抗血小板治疗的现状。2015 中国介入心脏病学大会上首次公布了 OPT CAD 研究的部分 1 年随访结果[109]：①纳入患者的类型及所占比例：无症状性冠心病患者占 19.7%、稳定型心绞痛患者占 5.3%、不稳定型心绞痛患者占 42.8%，NSTE-MI 患者占 9.7% 以及 STEMI 患者占 22.6%；②住院后接受抗血小板治疗情况：92.0%接受阿司匹林治疗，23.0% 为阿司匹林负荷剂量治疗，86.3%接受氯吡格雷治疗，45.8% 为氯吡格雷负荷剂量治疗，0.3%接受替格瑞洛治疗，15.2%接受 GPI 治疗，1.1%接受西洛他唑治疗。83.9%的患者接受 DAPT。

我国 ACS 患者住院期间阿司匹林使用率为 88.0%～98.6%，达标率高。2006 年 BRIG I 期研究中 ACS 患者住院期间氯吡格雷使用率为 42%，2012 年 BRIG III 期研究统计的使用率为 86%，增长 102.8%，其中二级医院和未行 PCI 的 ACS 患者增幅较大，分别提高了 2.4 倍和 1.9 倍[111]。2012 年 DAPT 的使用率为 82.8%，比 2006 年的 40.6%提高了 1 倍。行 PCI 术的 ACS 患者 DAPT 的比例从 91.2%提高到 95.8%，未行 PCI 术患者从 24.0% 增长到 69.3%，提高近 2 倍[111]。

冠心病医疗结果评价和临床转化（China-PEACE）研究旨在探讨 2001—2011 十年间我国 STEMI 住院患者的临床特点、诊疗模式和住院期间患者预后的变化趋势，弥补数据空白，为我国 STEMI 治疗的改进提供支持。研究依据东、中、西部经济发展水平和城乡不同级别医院收治 STE-MI 能力的差异在全国范围内随机抽样医院，再以这些医院在 2001 年、2006 年和 2011 年以 STEMI 住院的病例为基础二次随机抽样，共选取 13 815 例进入研究。研究结果显示[112]，十年间我国 STEMI 患者入院 24 h 内阿司匹林（79.3% *vs.* 91.2%）和氯吡格雷（1.5% *vs.* 80.7%）的使用率显著增加。

亚洲急性冠脉综合征患者抗栓治疗模式的长期随访（Epicor-Asia）是 7 个亚洲国家、219 家医院参加的多中心、观察性、前瞻性队列研究，研究旨在描述亚洲国家实际临床操作中 ACS 住院患者的短期/长期抗栓治疗管理模式。研究共入选 13 028 例患者（中国 8248 例，占 63%），随访 2 年。研究发现[113-114]，院前接受抗血小板药物治疗率：阿司匹林 5.7%，氯吡格雷 4.7%；院前心电图诊断者仅 34.9%（STEMI 42%、NSTEMI 33%、不稳定型心绞痛 24%），即使在经心电图检查的患者中，阿司匹林和氯吡格雷的使用率也很低（STEMI 15.5% 和 13.5%，NSTEMI 12.4% 和 9.2%，不稳定型心绞痛 4.1% 和 2.8%）；院内 DAPT 使用率高：阿司匹林＋氯吡格雷 DAPT 使用率超过 90%。

以上数据显示，我国抗血小板药物应用比例较 10 年前显著提高，尤其是院内阿司匹林和氯吡格雷 DAPT 率增加更为明显，但新型 P2Y12 受体拮抗剂在我国冠心病患者（尤其是 ACS 患者）中的应用比例仍较低，值得进一步推广。

小结

抗血小板药物是预防和治疗冠心病的基石，各种抗血小板药物的临床应用，均旨在显著地减少、减轻或推迟冠状动脉病变导致的严重后果。对于这类药物，我们可以看到：①抗血小板药物的分子结构具有多样性，作用靶点较丰富，目前主要集中在 ADP 受体、血栓素 A_2 受体、糖蛋白

Ⅱb/Ⅲa受体、血小板内cAMP浓度等方面，这些都是合理选择使用药物、较客观地评价药物效应和药物配伍，以及设计新药的基础。②抗血小板药物同时是一把双刃剑：在明确降低心脑血管不良事件的同时，也会带来例如出血并发症、药物抵抗等诸多风险。此外，临床对于抗血小板治疗的长期性强调不够，对于抗血小板治疗反应性低下的监测及处理亦不够重视。因此，加强患者药物使用期间的随访、跟踪有关临床试验的最新研究报道，研究并明确不同人群抗血小板药物最佳负荷剂量和维持剂量，以及相关治疗指南的编制、更新等都是十分重要的。在关注最新研究成果的同时，更重要的是需要临床医生尽早地将研究成果推广到临床应用中去，使冠心病患者更大获益。③今后，新的抗血小板药物研发旨在寻找疗效确切、低出血风险和其他副作用、效价比高且方便服用的药物。相信随着研究的深入，相关知识和经验的积累，将会有更多、更安全可靠的抗血小板新药进入临床应用。

（韩雅玲　李　洋）

参考文献

［1］Pilgrim T，Windecker S. Antiplatelet therapy for secondary prevention of coronary artery disease. Heart，2014，100：1750-1756.

［2］Packard KA，Campbell JA，Knezevich JT，et al. Emerging antiplatelet therapy for coronary artery disease and acute coronary syndrome. Pharmacotherapy，2012，32：244-273.

［3］Tantry US，Bonello L，Aradi D，et al. Consensus and update on the definition of on-treatment platelet reactivity to adenosine diphosphate associated with ischemia and bleeding. J Am Coll Cardiol，2013，62：2261-2273.

［4］Lotrionte M，Biasucci LM，Peruzzi M，et al. Which Aspirin Dose and Preparation Is Best for the Long-Term Prevention of Cardiovascular Disease and Cancer? Evidence From a Systematic Review and Network Meta-Analysis. Prog Cardiovasc Dis，2016，58：495-504.

［5］Vane JR，Botting RM. The mechanism of action of aspirin. Thromb Res，2003，110：255-258.

［6］Stegeman I，Bossuyt PM，Yu T，et al. Aspirin for Primary Prevention of Cardiovascular Disease and Cancer. A Benefit and Harm Analysis. PLoS One，2015，10：e0127194.

［7］Taubert D，Berkels R，Grosser N，et al. Aspirin induces nitric oxide release from vascular endothelium：a novel mechanism of action. Br J Pharmacol，2004，143：159-165.

［8］Tarantino E，Amadio P，Squellerio I，et al. Role of thromboxane-dependent platelet activation in venous thrombosis：Aspirin effects in mouse model. Pharmacol Res，2016，107：415-425.

［9］Levy G. Clinical pharmacokinetics of aspirin. Pediatrics，1978，62：867-872.

［10］Storelli F，Daali Y，Desmeules J，et al. Pharmacogenomics of Oral Antithrombotic Drugs. Curr Pharm Des，2016，22：1933-1949.

［11］Mega JL，Simon T. Pharmacology of antithrombotic drugs：an assessment of oral antiplatelet and anticoagulant treatments. Lancet，2015，386：281-291.

［12］Kanani K，Gatoulis SC，Voelker M. Influence of Differing Analgesic Formulations of Aspirin on Pharmacokinetic Parameters. Pharmaceutics，2015，7：188-198.

［13］Jiang XL，Samant S，Lesko LJ，et al. Clinical pharmacokinetics and pharmacodynamics of clopidogrel. Clin Pharmacokinet，2015，54：147-166.

［14］Trenk D，Hochholzer W. Genetics of platelet inhibitor treatment. Br J Clin Pharmacol，2014，77：642-653.

［15］Siller-Matula JM，Trenk D，Schror K，et al. Response variability to P2Y12 receptor inhibitors：expectations and reality. JACC Cardiovasc Interv，2013，6：1111-1128.

［16］Sarafoff N，Byrne RA，Sibbing D. Clinical use of clopidogrel. Curr Pharm Des，2012，18：5224-5239.

［17］Dobesh PP，Varnado S，Doyle M. Antiplatelet Agents in Cardiology：A Report on Aspirin，Clopidogrel，Prasugrel，and Ticagrelor. Curr Pharm Des，2016，22：1918-1932.

［18］Siller-Matula JM，Trenk D，Schror K，et al. How to improve the concept of individualised antiplatelet therapy with P2Y12 receptor inhibitors--is an algorithm the answer? Thromb Haemost, 2015, 113: 37-52.

[19] Beavers CJ, Carris NW, Ruf KM. Management Strategies for Clopidogrel Hypersensitivity. Drugs, 2015, 75: 999-1007.

[20] Anderson RA, Bundhoo S, James PE. A new mechanism of action of thienopyridine antiplatelet drugs-a role for gastric nitrosthiol metabolism? Atherosclerosis, 2014, 237: 369-373.

[21] Wallentin L, James S, Storey RF, et al. Effect of CYP2C19 and ABCB1 single nucleotide polymorphisms on outcomes of treatment with ticagrelor versus clopidogrel for acute coronary syndromes: a genetic substudy of the PLATO trial. Lancet, 2010, 376: 1320-1328.

[22] Li H, Butler K, Yang L, et al. Pharmacokinetics and tolerability of single and multiple doses of ticagrelor in healthy Chinese subjects: an open-label, sequential, two-cohort, single-centre study. Clin Drug Investig, 2012, 32: 87-97.

[23] Bliden KP, Tantry US, Storey RF, et al. The effect of ticagrelor versus clopidogrel on high on-treatment platelet reactivity: combined analysis of the ONSET/OFFSET and RESPOND studies. Am Heart J, 2011, 162: 160-165.

[24] Storey RF, Angiolillo DJ, Patil SB, et al. Inhibitory effects of ticagrelor compared with clopidogrel on platelet function in patients with acute coronary syndromes: the PLATO (PLATelet inhibition and patient Outcomes) PLATELET substudy. J Am Coll Cardiol, 2010, 56: 1456-1462.

[25] Gurbel PA, Bliden KP, Butler K, et al. Randomized double-blind assessment of the ONSET and OFFSET of the antiplatelet effects of ticagrelor versus clopidogrel in patients with stable coronary artery disease: the ONSET/OFFSET study. Circulation, 2009, 120: 2577-2585.

[26] Becker RC, Gurbel PA. Platelet P2Y12 receptor antagonist pharmacokinetics and pharmacodynamics: A foundation for distinguishing mechanisms of bleeding and anticipated risk for platelet-directed therapies. Thromb Haemost, 2010, 103: 535-544.

[27] Bonello L, Laine M, Kipson N, et al. Ticagrelor increases adenosine plasma concentration in patients with an acute coronary syndrome. J Am Coll Cardiol, 2014, 63: 872-877.

[28] Nylander S, Femia EA, Scavone M, et al. Ticagrelor inhibits human platelet aggregation via adenosine in addition to P2Y12 antagonism. J Thromb Haemost, 2013, 11: 1867-1876.

[29] Wittfeldt A, Emanuelsson H, Brandrup-Wognsen G, et al. Ticagrelor enhances adenosine-induced coronary vasodilatory responses in humans. J Am Coll Cardiol, 2013, 61: 723-727.

[30] Torngren K, Ohman J, Salmi H, et al. Ticagrelor improves peripheral arterial function in patients with a previous acute coronary syndrome. Cardiology, 2013, 124: 252-258.

[31] Nanhwan MK, Ling S, Kodakandla M, et al. Chronic treatment with ticagrelor limits myocardial infarct size: an adenosine and cyclooxygenase-2-dependent effect. Arterioscler Thromb Vasc Biol, 2014, 34: 2078-2085.

[32] Surer S, Toktas F, Ay D, et al. Effect of the P2Y12 antagonist ticagrelor on neointimal hyperplasia in a rabbit carotid anastomosis modeldagger. Interact Cardiovasc Thorac Surg, 2014, 19: 198-204.

[33] Schror K, Weber AA. Comparative pharmacology of GP Ⅱb/Ⅲa antagonists. J Thromb Thrombolysis, 2003, 15: 71-80.

[34] 替罗非班治疗冠状动脉粥样硬化性心脏病专家共识组. 替罗非班在冠状动脉粥样硬化性心脏病治疗的中国专家共识. 中华内科杂志, 2013, 52: 434-439.

[35] Proimos G. Platelet aggregation inhibition with glycoprotein Ⅱb~Ⅲa inhibitors. J Thromb Thrombolysis, 2001, 11: 99-110.

[36] De Vita M, Coluccia V, Burzotta F, et al. Intracoronary use of GP Ⅱb/Ⅲa inhibitors in percutaneous coronary interventions. Curr Vasc Pharmacol, 2012, 10: 448-453.

[37] Lippi G, Montagnana M, Danese E, et al. Glycoprotein Ⅱb/Ⅲa inhibitors: an update on the mechanism of action and use of functional testing methods to assess antiplatelet efficacy. Biomark Med, 2011, 5: 63-70.

[38] Ostrowska M, Adamski P, Kozinski M, et al. Off-target effects of glycoprotein Ⅱb/Ⅲa receptor inhibi-

tors. Cardiol J，2014，21：458-464.

［39］ Lakings DB，Janzen MC，Schneider DJ. Pharmaco-kinetic modeling of the high-dose bolus regimen of tirofiban in patients with severe renal impairment. Coron Artery Dis，2012，23：208-214.

［40］ Voss R，Grebe M，Pralle H，et al. Pharmacody-namics of two different dosing regimens of tirofiban in citrate or PPACK anticoagulated blood. Platelets，2005，16：492-497.

［41］ Kimmelstiel C，Badar J，Covic L，et al. Pharmaco-dynamics and pharmacokinetics of the platelet GP Ⅱb/Ⅲa inhibitor tirofiban in patients undergoing percuta-neous coronary intervention：implications for adjust-ment of tirofiban and clopidogrel dosage. Thromb Res，2005，116：55-66.

［42］ Bibbins-Domingo K. Aspirin Use for the Primary Pre-vention of Cardiovascular Disease and Colorectal Cancer：U. S. Preventive Services Task Force Recommendation Statement. Ann Intern Med，2016，94（8）.

［43］ Whitlock EP，Burda BU，Williams SB，et al. Bleed-ing Risks With Aspirin Use for Primary Prevention in Adults：A Systematic Review for the U. S. Preven-tive Services Task Force. Ann Intern Med，2016，164（12）：826-835.

［44］ Whitlock EP，Williams SB，Burda BU，et al. Aspi-rin Use in Adults：Cancer，All-Cause Mortality，and Harms：A Systematic Evidence Review for the U. S. Preventive Services Task Force. Rockville MD，2015. Report NO：13-05193-EF-1.

［45］ Miedema MD，Huguelet J，Virani SS. Aspirin for the Primary Prevention of Cardiovascular Disease：In Need of Clarity. Curr Atheroscler Rep，2016，18：4.

［46］ 高润霖. 心血管风险评估与阿司匹林一级预防. 中华内科杂志，2013，52：875-878.

［47］ Baigent C，Blackwell L，Collins R，et al. Aspirin in the primary and secondary prevention of vascular dis-ease：collaborative meta-analysis of individual partici-pant data from randomised trials. Lancet，2009，373：1849-1860.

［48］ Rothwell PM，Price JF，Fowkes FG，et al. Short-term effects of daily aspirin on cancer incidence，mor-tality，and non-vascular death：analysis of the time course of risks and benefits in 51 randomised con-trolled trials. Lancet，2012，379：1602-1612.

［49］ Collaborative meta-analysis of randomised trials of an-tiplatelet therapy for prevention of death，myocardial infarction，and stroke in high risk patients. BMJ，2002，324：71-86.

［50］ Nagatsuka K，Miyata S，Kada A，et al. Cardiovas-cular events occur independently of high on-aspirin platelet reactivity and residual COX-1 activity in stable cardiovascular patients. Thromb Haemost，2016，116.

［51］ Turk-Adawi KI，Oldridge NB，Vitcenda MJ，et al. Secondary Prevention Recommendation Attainment with Cardiac Rehabilitation：Is There a Gender Dis-parity? Womens Health Issues. 2016，26（3）：278-287.

［52］ Burger W，Chemnitius JM，Kneissl GD，et al. Low-dose aspirin for secondary cardiovascular prevention-cardiovascular risks after its perioperative withdrawal versus bleeding risks with its continuation-review and meta-analysis. J Intern Med，2005，257：399-414.

［53］ Laine L. Review article：gastrointestinal bleeding with low-dose aspirin-what's the risk? Aliment Phar-macol Ther，2006，24：897-908.

［54］ Fang J，George MG，Gindi RM，et al. Use of low-dose aspirin as secondary prevention of atherosclerotic cardiovascular disease in US adults（from the Nation-al Health Interview Survey，2012）. Am J Cardiol，2015，115：895-900.

［55］ Martin Merino E，Johansson S，Nagy P，et al. Effect of baseline gastrointestinal risk and use of pro-ton pump inhibitors on frequency of discontinuation of aspirin for secondary cardiovascular prevention in United kingdom primary care. Am J Cardiol，2013，112：1075-1082.

［56］ Luepker RV，Steffen LM，Duval S，et al. Popula-tion Trends in Aspirin Use for Cardiovascular Disease Prevention 1980—2009：The Minnesota Heart Sur-vey. J Am Heart Assoc，2015，4.

［57］ Gu Q，Dillon CF，Eberhardt MS，et al. Preventive Aspirin and Other Antiplatelet Medication Use Among U. S. Adults Aged ＞/＝ 40 Years：Data from the National Health and Nutrition Examination Survey，2011—2012. Public Health Rep，2015，130：643-654.

［58］ A randomised，blinded，trial of clopidogrel versus

aspirin in patients at risk of ischaemic events (CAP-RIE). CAPRIE Steering Committee. Lancet, 1996, 348: 1329-1339.

[59] Berger K, Hessel F, Kreuzer J, et al. Clopidogrel versus aspirin in patients with atherothrombosis: CAPRIE-based calculation of cost-effectiveness for Germany. Curr Med Res Opin, 2008, 24: 267-274.

[60] Sabatine MS, Cannon CP, Gibson CM, et al. Addition of clopidogrel to aspirin and fibrinolytic therapy for myocardial infarction with ST-segment elevation. N Engl J Med, 2005, 352: 1179-1189.

[61] Verheugt FW, Montalescot G, Sabatine MS, et al. Prehospital fibrinolysis with dual antiplatelet therapy in ST-elevation acute myocardial infarction: a substudy of the randomized double blind CLARITY-TIMI 28 trial. J Thromb Thrombolysis, 2007, 23: 173-179.

[62] Mehta SR, Yusuf S. The Clopidogrel in Unstable angina to prevent Recurrent Events (CURE) trial programme: rationale, design and baseline characteristics including a meta-analysis of the effects of thienopyridines in vascular disease. Eur Heart J, 2000, 21: 2033-2041.

[63] Peters RJ, Mehta SR, Fox KA, et al. Effects of aspirin dose when used alone or in combination with clopidogrel in patients with acute coronary syndromes: observations from the Clopidogrel in Unstable angina to prevent Recurrent Events (CURE) study. Circulation, 2003, 108: 1682-1687.

[64] Mehta SR, Tanguay JF, Eikelboom JW, et al. Double-dose versus standard-dose clopidogrel and high-dose versus low-dose aspirin in individuals undergoing percutaneous coronary intervention for acute coronary syndromes (CURRENT-OASIS 7): a randomised factorial trial. Lancet, 2010, 376: 1233-1243.

[65] Mehta SR, Bassand JP, Chrolavicius S, et al. Dose comparisons of clopidogrel and aspirin in acute coronary syndromes. N Engl J Med, 2010, 363: 930-942.

[66] Chae H, Kim M, Koh YS, et al. Feasibility of a microarray-based point-of-care CYP2C19 genotyping test for predicting clopidogrel on-treatment platelet reactivity. Biomed Res Int, 2013, 2013: 154073.

[67] Jeong YH, Tantry US, Kim IS, et al. Effect of CYP2C19 * 2 and * 3 loss-of-function alleles on platelet reactivity and adverse clinical events in East Asian acute myocardial infarction survivors treated with clopidogrel and aspirin. Circ Cardiovasc Interv, 2011, 4: 585-594.

[68] Mega JL, Close SL, Wiviott SD, et al. Cytochrome p-450 polymorphisms and response to clopidogrel. N Engl J Med, 2009, 360: 354-362.

[69] Simon T, Verstuyft C, Mary-Krause M, et al. Genetic determinants of response to clopidogrel and cardiovascular events. N Engl J Med, 2009, 360: 363-375.

[70] Mega JL, Simon T, Collet JP, et al. Reduced-function CYP2C19 genotype and risk of adverse clinical outcomes among patients treated with clopidogrel predominantly for PCI: a meta-analysis. JAMA, 2010, 304: 1821-1830.

[71] Liang ZY, Han YL, Zhang XL, et al. The impact of gene polymorphism and high on-treatment platelet reactivity on clinical follow-up: outcomes in patients with acute coronary syndrome after drug-eluting stent implantation. EuroIntervention, 2013, 9: 316-327.

[72] Tang XF, Wang J, Zhang JH, et al. Effect of the CYP2C19 2 and 3 genotypes, ABCB1 C3435T and PON1 Q192R alleles on the pharmacodynamics and adverse clinical events of clopidogrel in Chinese people after percutaneous coronary intervention. Eur J Clin Pharmacol, 2013, 69: 1103-1112.

[73] Liu T, Zhang X, Zhang J, et al. Association between PON1 rs662 polymorphism and coronary artery disease. Eur J Clin Nutr, 2014, 68: 1029-1035.

[74] Bonaca MP, Bhatt DL, Cohen M, et al. Long-term use of ticagrelor in patients with prior myocardial infarction. N Engl J Med, 2015, 372: 1791-1800.

[75] Wallentin L, Becker RC, Budaj A, et al. Ticagrelor versus clopidogrel in patients with acute coronary syndromes. N Engl J Med, 2009, 361: 1045-1057.

[76] Roe MT, Armstrong PW, Fox KA, et al. Prasugrel versus clopidogrel for acute coronary syndromes without revascularization. N Engl J Med, 2012, 367: 1297-1309.

[77] Montalescot G, van't Hof AW, Lapostolle F, et al. Prehospital ticagrelor in ST-segment elevation myo-

cardial infarction. N Engl J Med，2014，371：1016-1027.

[78] Montalescot G，van't Hof AW，Bolognese L，et al. Effect of Pre-Hospital Ticagrelor During the First 24 h After Primary Percutaneous Coronary Intervention in Patients With ST-Segment Elevation Myocardial Infarction：The ATLANTIC-H（24）Analysis. JACC Cardiovasc Interv，2016，9：646-656.

[79] Parodi G，Xanthopoulou I，Bellandi B，et al. Ticagrelor crushed tablets administration in STEMI patients：the MOJITO study. J Am Coll Cardiol，2015，65：511-512.

[80] 许骥，华琦，胡少东，等. 替格瑞洛在老年STEMI患者急诊PCI中的疗效与安全性分析. 首都医科大学学报，2015，36：73-77.

[81] 中国医师协会心血管内科医师分会血栓防治专业委员会，中华医学会心血管病学分会介入学组，中华心血管病杂志编辑部. 替格瑞洛临床应用中国专家共识. 中华心血管病杂志，2016，44：112-120.

[82] Marcucci R，Grifoni E，Giusti B. On-treatment platelet reactivity：State of the art and perspectives. Vascul Pharmacol，2016，77：8-18.

[83] Van't Hof AW，Ten Berg J，Heestermans T，et al. Prehospital initiation of tirofiban in patients with ST-elevation myocardial infarction undergoing primary angioplasty（On-TIME 2）：a multicentre，double-blind，randomised controlled trial. Lancet，2008，372：537-546.

[84] ten Berg JM，van't Hof AW，Dill T，et al. Effect of early，pre-hospital initiation of high bolus dose tirofiban in patients with ST-segment elevation myocardial infarction on short- and long-term clinical outcome. J Am Coll Cardiol，2010，55：2446-2455.

[85] Sanchez PL，Gimeno F，Ancillo P，et al. Role of the paclitaxel-eluting stent and tirofiban in patients with ST-elevation myocardial infarction undergoing postfibrinolysis angioplasty：the GRACIA-3 randomized clinical trial. Circ Cardiovasc Interv，2010，3：297-307.

[86] Chan MY，Sun JL，Newby LK，et al. Trends in clinical trials of non-ST-segment elevation acute coronary syndromes over 15 years. Int J Cardiol，2013，167：548-554.

[87] Januzzi JL，Jr，Snapinn SM，DiBattiste PM，et al. Benefits and safety of tirofiban among acute coronary syndrome patients with mild to moderate renal insufficiency：results from the Platelet Receptor Inhibition in Ischemic Syndrome Management in Patients Limited by Unstable Signs and Symptoms（PRISM-PLUS）trial. Circulation，2002，105：2361-2366.

[88] Valgimigli M，Percoco G，Barbieri D，et al. The additive value of tirofiban administered with the high-dose bolus in the prevention of ischemic complications during high-risk coronary angioplasty：the ADVANCE Trial. J Am Coll Cardiol，2004，44：14-19.

[89] Gibson CM，Dotani MI，Murphy SA，et al. Correlates of coronary blood flow before and after percutaneous coronary intervention and their relationship to angiographic and clinical outcomes in the RESTORE trial. Randomized Efficacy Study of Tirofiban for Outcomes and REstenosis. Am Heart J，2002，144：130-135.

[90] Stone GW，White HD，Ohman EM，et al. Bivalirudin in patients with acute coronary syndromes undergoing percutaneous coronary intervention：a subgroup analysis from the Acute Catheterization and Urgent Intervention Triage strategy（ACUITY）trial. Lancet，2007，369：907-919.

[91] Mehta SR，Yusuf S，Peters RJ，et al. Effects of pretreatment with clopidogrel and aspirin followed by long-term therapy in patients undergoing percutaneous coronary intervention：the PCI-CURE study. Lancet，2001，358：527-533.

[92] O'Donoghue M，Antman EM，Braunwald E，et al. The efficacy and safety of prasugrel with and without a glycoprotein IIb/IIIa inhibitor in patients with acute coronary syndromes undergoing percutaneous intervention：a TRITON-TIMI 38（Trial to Assess Improvement in Therapeutic Outcomes by Optimizing Platelet Inhibition With Prasugrel-Thrombolysis In Myocardial Infarction 38）analysis. J Am Coll Cardiol，2009，54：678-685.

[93] Bhatt DL，Fox KA，Hacke W，et al. Clopidogrel and aspirin versus aspirin alone for the prevention of atherothrombotic events. N Engl J Med，2006，354：1706-1717.

[94] Valgimigli M，Campo G，Monti M，et al. Short-versus long-term duration of dual-antiplatelet therapy

after coronary stenting：a randomized multicenter trial. Circulation，2012，125：2015-2026.

［95］ Gwon HC，Hahn JY，Park KW，et al. Six-month versus 12-month dual antiplatelet therapy after implantation of drug-eluting stents：the Efficacy of Xience/Promus Versus Cypher to Reduce Late Loss After Stenting（EXCELLENT）randomized，multicenter study. Circulation，2012，125：505-513.

［96］ Kim BK，Hong MK，Shin DH，et al. A new strategy for discontinuation of dual antiplatelet therapy：the RESET Trial（REal Safety and Efficacy of 3-month dual antiplatelet Therapy following Endeavor zotarolimus-eluting stent implantation）. J Am Coll Cardiol，2012，60：1340-1348.

［97］ Colombo A，Chieffo A，Frasheri A，et al. Second-generation drug-eluting stent implantation followed by 6- versus 12-month dual antiplatelet therapy：the SECURITY randomized clinical trial. J Am Coll Cardiol，2014，64：2086-2097.

［98］ Tarantini G，Nai Fovino L，Tellaroli P，et al. Optimal duration of dual antiplatelet therapy after second-generation drug-eluting stent implantation in patients with diabetes：The SECURITY（Second-Generation Drug-Eluting Stent Implantation Followed By Six- Versus Twelve-Month Dual Antiplatelet Therapy）-diabetes substudy. Int J Cardiol，2016，207：168-176.

［99］ Han Y，Xu B，Xu K，et al. Six Versus 12 Months of Dual Antiplatelet Therapy After Implantation of Biodegradable Polymer Sirolimus-Eluting Stent：Randomized Substudy of the I-LOVE-IT 2 Trial. Circ Cardiovasc Interv，2016，9：e003145.

［100］ Feres F，Costa RA，Bhatt DL，et al. Optimized duration of clopidogrel therapy following treatment with the Endeavor zotarolimus-eluting stent in real-world clinical practice（OPTIMIZE）trial：rationale and design of a large-scale，randomized，multicenter study. Am Heart J，2012，164：810-6 e3.

［101］ Palmerini T，Stone GW. Optimal duration of dual antiplatelet therapy after drug-eluting stent implantation：conceptual evolution based on emerging evidence. Eur Heart J，2016，37：353-364.

［102］ Mehran R，Giustino G，Baber U. DAPT duration after DES：what is the "mandatory" duration？ J Am Coll Cardiol，2015，65：1103-1106.

［103］ Eisen A，Bhatt DL. Antiplatelet therapy：Defining the optimal duration of DAPT after PCI with DES. Nat Rev Cardiol，2015，12：445-446.

［104］ Levine GN，Bates ER，Blankenship JC，et al. 2011 ACCF/AHA/SCAI Guideline for Percutaneous Coronary Intervention：a report of the American College of Cardiology Foundation/American Heart Association Task Force on Practice Guidelines and the Society for Cardiovascular Angiography and Interventions. Circulation，2011，124：e574-651.

［105］ Windecker S，Kolh P，Alfonso F，et al. 2014 ESC/EACTS guidelines on myocardial revascularization. Euro Intervention，2015，10：1024-1094.

［106］ Levine GN，Bates ER，Bittl JA，et al. 2016 ACC/AHA Guideline Focused Update on Duration of Dual Antiplatelet Therapy in Patients With Coronary Artery Disease：A Report of the American College of Cardiology/American Heart Association Task Force on Clinical Practice Guidelines：An Update of the 2011 ACCF/AHA/SCAI Guideline for Percutaneous Coronary Intervention，2011 ACCF/AHA Guideline for Coronary Artery Bypass Graft Surgery，2012 ACC/AHA/ACP/AATS/PCNA/SCAI/STS Guideline for the Diagnosis and Management of Patients With Stable Ischemic Heart Disease，2013 ACCF/AHA Guideline for the Management of ST-Elevation Myocardial Infarction，2014 AHA/ACC Guideline for the Management of Patients With Non-ST-Elevation Acute Coronary Syndromes，and 2014 ACC/AHA Guideline on Perioperative Cardiovascular Evaluation and Management of Patients Undergoing Noncardiac Surgery. Circulation，2016，134（10）：192-194.

［107］ 中华医学会心血管病学分会介入心脏病学组，中国医师协会心血管内科医师分会血栓防治专业委员会，中华心血管病杂志编辑委员会. 中国经皮冠状动脉介入治疗指南2016. 中华心血管病杂志，2016，44：in press.

［108］ 中华医学会心血管病学分会，中华心血管病杂志编辑委员会. 抗血小板治疗中国专家共识. 中华心血管病杂志，2013，41：183-194.

［109］ 中国冠心病患者的优化抗血小板治疗：大规模、前瞻性、全国范围OPT-CAD注册登记研究结果. 2015中国介入心脏病学大会发言：特色最新注册研究和特殊临床试验讲座. http://www.citmd.com/

faculty/admin/app/session_program. php? do＝view&c _id＝365.

［110］Cheng TO，Zhao D. Current practice on the management of acute coronary syndrome in China. Int J Cardiol，2013，169：1-6.

［111］刘军，赵冬，刘静，等. 2006 至 2012 年急性冠脉综合症住院患者诊疗状况的变化. 中华心血管病杂志，2014，42：957-962.

［112］Li J，Li X，Wang Q，et al. ST-segment elevation myocardial infarction in China from 2001 to 2011 （the China PEACE-Retrospective Acute Myocardial Infarction Study）：a retrospective analysis of hospital data. Lancet，2015，385：441-451.

［113］Huo Y，Lee S，Sawhney J. Contemporary prehospital management of acute coronary syndromes patients：Results from the EPICOR Asia Study. Circulation，2013，128：A14546.

［114］Y H，SWL L，JPS S. Availability of cath lab facilities and contemporary inter-hospital transfer patterns for the management of acute coronary syndromes patients：findings from the EPICOR Asia study. Circulation，2013，128：A14856.

第八章　稳定性冠心病的治疗实践

　　冠状动脉性心脏病（冠心病）是临床常见的一组疾病，根据患者症状是否稳定，可分为急性冠状动脉综合征（acute coronary syndrome，ACS）和稳定性冠心病（stable coronary artery disease，SCAD）。2014 年《中国心血管病报告》指出，目前我国总体人群中缺血性心脏病的患病率为 7.7‰，而其中绝大多数是 SCAD 患者[1]。

　　稳定型心绞痛是一种慢性疾病状态，其年心血管死亡率为 1.4%～6.5%，发生急性冠状动脉事件的比例为 18%[2]；此外稳定型心绞痛患者常因活动或情绪激动诱发缺血性胸痛，严重影响其活动耐力和生活质量。因此，对于 SCAD 治疗的主要目的是既要消除或减轻心绞痛症状、改善生活质量，又要致力于降低长期并发症发生率和死亡率。

第一节　稳定性冠心病的概述

　　2010 年发表的《2010 慢性稳定性冠心病管理中国共识》（下文简称为中国共识）中定义的 SCAD 既包括稳定型心绞痛患者，也包括明确诊断的无心绞痛症状的冠心病患者[3]。2012 年 AC-CF/AHA/美国医师学会（ACP）/美国胸心外科学会（AATS）/预防心血管病护工协会（PCNA）/美国心血管造影和介入学会（SCAI）/美国胸外科医师学会（STS）联合发布的《稳定性缺血性心脏病患者诊断和管理指南》（下文简称为美国指南）将低危的初发不稳定型心绞痛也归入 SCAD 的范畴[4]。2013 年欧洲心脏病学会（ESC）《稳定性冠状动脉疾病管理指南》（下文简称为 ESC 指南）中更是将冠状动脉局部或弥漫性痉挛导致的心绞

痛和微血管功能失调导致的心绞痛等非阻塞性冠心病也包括在内[5]。因此与稳定型心绞痛相比，SCAD 是一个更为广泛的概念。

　　稳定型心绞痛需要满足以下标准：近 60 天内心绞痛发作的频率、持续时间、诱因或缓解方式没有变化；无近期心肌损伤的证据[3]。

　　明确诊断的冠心病指有明确的心肌梗死（myocardial infarction，MI）病史、经皮冠状动脉介入治疗（percutaneous coronary intervention，PCI）和冠状动脉旁路移植术（coronary artery bypass grafting，CABG）后患者，以及冠状动脉造影或无创检查证实有冠状动脉粥样硬化或有确切心肌缺血证据的患者[3]。

第二节　稳定性冠心病的发病机制和病理学基础

　　SCAD 可以被理解为临床症状稳定和（或）疾病状态稳定：症状稳定主要指稳定型心绞痛，

其病理生理机制是心肌氧需求量和冠状动脉供血供氧能力失衡所致的缺血性胸痛，病理基础包括：

①心外膜冠状动脉存在限制血流的阻塞性病变，即冠状动脉至少一支主要分支管腔直径狭窄≥50%，当体力或精神应激时，心肌耗氧量增加，而冠状动脉血流不能相应增加以满足心肌代谢需要。②冠状动脉功能异常，即正常或有斑块但无限制血流的病变，发生局限或弥漫性痉挛诱发心肌缺血，内皮功能失调和（或）血管平滑肌对缩血管物质的反应性增高是常见的发病机制。③微循环血管结构和功能障碍，直径<500 μm 的冠状动脉原发性功能失调是造成微血管性心绞痛的基础，主要发病机制是冠状动脉血流储备功能下降。疾病状态稳定更多指那些既往明确诊断冠心病，目前症状、心功能状态、冠状动脉病变相对稳定的患者，这部分患者的病理学基础是存在冠状动脉病变基础，和（或）残存心脏结构或功能异常等[5-6]。

第三节 稳定性冠心病的诊断与评估

对所有疑似冠心病的胸痛患者都应根据其年龄、性别、心血管危险因素、症状和体征特点来确定冠心病诊断的可能性及疾病的稳定性。并进一步采取必要的无创及有创检查做出明确诊断及分层危险的评价。

一、症状

2012 年美国指南强调，对因胸痛就诊的患者，必须仔细询问病史并进行全面的体格检查[7]。病史采集应包括了解患者是否具有冠心病相关的危险因素，更应注意患者胸痛的特点：

（1）部位：典型的心绞痛疼痛部位多位于胸骨后或左心前区，也可位于胸部以外如上腹部、咽部、颈部等部位。疼痛范围常不局限，可以放射到左臂及左手指内侧，也可以放射至颈部、咽部、颌部、上腹部、肩背部或其他部位。每次心绞痛发作部位往往是相似的。

（2）性质：常呈紧缩感、压迫感、烧灼感、绞榨感、胸闷、窒息感、沉重感或乏力、气短，或仅表述为胸部不适，主观感觉个体差异较大，但一般不会是针刺样疼痛。

（3）诱发因素：慢性稳定型心绞痛的发作与劳力或情绪激动有关，如走路、爬坡、跑步、负重时诱发，多在劳力或情绪激动当时而不是之后发生。稳定型心绞痛的每次发作应该是在基本相似的劳动量下被诱发。

（4）持续时间：持续数分钟，一般不会超过20 min，也不会转瞬即逝或持续数小时。

（5）缓解方式：停止活动或降低活动强度数分钟即可缓解，舌下含服硝酸甘油可在 2～5 min 内迅速缓解症状。

典型的心绞痛应同时满足以下 3 个特点：①胸骨下段的胸部不适，具有典型的性质和持续时间；②由运动或情绪应激所诱发；③休息或含服硝酸甘油可缓解。不典型心绞痛则仅符合上述 2 个特点。如果仅符合上述 1 个特点或不符合上述典型心绞痛的特征则为非心源性胸痛[4]。

稳定型心绞痛患者症状的严重程度可参照加拿大心血管学会（CCS）心绞痛严重度分级标准分级（表 8-1）。

根据患者的年龄、性别和症状，可计算稳定性胸痛症状患者冠心病的验证前概率（pre-test probability，PTP）（表 8-2），并进而指导下一步的检查方案。冠心病极低可能性（PTP<15%）的患者可不必进行进一步检查。冠心病中低可能性（PTP 在 15%～65%）的患者可首选运动负荷心电图（electrocardiogram，ECG）检查；也可选择一种无创性影像学检查以明确有无心肌缺血，选择的检查应具有更高的诊断效能。冠心病中高可能性（PTP 在 66%～85%）的患者可进行无创影像功能学检查以确定 SCAD 的诊断。冠心病高度可能性（PTP>85%）的患者则可临床诊断为 SCAD，因此仅需对这部分患者进行危险分层，而不必进行进一步诊断性检查[5]。

表 8-1　加拿大心血管学会（CCS）心绞痛严重度分级

Ⅰ级	一般体力活动不引起心绞痛，例如行走和上楼，但紧张、快速或持续用力可引起心绞痛的发作
Ⅱ级	日常体力活动稍受限制，快步行走或上楼、登高、饭后行走或上楼、寒冷或风中行走、情绪激动可发作心绞痛或仅在睡醒后数小时内发作。在正常情况下以一般速度平地步行 200 m 以上或登一层以上的楼梯受限
Ⅲ级	日常体力活动明显受限，在正常情况下以一般速度平地步行 100～200 m 或登一层楼梯时可发作心绞痛
Ⅳ级	轻微活动或休息时即可出现心绞痛症状

表 8-2　稳定性胸痛患者冠心病的临床验症前概率（PTP）

年龄（岁）	典型心绞痛		不典型心绞痛		无心绞痛	
	男性	女性	男性	女性	男性	女性
30～39	59	28	29	10	18	5
40～49	69	37	38	14	25	8
50～59	77	47	49	20	34	12
60～69	84	58	59	28	44	17
70～79	89	68	69	37	54	24
＞80	93	76	78	47	65	32

摘自：2013 年欧洲心脏病学会（ESC）《稳定性冠状动脉疾病管理指南》[5]

二、体征

大部分患者在心绞痛发作时和发作间期均无特殊体征，部分患者在心绞痛发作时可有血压升高、心率增快、焦虑、出汗，偶尔可闻及心尖部收缩期杂音、第二心音逆分裂、第四心音、第三心音或奔马律，或闻及双肺底啰音。

在体格检查时也应注意有无其他导致胸痛的疾病体征，如心脏杂音、贫血貌、甲状腺肿大等；以及提示存在冠心病危险因素的体征，如血压升高、黄色瘤、腹型肥胖、外周血管杂音等。

三、实验室检查

一些实验室检查可用于明确有无冠心病危险因素、有无合并诱发加重胸痛的疾病、有无影响下一步检查治疗的疾病，并除外 MI。

在 2007 年我国发布的《慢性稳定性心绞痛诊断与治疗指南》（下文简称为中国指南）中，推荐对患者进行血红蛋白、空腹血糖、血脂〔包括总胆固醇（total cholesterol，TC）、高密度脂蛋白胆固醇（high density lipoprotein cholesterol，HDL-C）、低密度脂蛋白胆固醇（low density lipoprotein cholesterol，LDL-C）及甘油三酯（triglyceride，TG）〕检查，必要时查糖耐量试验和甲状腺功能；并建议在冠状动脉造影前进行尿常规、肝肾功能、电解质等检查；对于胸痛较明显患者，为排除急性 MI，需查血高敏或超敏肌钙蛋白、肌酸激酶（creatine kinase，CK）及同工酶（CK-MB）[6]。

2013 年 ESC 指南中除建议进行上述检查（推荐类别Ⅰ）外，还建议所有患者均应进行糖化血红蛋白（glycated haemoglobin，HbA1c）检测并估算肌酐清除率（推荐类别Ⅰ，证据等级 B），并建议在启动他汀类药物治疗后早期进行肝功能检测（推荐类别Ⅰ，证据等级 C），而对于怀疑心力衰竭的患者推荐进行 B 型脑钠肽（B-type brain natriuretic peptide，BNP）或 N 末端 B 型脑钠肽前体（N terminal pro-B-type natriuretic peptide，NT-proBNP）的检测（推荐类别Ⅱa，证据等级 C）[5]。

四、无创功能学检查

1. 静息 ECG 和动态心电图（Holter）

尽管不少胸痛患者静息 ECG 正常或仅有非特异性的 ST-T 改变，各国指南仍一致推荐所有胸痛患者需通过静息 ECG 检查进行危险评估[4-6]；在胸痛发作时和胸痛缓解后均应即刻进行 ECG 检查。

静息 ECG 正常不能除外心绞痛，但如果在疼痛发作时出现符合心肌缺血的 ST-T 改变，则支持心绞痛的诊断。ECG 显示陈旧性 MI 时，则心绞痛可能性增加。静息 ECG 有 ST 段压低或 T 波倒置，但胸痛发作时呈"假性正常化"，也有利于冠心病心绞痛的诊断。而静息 ECG 显示的其他一些信息，如心房颤动、左心室肥厚（left ventricular hypertrophy，LVH）、束支传导阻滞、传导异常等，则可能提示导致胸部不适的其他原因。

Holter 检查可以提供日常活动过程中心肌缺

血的情况，但并不能比负荷试验提供更多的信息，因此并不建议常规对患者进行 Holter 检查。仅对于怀疑合并心律失常的 SCAD 患者（推荐类别Ⅰ，证据等级 C）以及怀疑变异型心绞痛的患者（推荐类别Ⅱa，证据等级 C），指南推荐进行 Holter 检查[5]。

2. 静息超声心动图（echocardiogram，Echo）和心脏磁共振成像（cardiac magnetic resonance，CMR）

Echo 检查可明确患者心脏结构、心室收缩和舒张功能状态，除外心脏瓣膜疾病、心肌病、心包病变等其他原因导致的胸痛；并用于评价有陈旧性 MI、病理性 Q 波、症状或体征提示有心力衰竭、复杂心律失常或心脏杂音患者的左心室功能，进而根据左心室功能进行危险分层。对于 ECG 异常的高血压或糖尿病患者，也可用 Echo 来评价心脏的结构和功能。

2013 年 ESC 指南指出，对于那些经胸 Echo 诊断不满意的患者，可采用 CMR 明确心脏结构异常并评价心室功能；而 CMR 灌注序列的诊断准确性也可与心肌核素灌注显像媲美[5]。

3. 负荷试验

负荷试验对冠心病的诊断和危险分层有重要意义，按负荷方法可分为运动负荷和药物负荷；按检测缺血的方法可分为负荷 ECG、核素负荷试验、负荷 Echo 等。

（1）ECG 运动试验

ECG 运动试验是临床常用的检查之一，各国指南均将其列为冠心病诊断、危险分层和疗效评价的重要指标[4-6]。

ECG 运动试验通常采用 Bruce 方案。运动中出现典型心绞痛、运动中或运动后出现 ST 段水平或下斜型下降≥1 mm（J 点后 60～80 ms）、或运动中出现血压下降者为阳性。值得注意的是，ECG 运动试验在 LVH、电解质紊乱、室内传导阻滞、心房颤动和使用地高辛的患者中更易出现假阳性，而在女性患者中其敏感性和特异性较低。

根据 ECG 运动试验结果可计算 Duke 评分而对患者进行危险分层。Duke 评分≥5 分为低危、−10 至＋4 分为中危、≤−11 分为高危，其 1 年病死率分别为 0.25%、1.25% 和 5.25%。

Duke 评分＝运动时间（min）−5×ST 段下降（mm）−（4×心绞痛指数）

心绞痛指数：0，运动中无心绞痛；1，运动中有心绞痛；2，因心绞痛需终止运动试验。

（2）负荷影像学检查

目前常用的负荷影像学检查主要包括负荷 Echo 和负荷核素心肌灌注显像（myocardial perfusion imaging，MPI）[包括单光子发射计算机化断层显像（single photon emission computerized tomography，SPECT）和正电子发射断层显像（positron emission tomography，PET）技术]，同时也包括负荷 CMR。负荷的方法可采用运动负荷；仅对于无运动能力的患者采用双嘧达莫、腺苷或多巴酚丁胺进行药物负荷。

2007 年中国指南中推荐的负荷影像学检查的Ⅰ类适应证包括：静息 ECG 异常、左束支传导阻滞（LBBB）、ST 段下降＞1 mm、起搏心律、预激综合征等 ECG 运动试验难以精确或不能给出是否存在心肌缺血的结论而冠状动脉疾病可能性较大者。Ⅱa 类适应证包括：既往血运重建（PCI 或 CABG）患者症状复发需了解缺血部位者；非典型胸痛，而冠心病可能性较低者（如女性），可替代 ECG 运动试验；评价冠状动脉造影临界病变的功能性严重程度；已行冠状动脉造影、计划行血运重建治疗，需了解心肌缺血部位者[6]。

2013 年 ESC 指南中的推荐与 2007 年中国指南基本相似，仅在Ⅰ类推荐中明确推荐 PTP 在 66%～85% 或左心室射血分数（left ventricular ejection fraction，LVEF）＜50% 且没有典型心绞痛的患者将负荷影像学检查作为诊断 SCAD 的初始检查（推荐类别Ⅰ，证据等级 B）；并推荐首选运动负荷而非药物负荷（推荐类别Ⅰ，证据等级 C）[5]。

2012 年美国指南则指出，对于能够运动的患者，如果 SCAD 的可能性为中度至高度，无论其 ECG 难以评估（推荐类别Ⅰ，证据等级 B）还是能够评估（推荐类别Ⅱa，证据等级 B），均可行运动负荷 Echo 或核素 MPI 检查，对此类患者中 ECG 难以评估者，也可行药物负荷 CMR（推荐类别Ⅱa，证据等级 B）；而如果患者 SCAD

的可能性为低度，且其 ECG 能够评估，则可行运动负荷 Echo（推荐类别 Ⅱb，证据等级 C）。对于不能运动的患者，如果 SCAD 的可能性为中度至高度，则可行药物负荷 Echo 或核素 MPI 检查（推荐类别 Ⅰ，证据等级 B），也可行药物负荷 CMR（推荐类别 Ⅱa，证据等级 B）；而如果患者 SCAD 的可能性为低度，可行药物负荷 Echo（推荐类别 Ⅱa，证据等级 C）。而对于能够运动且 ECG 能够评估的患者，不推荐行药物负荷 Echo、核素 MPI 或 CMR 检查；能够运动且 ECG 能够评估的低危患者，也不推荐将运动负荷核素 MPI 作为其初始检查（推荐类别 Ⅲ，证据等级 C）[4]。

4. 冠状动脉 CT 血管造影（coronary computed tomography angiography，CCTA）

随着 CT 技术的进步，现今的 CCTA 既可以显示冠状动脉钙化情况，又可以显示冠状动脉走行及狭窄情况，甚至可以运用计算机辅助流体动力学原理，模拟冠状动脉内的压力和流量，并利用集中参数模型模拟充血状态下冠状动脉内压力和流量的变化，计算得到类似于有创血流储备分数（fractional flow reserve，FFR）的无创病变功能学指标——CT-FFR，因此 CCTA 在冠心病诊断中应用得越来越广泛。

目前指南建议必须使用 64 排 CT 对严加选择的患者进行 CCTA 检查。

2013 年 ESC 指南建议对于那些预计能够获得良好图像质量的 SCAD 中低可能性（PTP 15%～50%）的患者采用 CCTA 代替或辅助负荷影像学检查以排除 SCAD 的诊断（推荐类别 Ⅱa，证据等级 C）。指南强调不应将 CCTA 用于冠状动脉血运重建治疗（PCI 及 CABG）术后的患者、或无任何冠状动脉疾病征象的无症状个体的筛查，也不建议根据 CT 显示的冠状动脉钙化程度推测患者冠状动脉狭窄的程度（推荐类别 Ⅲ，证据等级 C）[5]。

5. 各种无创检查的特点

上述各种无创检查方法各有不同的特点，具有不同的敏感性和特异性（表 8-3），指南推荐根据具体临床情况（尤其是 PTP）加以选择。

表 8-3 常用冠心病诊断技术的特点		
	冠心病诊断	
	敏感性（%）	特异性（%）
运动负荷 ECG	45～50	85～90
运动负荷 Echo	80～85	80～88
运动负荷核素 SPECT	73～92	63～87
多巴酚丁胺负荷 Echo	79～83	82～86
多巴酚丁胺负荷 CMR	79～88	81～91
血管扩张剂负荷 Echo	72～79	92～95
血管扩张剂负荷核素 SPECT	90～91	75～84
血管扩张剂负荷 CMR	67～94	61～85
CCTA	95～99	64～83
血管扩张剂负荷 PET	81～97	74～91

改编自：2013 年欧洲心脏病学会（ESC）《稳定性冠状动脉疾病管理指南》[5]

临床上如何选择无创检查技术，应综合分析，对疑似或确诊的 SCAD 患者，如无负荷试验的禁忌证、可以运动、静息 ECG 不存在影响负荷试验结果判断的患者，则推荐行标准的 ECG 运动试验；当通过 ECG 难以判断负荷试验结果时，推荐进行运动负荷 Echo 或核素 MPI。对于有负荷试验禁忌证或功能试验不能确定诊断或存在风险的患者，可行 CCTA。对于能够进行运动负荷试验的 SCAD 患者，不推荐采用药物负荷影像学检查或 CCTA 进行风险评估。

6. 无创检查指导的危险分层

临床上可根据患者无创检查结果对其进行危险分层[4]（表 8-4）。

五、冠状动脉造影检查

2007 年中国指南推荐的冠状动脉造影在冠心病诊断和危险分层中的适应证包括[6]：

Ⅰ类推荐：

（1）CCS 分级 3 级或以上的严重稳定型心绞痛者，特别是药物治疗不能缓解症状者（证据等级 B）。

（2）无创检查评价为高危的患者，不论心绞痛严重程度如何（证据等级 B）。

（3）心脏停搏存活者（证据等级 B）。

表 8-4　SCAD 患者无创检查的危险分层

	高危 （年死亡率或 MI 率＞3%）	中危 （年死亡率或 MI 率 1%～3%）	低危 （年死亡率或 MI 率＜1%）
左心室功能不全	不能用非冠状动脉原因解释的严重静息左心室功能不全（LVEF＜35%）； 负荷诱发严重的左心室功能不全（峰值运动时 LVEF＜45%，或负荷时 LVEF 降低≥10%）	不能用非冠状动脉原因解释的轻度/中度静息左心室功能不全（LVEF 35%～49%）	
心肌灌注异常	无既往 MI 病史或证据的患者有≥10% 的心肌存在静息灌注异常； 负荷诱发的灌注异常累及≥10% 心肌或负荷节段积分提示多支血管供血区域异常； 负荷诱发的左心室扩张	无既往 MI 病史或证据的患者有5%～9.9% 的心肌存在静息灌注异常； 负荷诱发的灌注异常累及5%～9.9%心肌或负荷节段积分（在多节段中）提示单支血管供血区域异常但不伴有左心室扩张	静息时无或仅有小的心肌灌注缺损或负荷诱发的灌注异常累及＜5%心肌
室壁运动异常	可诱发的室壁运动异常（包括＞2 个节段或 2 支冠状动脉血管床）； 低剂量多巴酚丁胺［≤10 mg/（kg·min）］或较低心率（＜120 次/分）下出现室壁运动异常	室壁运动异常累及 1～2 个节段且仅为 1 支冠状动脉血管床	负荷时室壁运动正常或静息时较少的室壁运动异常在负荷时没有改变
运动负荷 ECG	负荷 ECG 试验时在低负荷量或停止运动后持续性 ST 段压低≥2 mm、运动诱发 ST 段抬高、运动诱发室性心动过速或心室颤动	劳力性症状发作时伴有 ST 段压低≥1 mm	在达到最大运动级别时，标准运动试验的 Duke 评分为低危（评分≥5 分）或无新发 ST 段改变或运动诱发的胸痛症状
冠状动脉钙化积分（Agatston 单位）	＞400	100～399	＜100
CCTA	多支血管狭窄（狭窄≥70%）或 LM 狭窄（狭窄≥50%）	单支血管狭窄（狭窄≥70%）或≥2 支冠状动脉中度狭窄（狭窄50%～69%）	没有血管狭窄＞50%

（4）严重室性心律失常的患者（证据等级 C）。

（5）血运重建（PCI、CABG）的患者有早期中等或严重的心绞痛复发（证据等级 C）。

（6）伴有慢性心力衰竭或 LVEF 明显减低的心绞痛患者（证据等级 C）。

（7）无创检查评价为中、高危的心绞痛患者需考虑大的非心脏手术时，尤其是血管手术（如主动脉瘤修复、颈动脉内膜剥脱术、股动脉旁路移植等）时。

Ⅱa 类推荐：

（1）无创检查不能明确诊断；或冠心病中、高危者，但不同的无创检查结论不一致（证据等级 C）。

（2）血管重要部位 PCI 后有再狭窄高危的患者（证据等级 C）。

（3）特殊职业人群必须确诊者，如飞行员、运动员等（证据等级 C）。

（4）怀疑冠状动脉痉挛需行激发试验者（证据等级 C）。

Ⅱb 类推荐：

CCS 1～2 级的轻、中度心绞痛患者，心功能好、无创检查非高危患者（证据等级 C）。

Ⅲ类推荐（不推荐行冠状动脉造影）：

严重肾功能不全、造影剂过敏、精神异常不能合作者或合并其他严重疾病，血管造影的获益低于风险者。

随后发表的欧美指南对冠状动脉造影的推荐与 2007 年中国指南大体相似[4-5]。美国指南还特别列出了不推荐行冠状动脉造影的 4 种情况，包括：①由于合并疾病或个人意愿而不能或不愿行血运重建治疗的 SCAD 患者；②LVEF＞50％的无创评价为低危的 SCAD 患者；③临床评估为低危而未进行无创风险评估的患者；④缺乏无创检查缺血证据的无症状患者[4]。

2014 年 ACC/AHA/AATS/PCNA/SCAI/STS 联合发布的《稳定性缺血性心脏病患者诊断和管理指南》的更新版（下文简称为美国指南更新）进一步更新了冠状动脉造影在 SCAD 诊断中的应用指征，主要包括以下 4 条新建议[8]：①对于那些已接受指南指导的药物治疗（guideline-directed medical therapy，GDMT）但仍有明显的缺血症状、且适合并准备接受冠状动脉血运重建术的疑似 SCAD 患者，推荐进行冠状动脉造影（推荐类别Ⅰ，证据等级 C）；②对于那些临床特征和无创检查（不包括负荷试验）结果提示为严重冠心病高度可能且适合并准备接受冠状动脉血运重建术

的疑似 SCAD 患者，以冠状动脉造影明确其冠状动脉病变的范围和严重程度是合理的（推荐类别Ⅱa，证据等级 C）；③对于那些无法接受负荷试验或无创检查技术不能提供明确诊断、而又存在症状的疑似 SCAD 患者，在冠状动脉造影结果很可能使治疗策略发生变化的情况下，进行冠状动脉造影是合理的（推荐类别Ⅱa，证据等级 C）；④对于那些负荷试验结果可信但不提示冠心病、而临床仍高度怀疑冠心病的患者，在冠状动脉造影结果很可能使治疗策略发生变化的情况下，可考虑进行冠状动脉造影检查（推荐类别Ⅱb，证据等级 C）。

六、SCAD 患者的诊断流程

对于胸痛来诊而怀疑为 SCAD 的患者，建议参考 2013 年 ESC 指南中依据 PTP 给出胸痛患者的诊断流程（图 8-1）。

第四节　稳定性冠心病的治疗

SCAD 治疗的最主要目的是控制症状、提高患者的生活质量，控制疾病进展和改善预后。因此在患者治疗的过程中，不能仅注重药物治疗和血运重建治疗，同时也要重视患者生活方式的改善、危险因素的控制和患者教育。而 SCAD 患者的最佳药物治疗中应包含改善预后的药物和至少一种改善症状的药物（推荐类别Ⅰ，证据等级 C）[5]。

一、患者教育

良好的患者教育可使患者了解疾病过程、预后、预防和治疗方案，从而减轻焦虑、充分参与疾病的防治，提高治疗依从性，进而改善疗效。欧美指南中强调的患者教育内容包括：药物治疗的依从性、介绍有效的药物和非药物干预措施、回顾所有治疗决策、运动指导、自我监测和处理、强调减肥和戒烟在内的生活方式改善及对其他危险因素如高血压、高胆固醇、高血糖的控制等[4-5]。

二、生活方式改善和危险因素控制

1. 吸烟

大量研究证实，吸烟是心血管疾病的独立危险因子。戒烟可使冠心病患者全因死亡率降低 36％[9]；戒烟 1～2 年可使因吸烟所增加的冠心病危险下降 50％，戒烟 5～15 年后冠心病危险可接近于不吸烟者[10]。因此，所有 SCAD 患者均应被建议戒烟，并远离“二手烟”环境。建议、鼓励和药物辅助相结合能够提高患者的戒烟成功率。常用药物包括尼古丁替代品、安非他酮和伐尼克兰等，对冠心病患者具有良好的安全性[3-5]。

2. 饮食

2013 年 ESC 指南对健康饮食要求的内容包括：以多不饱和脂肪酸代替饱和脂肪酸，使饱和脂肪酸的摄入量占总能量的 10％以下；反式不饱和脂肪酸摄入量占总能量的 1％以下；每日摄入食

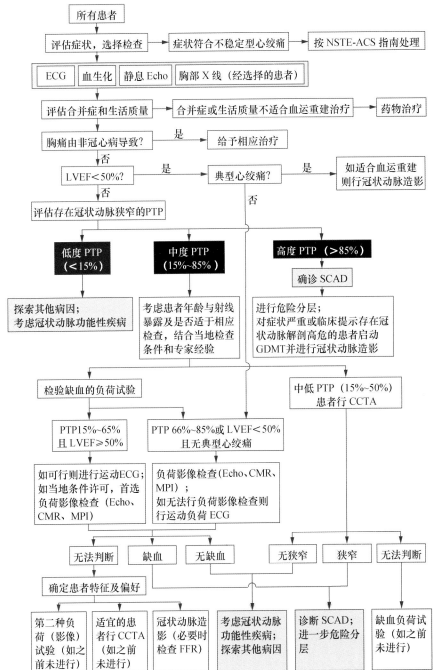

图 8-1　怀疑 SCAD 患者的初始诊断流程。NSTE-ACS：非 ST 段抬高型急性冠状动脉综合征；ECG：心电图（electrocardiogram）；Echo：超声心动图（echocardiogram）；LVEF：左心室射血分数（left ventricular ejection fraction）；PTP：验证前概率（pretest probability）；GDMT：指南指导的药物治疗（guideline-directed medical therapy）；CCTA：冠状动脉 CT 血管造影（coronary computed tomography angiography）；CMR：心脏磁共振（cardiac magnetic resonance）；MPI：心肌灌注显像（myocardial perfusion imaging）；FFR：血流储备分数（fractional flow reserve）；SCAD：稳定性冠心病（stable coronary artery disease）

改编自：2013 年欧洲心脏病学会（ESC）《稳定性冠状动脉疾病管理指南》[5]

盐量在 5 g 以下；每日通过全谷物制品、蔬菜和水果摄入 30～45 g 纤维素；每日摄入 200 g 水果（2～3 份）；每日摄入 200 g 蔬菜（2～3 份）；每周至少进食 2 次鱼类，其中 1 次是油性鱼类；饮酒量男性不超过 2 杯/天（酒精 20 g/d），非妊娠期女性不超过 1 杯/天（酒精 10 g/d）[5]。

2012 年美国指南对饱和脂肪酸的摄入量更严格，建议占总能量的 7% 以下；同时建议胆固醇摄入量少于 200 mg/d（推荐类别Ⅰ，证据等

级 B）。饮酒量非妊娠期女性不超过 1 份/天（指 4 盎司葡萄酒，12 盎司啤酒，或 1 盎司烈酒，1 盎司≈29.6 ml），男性不超过 1～2 份/天（推荐类别Ⅱb，证据等级 C）[4]。

2010 年中国专家对 SCAD 患者的饮食也做出了建议，具体是蔬菜（300～500 g/d）、水果（200～400 g/d）、食盐（<6 g/d）；酒类（每日啤酒 355 ml，红酒 2 两，白酒 1 两）；同时还建议摄入谷类 250～400 g/d，胆固醇少于 300 mg/d，食

用油少于 25 g～30 g/d[3]。

3. 运动

所有 SCAD 患者都应有书面的运动计划。开"运动处方"前，应对患者进行评估，包括患者的病史、用药情况、体格检查和日常运动量，以确保没有运动的禁忌证。建议患者至少每周运动 3 天，最好每周运动 5～7 天，逐渐增加运动频次。运动时最低目标心率为（220－年龄）×0.5，最高目标心率为（220－年龄）×0.7。每次运动至少 10 min，逐渐增加到 20～60 min。走路、骑车和游泳等均是可选择的运动方式[3]。2012 年美国指南则鼓励患者每周至少 5 天（最好 7 天）的每次 30～60 min 的中等强度有氧运动，如快速步行，并增加日常生活的活动（如在工作时步行、做园艺工作和家务），以增进心肺健康；同时，每周至少 2 天可额外补充阻力训练；推荐对所有患者用体力活动史和（或）运动试验来评估预后并制订运动处方；对首次诊断存在风险的患者，推荐医学监督（心脏康复）的项目和医师指导的、以家庭为基础的项目[4]。

4. 肥胖

按照《中国肥胖防治指南》定义，肥胖指体重指数（body mass index，BMI）≥28 kg/m²；腹型肥胖指男性腰围≥90 cm，女性≥80 cm。缓慢持续的减重是最理想的减肥方法（每周减 0.5～1 kg），如果每天摄入减少 500 卡，就可以达到每周减少 0.5 kg 的目的。快步走 15～20 min，可以消耗约 100 卡热量[3]。

2012 年美国指南建议患者每次随访时测量 BMI 和（或）腰臀比，体重控制的初始目标为减少基础体重的 5%～10%，成功后如有指征则可尝试进一步减重（推荐类别Ⅰ，证据等级 C）[4]。

5. 血压控制

高血压是冠心病的独立危险因素之一，血压的控制必须建立在生活方式改善的基础之上[4]，必要时使用降压药物。选择降压药物时，应优先考虑 β 受体阻滞剂（β blockers，βRB）和（或）血管紧张素转化酶抑制剂（angiotensin-converting enzyme inhibitor，ACEI）或血管紧张素受体拮抗剂（angiotensin receptor blocker，ARB）类药物，必要时酌情加用钙通道阻滞剂（calcium channel blocker，CCB）或噻嗪类利尿剂。

对于 SCAD 患者的降压目标，目前各国指南略有不同（表 8-5）。

6. 血糖控制

合并糖尿病的 SCAD 患者应立即开始纠正生活习惯及使用降糖药物治疗。中外指南中患者血糖控制的目标有所不同。

2007 年中国指南和 2010 年中国共识中建议的糖尿病患者血糖控制目标为：空腹血糖<6 mmol/L（108 mg/dl），HbA1c≤6.5%，在没有低血糖发生的情况下，HbA1c 的目标值应接近 6%[3,6]。

考虑到低血糖给患者带来的风险，2013 年 ESC 指南建议可将 HbA1c 的目标值设定为<7.0%，个体化 HbA1c 的目标范围定在<6.5%～6.9%[5]。而在 2012 年美国指南中推荐的 HbA1c 的控制目标则更为宽松，建议对于糖尿病病程较短而预期寿命较长的患者将 HbA1c 控制在 7% 或以下（推荐类别Ⅱa，证据等级 B）；根据患者年龄、低血糖史、微血管或大血管并发症，或其他

表 8-5 中外指南中 SCAD 患者的降压治疗目标

	2007 年中国指南	2012 年美国指南	2013 年 ESC 指南
一般人群	<140/90 mmHg	<140/90 mmHg	诊室血压<140/90 mmHg 家庭自测血压<135/85 mmHg 24 h 血压监测： 24 h 平均压<130/80 mmHg 日间平均压<135/85 mmHg 夜间平均压<120/70 mmHg
伴糖尿病	<130/80 mmHg	<140/90 mmHg	<140/85 mmHg
伴慢性肾病	<130/80 mmHg	<140/90 mmHg	<140/90 mmHg

并存医学情况，将部分患者的 HbA1c 目标值设定为 7%～9% 之间是合理的（推荐类别 Ⅱa，证据等级 C），同时不建议将罗格列酮作为 SCAD 患者的初始治疗药物（推荐类别 Ⅲ，证据等级 C）[4]。

7. 血脂控制

血脂代谢紊乱是冠心病的独立危险因素，其中 LDL-C 是最重要的致动脉粥样硬化的血脂成分，因此，调脂治疗的首要目标是降低 LDL-C。必须强调，所有 SCAD 患者首先均应接受生活方式的调整（推荐类别 Ⅰ，证据等级 B）[4]。降脂目标值是基于大量的流行病学和临床循证医学结果设定的，因此，必须明确"降脂达标"的概念。2007 年中国指南建议的冠心病患者 LDL-C 的目标值为＜2.60 mmol/L（100 mg/dl）（推荐类别 Ⅰ，证据等级 A）；对于极高危患者（年心血管死亡率＞2%），治疗目标为 LDL-C＜2.07 mmol/L（80 mg/dl）（推荐类别 Ⅱa，证据等级 A）；高危或中危患者接受降 LDL-C 药物治疗时，应至少使患者 LDL-C 基础值降低 30%～40%[6]。欧美指南对极高危患者推荐的 LDL-C 的目标值是＜1.80 mmol/L（70 mg/dl）[4-5] 或降低至基础值的 50%[5]。然而，2014 年发表的《2013 ACC/AHA 降低成人动脉粥样硬化性心血管风险胆固醇治疗指南》（ATP-Ⅳ）则更是有争议地放弃了 LDL-C 的目标值，直接推荐动脉粥样硬化性心血管病患者使用中等或高强度他汀类药物治疗[11]。

目前已经公认，他汀类药物是降低 LDL-C、控制动脉粥样硬化进展的有效药物。近年来的美国指南建议所有没有禁忌证和明确不良反应的患者均应接受中等或高强度他汀类药物治疗（推荐类别 Ⅰ，证据等级 A）[4,11]。指南建议≤75 岁的患者接受高强度他汀类药物治疗；而存在高强度他汀类药物禁忌证或不能耐受的患者可接受中等强度他汀类药物治疗；对于＞75 岁的患者需评价应用他汀类药物的风险与获益，并考虑药物相互作用及患者意愿，选择中等或高强度他汀类药物进行治疗[11]。高强度他汀类药物治疗是指阿托伐他汀 40～80 mg/d 和瑞舒伐他汀 20 mg/d；中等强度他汀类药物治疗是指阿托伐他汀 10～20 mg/d、瑞舒伐他汀 5～10 mg/d、辛伐他汀

20～40 mg/d、普伐他汀 40～80 m/dg 和洛伐他汀 40 mg/d。ATP-Ⅳ 指南中还提到他汀类药物治疗可能存在种族差异，强调亚裔人群在使用高强度他汀类药物时需要慎重，当连续两次检测的 LDL-C＜1.04 mmol/L（40 mg/dl）时可考虑将他汀类药物减量[11]。

针对他汀类药物的安全性，2007 年中国指南建议在应用他汀类药物时，应严密监测转氨酶及 CK 等生化指标，及时发现药物可能引起的肝损害和肌病[6]。然而，2014 年的 ATP-Ⅳ 指南并不建议所有接受他汀类药物治疗的患者常规监测 CK 水平（推荐类别 Ⅲ，证据等级 A），仅建议对于有肌肉症状的患者检测 CK 水平，并建议对那些肌肉不良反应风险增加的患者检测基线 CK 水平（推荐类别 Ⅱa，证据等级 C）。ATP-Ⅳ 指南推荐对所有患者在使用他汀类药物之前检测基线转氨酶（ALT）水平（推荐类别 Ⅰ，证据等级 B），并仅在使用他汀类药物过程中出现肝脏症状时检测肝功能（推荐类别 Ⅱa，证据等级 C）；值得注意的是，在应用他汀类药物的过程中，应注意监测患者有无新发糖尿病（推荐类别 Ⅰ，证据等级 B）[11]。

对于不能耐受他汀类药物治疗的患者，可采用胆汁酸螯合剂、烟酸或二者合用来降低 LDL-C（推荐类别 Ⅱa，证据等级 B）[4]。如单用他汀类药物难以达到治疗目标值，可在他汀类药物治疗基础上加用胆固醇吸收抑制剂依折麦布[6]。IM-PROVE-IT 研究结果证实，在辛伐他汀基础上加用依折麦布可使 ACS 患者的心血管事件发生率进一步降低[12]。此外，目前研究提示前蛋白转化酶枯草溶菌素 9（proprotein convertase subtilisin/kexin type 9，PCSK9）抑制剂单独使用或联合他汀类药物治疗可使 LDL-C 降低 40%～72%。这种药物或许可用于他汀类药物不耐受患者或服用最大剂量他汀类药物后 LDL-C 仍处于较高水平的未达标患者；但其是否能够有效降低心血管疾病风险及其长期安全性尚需更多临床试验证实。

低 HDL-C［定义为＜1.04 mmol/L（40 mg/dl）］会增加冠心病患者发病和（或）冠状动脉事件复发的风险，但目前尚未证实升高 HDL-C 能降低冠

心病的发病率，且 HDL-C 的升高并没有明确的靶目标值。因此对于低 HDL-C 的 SCAD 患者应当积极进行非药物治疗[6]。同样，尽管 TG 水平升高也是冠心病的一个独立预测因素，但目前也尚未明确降低 TG 的治疗是否能够降低冠心病事件的风险。对高 TG 血症患者的管理强调治疗性生活方式改变和非 HDL-C 水平的联合目标[6]。药物治疗包括烟酸和贝特类药物，他汀类药物在某种程度上也有一定作用。对糖尿病或代谢综合征合并低 HDL-C 和高 TG 血症的患者建议接受贝特类或烟酸类药物治疗（推荐类别 Ⅱb，证据等级 B）[6]。

8. 心理因素管理

焦虑和抑郁等精神心理疾病在 SCAD 患者中非常常见，除可表现为睡眠障碍、精神食欲改变、兴趣低落甚至自杀倾向等精神症状外，还可表现为胸闷、胸痛、心悸、呼吸困难等心血管症状，易与冠心病症状相混淆，造成患者反复就医，严重影响患者的生活质量。尽管治疗这些疾病是否能降低心血管事件风险目前尚不明确，但确实能够改善症状、提高生活质量。因此，对 SCAD 患者进行抑郁筛查是合理的，必要时需予以相关治疗（推荐类别 Ⅱa，证据等级 B）[4]。

9. 雌激素替代治疗

雌激素替代治疗在理论上有益于冠心病的治疗，但大规模临床试验证实，其危害明显超过获益，因此不推荐用于 SCAD 患者的治疗[4-6]。

10. 营养素补充剂及螯合剂治疗

2012 年美国指南不建议以降低心血管风险或改善临床结局为目的为 SCAD 患者补充维生素 C、维生素 E 或 β 胡萝卜素（推荐类别 Ⅲ，证据等级 A）；或以叶酸或维生素 B_6 和 B_{12} 治疗高同型半胱氨酸血症（推荐类别 Ⅲ，证据等级 A）；或接受大蒜、辅酶 Q10、硒或铬治疗（推荐类别 Ⅲ，证据等级 C）[4]。

TACT 研究显示 MI 后患者（特别是伴糖尿病者）可能从螯合剂治疗中获益[13]。因此，2014 年美国指南更新将对螯合剂治疗的推荐从 Ⅲ 类（证据等级 C）更改为 Ⅱb 类（证据等级 B），但仍认为其减少 SCAD 患者心血管事件的作用不明确[8]。

11. 流感疫苗

有研究提示接种流感疫苗可显著降低冬季冠心病患者的死亡风险。2012 年美国指南和 2013 年 ESC 指南均建议 SCAD 患者每年接种流感疫苗（推荐类别 Ⅰ，证据等级 B）[4-5]。

12. 避免暴露于空气污染

研究证明，污染空气可显著增加 SCAD 患者的心血管事件风险，PM2.5 每增加 10 μg 可使非吸烟者急性 MI 的死亡风险相对增加 22%；即使是短时间暴露于高浓度的污染空气中，也可增加 ACS 发病和死亡的风险。2012 年美国指南建议 SCAD 患者避免暴露于污染空气中以降低心血管事件风险（推荐类别 Ⅱa，证据等级 C）[4]。

三、改善预后的药物

研究证实，能够改善患者预后的药物主要包括：抗血小板药物、他汀类药物、肾素-血管紧张素-醛固酮系统（renin-angiotensin-aldosterone system，RAAS）阻滞剂和 β 受体阻滞剂（β receptor blockers，βRB）。

1. 抗血小板治疗

（1）阿司匹林

阿司匹林是冠心病一级预防和二级预防中的重要药物，通过抑制环氧化酶和血栓素 A_2（thromboxane，TXA_2）的合成达到抗血小板聚集的作用，阿司匹林抑制血小板聚集的作用具有不可逆性。随机对照研究证实，慢性稳定型心绞痛患者服用阿司匹林可降低 MI、脑卒中或心血管死亡危险。高剂量（325 mg/d）的阿司匹林在二级预防中的保护作用与 75～162 mg/d 相当，但出血风险增加；而当剂量＜75 mg/d 时，阿司匹林的保护作用明显降低。因此，所有 SCAD 患者只要没有禁忌证都应服用阿司匹林 75～150 mg/d（美国指南建议剂量为 75～162 mg/d）（推荐类别 Ⅰ，证据等级 A）[4-6]。阿司匹林的禁忌证包括：①阿司匹林过敏；②活动性胃肠道出血和需要积极治疗的消化性溃疡；③在过去 6 周内颅内出血。

（2）P2Y12 受体抑制剂

P2Y12 受体是与 Gi 蛋白偶联的血小板膜表面

的二磷酸腺苷（adenosine diphosphate，ADP）受体之一。ADP 与 P2Y12 受体结合后可抑制腺苷酸环化酶的活化，降低血小板内环磷酸腺苷（cyclic adenosine monophosphate，cAMP）水平，通过信号途径扩大血小板的激活反应，促进血小板的分泌和聚集以及 TXA$_2$ 的生成。P2Y12 受体抑制剂通过阻断 ADP 诱导的血小板活化而发挥抗血小板作用。目前临床常用的 P2Y12 受体抑制剂包括：氯吡格雷、普拉格雷和替格瑞洛。

氯吡格雷是上市最早、临床证据最丰富的 P2Y12 受体抑制剂。尽管 CAPRIE 研究已经证实在既往有 MI、脑卒中或外周血管疾病的患者中，氯吡格雷的作用略优于阿司匹林[14]，但由于没有其他试验比较氯吡格雷与阿司匹林在 SCAD 患者中的作用，因此氯吡格雷目前仍仅作为 SCAD 患者存在阿司匹林禁忌或不耐受时的替代治疗[4-6]。

虽然普拉格雷和替格瑞洛比氯吡格雷具有更强的抗血小板作用，在减少 ACS 患者的心血管事件方面也有充分临床证据，但尚缺乏其在 SCAD 患者中应用的临床证据，因此目前指南中尚未推荐使用普拉格雷或替格瑞洛作为 SCAD 患者的抗血小板治疗首选药物。

（3）联合抗血小板治疗

接受择期 PCI 的 SCAD 患者必须进行双联抗血小板治疗（dual antiplatelet therapy，DAPT），而 MI 后的患者接受 DAPT 也可进一步获益。因此，指南推荐高危的 SCAD 患者可以考虑联合阿司匹林（75～162 mg/d）和氯吡格雷（75 mg/d）进行 DAPT（推荐类别Ⅱb，证据等级 B）[4-5]。然而，考虑 DAPT 的出血风险增加，推荐在大部分 SCAD 患者中使用一种抗血小板药物即可。

（4）双嘧达莫

双嘧达莫曾被作为冠心病的抗血小板治疗药物，但至今没有证据显示其对 SCAD 患者具有有益作用，因此不建议（推荐类别Ⅲ，证据等级 B）使用双嘧达莫作为 SCAD 患者的抗血小板治疗药物[4]。

2. 调脂治疗（详见前文"血脂控制"部分）

以他汀类药物为基础的调脂治疗具有延缓斑块进展、稳定斑块和抗感染等有益作用，从而降低心血管事件风险。各国指南一致推荐所有没有禁忌证的冠心病患者均应加用他汀类药物治疗（推荐类别Ⅰ，证据等级 A）[4-6]。

3. 肾素-血管紧张素-醛固酮系统阻滞剂

（1）血管紧张素转化酶抑制剂

血管紧张素转化酶抑制剂（angiotension converting-enzyme inhibition，ACEI）类药物通过抑制心脏和血管壁的重构、延缓动脉粥样硬化进展、稳定斑块和抑制血栓形成等直接或间接作用而发挥心血管保护功能；同时，ACEI 产生的血流动力学效应可改善心肌氧的供需状态，从而改善冠心病患者的预后，证据来自 HOPE、EUROPA、PEACE 等研究。2007 年中国指南建议所有没有禁忌证的合并高血压、糖尿病或心力衰竭（推荐类别Ⅰ，证据等级 A），或所有明确诊断的 SCAD（推荐类别Ⅱa，证据等级 B）患者使用 ACEI[6,15]。而 2012 年美国指南、2013 年 ESC 指南和 2014 年加拿大心血管学会发布的《CCS 稳定性缺血性心脏病诊断治疗指南》（下文简称为 CCS 指南）更是将适用人群扩展至合并慢性肾脏疾病的 SCAD 患者，并将心力衰竭界定为 LVEF≤40%[4-5,15]。临床上常用的 ACEI 类药物种类繁多，其分子结构、生物利用度、组织分布、在体内的代谢途径、半衰期长短等都不尽相同。然而，目前的临床证据显示，不同的 ACEI 类药物对心血管的保护作用基本一致，即 ACEI 的类效应。

（2）血管紧张素受体拮抗剂（angiotensin receptor blocker，ARB）

ARB 类药物通过作用于 1 型血管紧张素Ⅱ受体来阻断血管紧张素的作用，并不影响缓激肽的浓度，因此通常没有 ACEI 类药物咳嗽的不良反应。尽管 ARB 类药物具有明确的降压作用和血管保护作用，但目前没有明确的临床研究证实 ARB 类药物对 SCAD 患者的临床结局具有保护作用，因此，欧美指南一致推荐在 SCAD 患者中，ARB 类药物仅作为 ACEI 不耐受时的替代治疗[4-5,15]。

（3）醛固酮受体拮抗剂

醛固酮受体拮抗剂包括螺内酯和依普利酮，通过阻断醛固酮受体而拮抗醛固酮加速内皮功能异常、心肌纤维化、血管纤维化和重构等的毒性作用，从而发挥心血管保护作用。2013 年 ESC 指南推荐无明显肾功能不全或高钾血症、已经接受了治疗剂量的 ACEI 和 βRB、同时 LVEF≤40% 且合并糖尿病或心力衰竭的 MI 后患者应用醛固酮受体拮抗剂[5]。

4. β受体阻滞剂（βRB）

研究显示 βRB 能降低 MI 后患者心血管死亡和再发 MI 风险 30%。基于降低死亡风险的证据，指南推荐使用的 βRB 仅限于卡维地洛、琥珀酸美托洛尔和比索洛尔[4]。2007 年中国指南建议 MI 后稳定型心绞痛或心力衰竭患者使用 βRB（推荐类别Ⅰ，证据等级 A）[6]。2012 年美国指南中对 βRB 应用推荐则更为具体，建议所有左心室功能正常的患者在 MI 或 ACS 后 3 年内连续使用 βRB（推荐类别Ⅰ，证据等级 B）；所有左心室收缩功能不全（LVEF<40%）伴有心力衰竭或既往 MI 的患者（除非有禁忌证）均应接受 βRB 治疗（推荐类别Ⅰ，证据等级 A）；所有其他患有冠状动脉或其他血管疾病的患者均可考虑长期接受 βRB 治疗（推荐类别Ⅱb，证据等级 C）[4]。

四、缓解缺血症状的药物

1. β受体阻滞剂（βRB）

βRB 不仅能够通过阻断交感儿茶酚胺系统而改善 SCAD 患者的预后，而且还能够通过减慢心率、减弱心肌收缩力、降低血压而减少心肌耗氧，并延长舒张期，增加非缺血区域血管阻力而增加缺血区域冠状动脉灌注，从而减少心绞痛发作、改善运动耐量，因而也成为各国指南一致推荐的缓解 SCAD 患者缺血症状的一线用药。

对于 βRB 在 SCAD 患者的应用，中外指南都做出了较高级别的推荐，包括：βRB 应作为 SCAD 患者缓解症状的初始治疗药物（推荐类别Ⅰ，证据等级 B）[4-5]；使用 βRB 并逐步增加至最大耐受剂量，选择的剂型及给药次数应能 24 h 抗心肌缺血（推荐类别Ⅰ），用药后要求静息心率降至 55~60 次/分，严重心绞痛患者如无心动过缓症状，可降至 50 次/分[6]；对于存在大面积心肌缺血（>10%）的无症状患者可考虑应用 βRB（推荐类别Ⅱa，证据等级 C）[5]。

βRB 使用的禁忌证包括：严重心动过缓和高度心脏传导阻滞、心源性休克、严重的支气管痉挛或支气管哮喘、重度外周血管疾病、失代偿心力衰竭、变异型心绞痛。慢性阻塞性肺疾病患者在应用吸入性糖皮质激素和长效 β 受体激动剂的前提下可小心使用心脏高选择性 βRB[5]。严重外周血管疾病患者应用同时具有 α 受体阻滞作用的 βRB（如卡维地洛）可避免出现外周血管收缩的症状。

在使用 βRB 的过程中，不仅应关注患者缺血症状缓解的情况，还应关注患者是否出现严重心动过缓、低血压、传导阻滞、糖代谢紊乱、支气管或外周血管痉挛、抑郁、乏力、勃起功能障碍、睡眠紊乱等不良反应，一旦出现不良反应将大大降低患者对治疗的耐受性和依从性，甚至威胁患者安全，应及时予以处理。

2. 硝酸酯类药物

硝酸酯类药物可作为外源性一氧化氮（nitric oxide，NO）供体发挥扩张小动脉、冠状动脉和静脉的作用，从而改善冠状动脉灌注，并减轻前负荷、降低室壁张力、减少心肌耗氧；还可通过促进合成前列环素（prostacyclin，PGI_2）、抑制 TXA_2、增加血小板内环磷酸鸟苷（cyclic guanosine monophosphate，cGMP）浓度从而起到抗血小板聚集及阻断血小板活性作用；并通过抑制血管平滑肌增殖、延缓心室肥厚及心室腔扩张，改善心室重构[16]。因而适用于各种类型的心绞痛患者。

按照半衰期长短，硝酸酯类药物可分为短效硝酸酯和长效硝酸酯。

（1）短效硝酸酯

短效硝酸酯主要包括硝酸甘油（片剂舌下含服或喷雾剂）和硝酸异山梨酯（舌下含服）。共同特点是起效相对迅速、作用时间较短，是心绞痛发作时缓解症状的首选用药（推荐类别Ⅰ，证据等级 B）[4-6]。由于存在明显的首过效应，短效硝酸酯需要舌下给药，以提高生物利用度。

心绞痛发作时应立即坐下休息（不建议立位或卧位），并舌下含服硝酸甘油 0.3~0.6 mg 或舌下喷硝酸甘油喷雾剂 0.4 mg，如症状不缓解，每 5 min 可重复一次，连用不超过 3 次，直至症状缓解或 15 min 内最大剂量 1.2 mg。舌下含服硝酸异山梨酯 5 mg 起效较硝酸甘油稍慢，缓解心绞痛的作用可持续 1 h。对于稳定劳力性心绞痛患者，也可在进行能够诱发心绞痛发生的活动之前数分钟应用短效硝酸酯，以预防心绞痛的发作。

静脉应用硝酸甘油多用于 ACS、心力衰竭或高血压急症等急危重症，而不建议常规用于 SCAD 患者[16]。

（2）长效硝酸酯

长效硝酸酯主要包括硝酸异山梨酯（口服）、单硝酸异山梨酯和硝酸甘油皮肤贴片。共同特点是起效相对缓慢、作用时间较长，主要用于减少心绞痛发作频率和程度，并可增加运动耐量[4-6]。指南推荐在 βRB 或长效 CCB 存在禁忌证、不能耐受或疗效不满意时可联用长效硝酸酯（推荐类别Ⅰ，证据等级 C）或将 CCB 换为长效硝酸酯（推荐类别Ⅱa，证据等级 C）[4,6,15]。值得注意的是长效硝酸酯可导致氧自由基蓄积而可能会加重患者的内皮功能障碍，同时也会抵消反复短暂缺血带来的缺血预适应作用，在临床应用过程中应加以注意。

（3）硝酸酯类药物应用注意事项

不良反应：包括头痛、面色潮红、心率反射性加快、低血压和正铁血红蛋白症。低血压多见于血容量不足时，首次应用硝酸酯时尤其应该注意有无直立性低血压的发生。磷酸二酯酶抑制剂与硝酸酯类合用时可引起严重低血压，甚至危及生命，因此在服用西地那非 24 h 内或他达拉非 48 h 内不能应用硝酸甘油等硝酸酯制剂。

禁忌证：硝酸酯类药物可使严重主动脉瓣狭窄或梗阻性肥厚型心肌病患者的心排血量降低，严重时可诱发晕厥，因此不宜用于此类患者的心绞痛。

耐药：持续应用硝酸酯类药物会产生耐药使疗效下降或丧失，因此需保持体内每日有 8～10 h 的无硝酸酯或硝酸酯低血药浓度的时间，以使机体恢复对硝酸酯类药物的敏感性。

硝酸甘油的保存：硝酸甘油片剂十分不稳定，若舌下含服没有烧灼感则提示药物已经失效，不建议使用开瓶后 6～12 个月的硝酸甘油片。此外，硝酸甘油片从药瓶中取出数小时后也可能失效，建议原装药瓶避光保存。

3. 钙通道阻滞剂（CCB）

CCB 可非竞争性抑制电压依赖性 L 型钙通道的钙离子内流，发挥负性肌力、负性频率、负性传导和平滑肌松弛等作用，从而通过增加心肌血流量和减少心肌耗氧缓解心肌氧供需失衡而发挥抗心绞痛的作用，尤其是对冠状动脉痉挛性心绞痛具有良好的治疗效果。CCB 在缓解心绞痛症状方面略差于 βRB，而在改善运动耐量和改善心肌缺血方面二者相当。

CCB 可分为二氢吡啶类 CCB（硝苯地平、氨氯地平、非洛地平等）和非二氢吡啶类 CCB（维拉帕米、地尔硫䓬）。二氢吡啶类 CCB 有较高的大血管选择性，而对心脏起搏传导系统和心肌收缩力的影响较小。非二氢吡啶类 CCB 的负性肌力、负性频率和负性传导作用明显。两类 CCB 治疗心绞痛同样有效，可缓解心绞痛症状，改善患者运动耐量，并减少硝酸甘油的消耗量。

对于 CCB 在 SCAD 患者中的应用，国内外指南推荐在 βRB 不能耐受或作为初始治疗药物效果不满意时，可换用 CCB（推荐类别Ⅰ，证据等级 A）或联用长效二氢吡啶类 CCB（推荐类别Ⅰ，证据等级 B）以减轻症状[4,6]；长效非二氢吡啶类 CCB 可替代 βRB 作为 SCAD 患者缓解症状的初始治疗药物（推荐类别Ⅱa，证据等级 B）[4]；不建议用于左心功能不全的患者或与 βRB 合用[4-6,15]。合并高血压的 SCAD 患者可将长效 CCB 作为初始治疗药物（推荐类别Ⅰ，证据等级 B）[6]。

CCB 的不良反应主要包括外周水肿、便秘、心悸、面部潮红、低血压、头痛、头晕、虚弱无力、牙龈增生等。而硝苯地平还可因血压下降而导致反射性心动过速，并具有一定的负性肌力作用，一般不用于左心功能不全患者；当 SCAD 患者合并心力衰竭必须应用长效 CCB 时，可选择氨氯地平或非洛地平。非二氢吡啶类 CCB 还可导致心动过缓或传导阻滞，其中地尔硫䓬的不良反应小于维拉帕米。

4. 曲美他嗪

曲美他嗪是一种可优化心肌能量代谢的药物，即在心肌缺氧状态下通过降低游离脂肪酸的氧化速率，使缺血心肌更多地利用葡萄糖氧化供能，减少高能磷酸盐生成过程中对氧的需求，维持三磷酸腺苷（adenosine triphosphate，ATP）的产生，从而在细胞水平发挥抗心肌缺血的作用。与βRB和CCB相比，曲美他嗪不影响血压、心率、心肌收缩力等。指南推荐曲美他嗪可作为辅助治疗或作为传统治疗药物不能耐受时的替代治疗（推荐类别Ⅱb，证据等级B）[5-6]，可与βRB等抗心肌缺血药物联用。

曲美他嗪的不良反应主要包括：胃肠道反应、颤抖、运动障碍、头痛。老年及中度肾功能不全患者慎用；过敏、帕金森、震颤及重度肾功能不全患者禁用。

5. 尼可地尔

尼可地尔是一种ATP敏感的钾离子通道开放剂，其化学结构以烟酰胺为基本骨架，同时具有硝酸基，故具有钾离子通道开放和类硝酸酯双重作用机制，发挥扩张冠状动脉血管和开放细胞及线粒体膜ATP敏感钾通道效应。临床试验显示尼可地尔可预防稳定型心绞痛患者的心绞痛发作并改善运动耐量。IONA和JCAD研究显示稳定型心绞痛患者长期服用尼可地尔显著改善预后，减少主要冠状动脉事件或心血管死亡。2007年中国指南和2013年ESC指南中均推荐尼可地尔作为缓解SCAD患者缺血症状的二线药物（推荐类别Ⅱa，证据等级B）[5]，当不能耐受βRB或βRB作为初始治疗药物效果不满意时，可使用尼可地尔（推荐类别Ⅰ，证据等级C）；当使用长效CCB单一治疗或联合βRB治疗效果不理想时，可将长效CCB换用或加用尼可地尔（推荐类别Ⅱa，证据等级C）[6]。

尼可地尔耐受性好，无耐药性，不影响患者血压、心率。不良反应包括：心悸、虚弱、恶心、呕吐、脸红、头痛和头晕。有报告尼可地尔可引起口腔、肛门及胃肠道溃疡。

6. 伊伐布雷定

伊伐布雷定是一种高选择性的窦房结If电流特异性抑制剂，通过延长细胞动作电位时程，降低窦房结的自律性，从而降低静息心率和运动心率，进而延长心脏舒张期，降低心肌耗氧量，同时不影响血压、心肌收缩力和心脏传导。研究证实，伊伐布雷定可改善运动耐量，并减少心绞痛发作。2010年中国共识推荐伊伐布雷定用于不能耐受βRB的患者，或者使用βRB后心率＞60次/分的患者[3]；2013年ESC指南也推荐伊伐布雷定作为缓解缺血症状的二线药物（推荐类别Ⅱa，证据等级B）[5]。然而，2014年发表的入选了19 102名无心衰的SCAD患者的SIGNIFY研究显示，伊伐布雷定不能降低心血管死亡和非致死性MI的联合终点，亚组分析显示伊伐布雷定显著恶化CCS心绞痛分级≥2级患者的预后[17]，因此美国食品药物监督管理局（Food and Drug Administration，FDA）仅批准了该药治疗稳定性心力衰竭的适应证，并未批准其用于心绞痛的治疗；而其在我国目前也仅获得了治疗心衰的适应证。先前已经批准其用于心绞痛和心衰治疗的欧洲药品管理局（European Medicines Agency，EMA）也表示考虑到SIGNIFY亚组分析结果，将会重新评估是否继续批准伊伐布雷定用于心绞痛的治疗。

7. 雷诺嗪

雷诺嗪是一种晚钠离子电流选择性阻滞剂，通过阻滞晚期内向钠电流来降低局部缺血心肌细胞的钙超载，并改善心室舒张期张力和氧耗量而发挥作用。对血压、心率的影响极小。

雷诺嗪可显著降低心绞痛发作频率、改善运动耐量、推迟运动诱发心绞痛的时间并减轻ST段压低程度。2012年美国指南推荐：当SCAD患者存在βRB不耐受、禁忌证或βRB作为初始治疗药物效果不满意时，可使用雷诺嗪作为替代治疗（推荐类别Ⅱa，证据等级B）；当βRB作为初始治疗失败时，可将雷诺嗪与βRB联用以缓解症状（推荐类别Ⅱa，证据等级A）[4]。2013年ESC指南也推荐雷诺嗪作为缓解缺血症状的二线药物（推荐类别Ⅱa，证据等级B）[5]。然而，该药目前尚未在我国上市，也未获得我国指南的推荐。

雷诺嗪具有良好的耐受性，最常见的不良反应为头晕、恶心、便秘、乏力，可导致QT间期延长，但目前尚无其致心律失常或猝死的证据。该药与抑制CYP3A4途径的药物具有相互作用。肝硬化患者禁用。

8. SCAD患者的药物治疗流程

对SCAD患者进行药物治疗应遵循指南的推

荐（详见图 8-2）。

五、血运重建治疗

对于 SCAD 患者，血运重建治疗（PCI 或 CABG）适用于 GDMT 无效或症状控制不满意，或存在大面积心肌缺血证据的患者。对于低危的 SCAD 患者，包括强化降脂治疗在内的药物治疗在减少缺血事件方面与 PCI 一样有效。对于相对高危的患者及多支血管病变的 SCAD 患者，PCI 缓解症状的效果更为显著；在改善预后方面，先前的 COURAGE 研究显示，SCAD 患者 PCI 治疗的疗效并不优于药物治疗[18]。然而，2012 年公布的 FAME-2 研究颠覆了这一观念，随访 7 个月和 2 年的结果均显示，与仅接受最佳药物治疗相比，

对存在 FFR 定义的功能性缺血性冠状动脉病变的 SCAD 患者，药物联合 PCI 治疗可改善患者预后，降低患者进行紧急再次血运重建的风险，但在降低死亡率方面，PCI 并不优于最佳药物治疗[19-20]。meta 分析显示，在中危至高危患者，如有左主干和（或）三支血管病变，特别是有左前降支（LAD）近端受累的 SCAD 患者，与药物治疗相比，CABG 更能改善预后。

1. 血运重建治疗的适应证

关于 SCAD 患者的血运重建适应证，2013 年 ESC 指南和 2014 年 ESC/欧洲心胸外科学会（EACTS）《心肌血运重建指南》中的推荐比较简单易记。推荐包括针对预后和改善症状两个层面（见表 8-6）[5,21]。

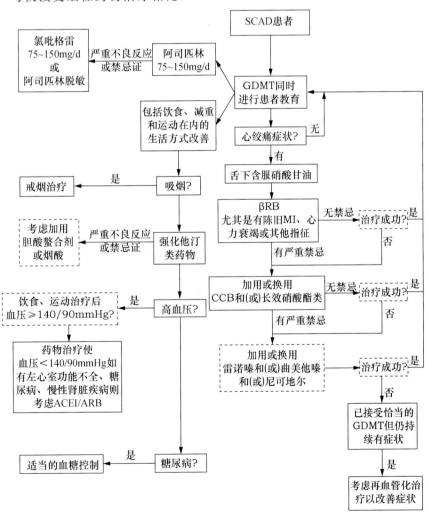

图 8-2　SCAD 患者指南推荐的药物治疗流程图

改编自：2012 年 ACCF/AHA/ACP/AATS/PCNA/SCAI/STS《稳定性缺血性心脏病患者诊断和管理指南》[4]

表 8-6　SCAD 血运重建治疗的适应证

冠心病程度［解剖和（或）功能］	推荐类别	证据等级
针对预后		
左主干（LM）直径狭窄＞50％[a]	I	A
左前降支（LAD）近段直径狭窄＞50％[a]	I	A
两支或三支冠状动脉直径狭窄＞50％[a]，且左心室功能受损（LVEF＜40％）[a]	I	A
大面积缺血（缺血面积＞左心室10％）	I	B
单一开放冠状动脉直径狭窄＞50％[a]	I	C
缺血面积＞10％伴有呼吸困难或心力衰竭，或直径狭窄＞50％的血管供血区域心肌存活	IIb	B
不推荐在最佳药物治疗可改善症状的情况下对非 LM 或 LAD 近段或仅存的单支血管病变或血管支配区域缺血心肌＜10％、或 FFR≥0.80 的血管病变	III	A
针对症状		
任一冠状动脉直径狭窄＞50％，表现为活动诱发的心绞痛或等同症状，并对药物治疗反应欠佳	I	A
缺血面积＞10％伴有呼吸困难或心力衰竭，或直径狭窄＞50％的血管供血区域心肌存活	IIa	B
不推荐在最佳药物治疗可改善症状的情况下对非 LM 或 LAD 近段或仅存的单支血管病变或血管支配区域缺血心肌＜10％、或 FFR≥0.80 的血管病变	III	C

注：[a] 血管直径狭窄＜90％伴有心肌缺血证据或 FFR≤0.8

2. 血运重建策略的选择

SCAD 患者血运重建策略选择，应结合患者临床和冠状动脉病变解剖危险分层、心脏团队的技术水准和患者的意愿综合进行决定。

指南建议使用的危险分层积分系统包括 SYNTAX 积分、美国胸外科医师学会（Society of Thoracic Surgeons，STS）评分[4]、欧洲心脏危险评估系统（EuroSCORE）、年龄-肌酐-射血分数（ACEF）评分和美国国家心血管注册数据库风险评分体系（NCDRCathPCI）[22]。SYNTAX 积分是一种根据冠状动脉病变解剖特点进行危险分层的积分系统，积分低危（＜22 分）和中危（23～32 分）的患者接受 PCI 或 CABG 均是合适的，而高危（＞33 分）的患者则推荐行 CABG 治疗。然而，血运重建策略的选择不应仅拘泥于病变解剖评分，还应结合其他包括临床因素的评分系统，充分评估 PCI 或 CABG 的近远期死亡风险和并发症发生率。

2014 ESC/EACTS 指南针对血运重建策略的推荐见表 8-7[21]。

值得强调的是 LM 病变、多支病变伴有大面积心肌缺血（＞左心室心肌面积的20％）、缺血诱发的室性心动过速或心脏性猝死幸存者、存在心力衰竭的 SCAD 患者，选择 CABG 更能改善患者

的预后，特别是伴有糖尿病的患者。接受 CABG 的患者应尽量实现内乳动脉（left internal thoracic artery，LITA）至 LAD 的血运重建。PCI 治疗时建议优先选择新一代药物洗脱支架。

表 8-7　SCAD 血运重建策略选择

根据冠状动脉病变［解剖和（或）功能］	PCI		CABG	
	推荐类别	证据等级	推荐类别	证据等级
无 LAD 近段病变的单或双支病变	I	C	IIb	C
累及 LAD 近段病变的单支病变	I	A	I	A
累及 LAD 近段病变的双支病变	I	C	I	B
LM 病变（SYNTAX 评分≤22 分）	I	B	I	B
LM 病变（SYNTAX 评分 22～32 分）	IIa	B	I	B
LM 病变（SYNTAX 评分＞32 分）	III	B	I	B
三支病变（SYNTAX 评分≤22 分）	I	A	I	A
三支病变（SYNTAX 评分＞23～32 分）	III	B	I	A
三支病变（SYNTAX 评分＞23～32 分）	III	B	I	A

杂交手术是近年来新兴的应用于复杂多支病变患者的一种心肌血运重建方式，指将 LIMA 吻合到 LAD 的 CABG 与其他＞1 支非 LAD 冠状动脉 PCI 相结合的一种术式。杂交手术比传统 CABG 手术的创伤更小，而 LAD 的远期开放率则高于传统 PCI，适用于 CABG 手术风险高危的患者。2012 年美国指南推荐：①杂交手术可用于具有以下 1 条或以上的患者：a. 传统 CABG 受限，如主动脉近段严重钙化、靶血管不适于 CABG（但可 PCI）；b. 缺乏适宜的移植血管；c. LAD 不适于 PCI（如血管严重扭曲或慢性全堵病变）（推荐类别Ⅱa，证据等级 B）。②为了提高总体的风险-获益比，杂交手术可能作为多支血管 PCI 或 CABG 的替代（推荐类别Ⅱb，证据等级 C）[4]。

3. 血运重建治疗中冠状动脉腔内诊断技术的应用

（1）血流储备分数（FFR）

FFR 作为冠状动脉病变功能学评价指标，被 2011 年 ACCF/AHA/SCAI 和 2012 年中国版的《经皮冠状动脉介入治疗指南》以Ⅱa 类、A 级证据推荐用于评估无缺血客观证据的 SCAD 患者造影显示的单支或多支临界病变（狭窄 50％～70％）的功能学意义，并作为指导治疗决策的依据[22-23]。近年来，随着 FAME、FAME-2、DEFER 等一系列重要研究结果的陆续发表，FFR 指导的功能性完全血运重建的策略越来越得到重视。2013 年 ESC 指南指出，对于没有心肌缺血客观证据的 SCAD 患者，建议使用 FFR 对冠状动脉病变进行功能学评价（推荐类别Ⅰ，证据等级 A），对 FFR ＜0.80 的病变可行血运重建（推荐类别Ⅰ，证据等级 B）；而不建议对血管造影显示临界病变且无心肌缺血相关无创检查缺血证据，FFR＜0.80 的病变行血运重建治疗（推荐类别Ⅲ，证据等级 B）[5]。2014 年 ESC/EACTS《心肌血运重建指南》在此基础上增加推荐以 FFR 指导多支血管病变患者的血运重建策略选择（推荐类别Ⅱa，证据等级 B）[21]。

（2）血管腔内影像学技术

血管内超声（intravascular ultrasound，IVUS）和光学相干断层成像（optical coherence tomography，OCT）都是近年来兴起的冠状动脉腔内影像学技术，二者均可更精准地评价冠脉血管和（或）病变解剖学特征，包括血管大小、管腔狭窄程度、病变累及的纵向范围、斑块负荷和性质、支架贴壁等。与 IVUS 相比，OCT 分辨率更高，故对斑块的识别及血管腔内血栓和内膜面损伤、支架贴壁及内膜覆盖程度的评价优于 IVUS，但 OCT 穿透性不如 IVUS，因此不利于对于血管中、外膜的观察。一些研究提示影像学指导的 PCI 可以减少围术期并发症，并改善部分患者的预后，如 LM 病变患者。

2012 年版《中国经皮冠状动脉介入治疗指南》建议对无保护 LM 病变行 PCI 时使用 IVUS 指导支架置入（推荐类别Ⅱa，证据等级 B）；并推荐应用 IVUS 评估支架内再狭窄程度（推荐类别Ⅱa，证据等级 C）[22]。而 2013 年 ESC 指南对 IVUS 和 OCT 在 SCAD 患者中的应用仅以Ⅱb 类、B 级证据推荐考虑采用 IVUS 或 OCT 评价病变特征或改善支架置入结果[5]。在 2014 年 ESC/EACTS《心肌血运重建指南》中，IVUS 和 OCT 的地位有所提高，以Ⅱa 类 B 级证据推荐 IVUS 在经选择的患者中用于指导改善支架置入结果，特别强调使用 IVUS 评价无保护 LM 病变的严重程度并优化治疗（推荐类别Ⅱa，证据等级 B）；此外，以Ⅱa 类 C 级证据推荐使用 IVUS 或 OCT 评估支架置入失败的机制，或在经选择的患者中使用 OCT 优化支架置入（推荐类别Ⅱb，证据等级 C）[21]。

4. PCI 围术期的抗血小板治疗

SCAD 患者择期 PCI 围术期的抗血小板治疗原则与其他冠心病患者基本相同，见表 8-8[4-5,21-22]。

对接受阿司匹林和氯吡格雷联合的 DAPT 患者，在检查结果有可能改变治疗策略的特殊临床状态下（如患者既往支架内血栓形成史、依从性问题、怀疑血小板抵抗、高出血风险），可考虑行血小板功能检测或基因检测（推荐类别Ⅱb，证据等级 C）；对特殊高危患者（如 LM 支架置入、支架内血栓形成高危险、糖尿病），可采用普拉格雷或替格瑞洛联合阿司匹林 DAPT（推荐类别Ⅱb，证据等级 C）。临床上，若患者不能耐受和完成与置入支架类型相适宜的足够时长的 DAPT，则不建议对其行置入支架的 PCI 治疗（2012 年美国指

表 8-8　SCAD 患者 PCI 围术期抗血小板治疗

推荐	推荐类别	证据等级
抗血小板治疗预处理		
已知冠状动脉病变且决定行择期 PCI 的患者，PCI 术前 6 h 以上，给予氯吡格雷 300～600 mg；PCI 术前 2～6 h，给予氯吡格雷 600 mg	I	A
长期服用 75 mg/d 氯吡格雷的患者，一旦确定行 PCI，可考虑重新给予 300～600 mg 氯吡格雷的负荷剂量	IIb	C
择期支架置入前服用阿司匹林负荷剂量 100～300 mg，其后维持剂量 100 mg/d	I	B
PCI 术中抗血小板治疗		
如术前未行氯吡格雷、阿司匹林预处理，推荐口服负荷剂量氯吡格雷 300～600 mg、阿司匹林 100～300 mg	I	C
紧急情况下考虑使用 GPI	IIa	C
支架置入后抗血小板治疗		
BMS 置入后至少接受 1 个月 DAPT	I	A
DES 置入后接受 6 个月 DAPT	I	B
高出血风险患者，DES 置入后可考虑缩短 DAPT（＜6 个月）	IIb	A
高出血风险、需接受不能推迟的非心脏外科手术或同时接受口服抗凝剂治疗者，DES 置入后可给予 1～3 个月 DAPT	IIb	C
缺血高危、出血低危的患者，DAPT 可维持 6 个月以上	IIb	C
停氯吡格雷后，终身抗血小板治疗通常推荐阿司匹林	I	A
对患者进行抗血小板治疗重要性的教育，以提高依从性	I	C

南，推荐类别Ⅲ，证据等级 B)[4]。

六、难治性心绞痛的其他治疗

　　难治性心绞痛的其他治疗包括：①经心肌激光血运重建术，2007 年中国指南 Ⅱa 类 A 级证据推荐、2012 年美国指南 Ⅱb 类 B 级证据推荐[4,6]；②增强型体外反搏，中国和美国指南均 Ⅱb 类 B 级证据推荐[4,6,8]；③脊髓电刺激，Ⅱb 类推荐，B 或 C 级证据[4,6]。

第五节　冠状动脉造影"正常"的稳定性冠心病患者的诊断与治疗

　　部分 SCAD 患者（以女性居多）具有相对典型的心绞痛症状，可反复就医，而冠状动脉造影却未显示心外膜冠状动脉存在限制血流的狭窄（≥50%）病变，这部分患者中绝大多数可能存在冠状动脉血管痉挛或心肌微循环血管功能异常而诱发心肌缺血样胸痛。

一、冠状动脉痉挛性心绞痛

　　冠状动脉痉挛性心绞痛可由心外膜冠状动脉弥漫性或局限性痉挛导致，也可由冠状动脉微血管痉挛导致，表现为典型的缺血性胸痛，常发生在静息状态下，夜间及凌晨多见，少数也可发生在运动过程中，大多可快速自行缓解，严重者可导致患者至急诊就医。

　　由冠状动脉局限性痉挛引起的冠状动脉完全闭塞导致的典型心绞痛，发作时 ECG 表现为 ST 段抬高，又称为变异型心绞痛或 Prinzmetal 心绞痛，而由冠状动脉远端明显的弥漫性痉挛引起的冠状动脉次全闭塞导致的冠状动脉痉挛性心绞痛，发作时 ECG 更多表现为 ST 段压低，并常伴有微血管的痉挛。少部分患者在诱发冠状动脉痉挛时没有 ECG 的 ST 段变化。尽管如此，2013 年 ESC 指南仍然推荐：如果可能的话，在心绞痛发作时记录 ECG（推荐类别 Ⅰ，证据等级 C）[5]。由于冠状动脉痉挛性心绞痛发作时间一般较短，常难以记录到发作时普通的 12 导联 ECG，而 24 h ECG 则有可能发现与患者症状相关的 ST 段改变，因此指南推荐可考虑动态监测 ST 段以明确在没有心率增快的情况下是否出现 ST 段偏移（推荐类别 Ⅱa，证据等级 C）[5]。

在冠状动脉形态学评价方面，指南推荐对胸痛静息发作伴 ST 段改变而症状可被硝酸酯类药物和（或）CCB 缓解的患者行冠状动脉造影以明确潜在的冠状动脉病变范围（推荐类别 Ⅰ，证据等级 C）[5]。如果心绞痛发作时存在 ST 段抬高而冠状动脉造影没有明显狭窄，则可以明确诊断为冠状动脉痉挛性心绞痛。指南推荐对于冠状动脉造影正常或没有阻塞性病变而临床表现提示冠状动脉痉挛的患者，可考虑进行冠状动脉内激发试验（乙酰胆碱，剂量最大 200 μg 或麦角新碱，剂量最大 60 μg）以诊断痉挛的部位和形式（推荐类别 Ⅱa，证据等级 C）[5]。由于静脉注射麦角新碱可能诱发致命性弥漫多支血管持续性痉挛，因此不建议使用静脉注射麦角新碱的方式进行激发试验。

在治疗方面，冠状动脉痉挛性心绞痛患者的治疗应选用 CCB 和硝酸酯类药物，而不宜使用 βRB（推荐类别 Ⅱa，证据等级 B）[5]。

二、微血管性心绞痛（心脏 X 综合征）

冠状动脉微血管结构和功能异常可单独存在，也可与心外膜冠状动脉的显著狭窄并存，导致患者即使在接受了成功的 PCI 后症状仍然没有明显改善或改善甚微。如果患者的心绞痛比较典型，常由运动所诱发，但持续时间可能较长，与运动的关系有时也并不一致，冠状动脉造影或冠状动脉 CT 显示正常或没有阻塞性病变存在，但负荷试验可见阳性缺血性改变，此时应怀疑患者为微血管性心绞痛。

对于疑似微血管性心绞痛的患者，2013 年 ESC 指南推荐进行下列检查：①行运动或多巴酚丁胺负荷 Echo 检查，以明确室壁节段性运动异常是否与心绞痛和 ST 段改变相关（推荐类别 Ⅱa，证据等级 C）；②经胸多普勒 Echo 无创评价腺苷负荷下 LAD 的冠状动脉血流储备（推荐类别 Ⅱb，证据等级 C）；③冠状动脉内注射乙酰胆碱和腺苷并行多普勒检测，以评估内皮依赖的及非内皮依赖的冠状动脉血流储备，并检测是否存在微血管或心外膜冠状动脉痉挛（推荐类别 Ⅱb，证据等级 C）。

微血管性心绞痛的药物治疗与心外膜冠状动脉狭窄导致的心绞痛的治疗原则十分相似，其治疗目标主要是缓解症状。长效硝酸酯类药物可作为初始治疗；如果症状持续，可联合使用长效 CCB 或 βRB。ACEI 和他汀类药物有助于改善内皮功能障碍，应考虑使用。但中外指南对不同药物的推荐级别存在一定差异。

2013 年 ESC 指南中推荐所有微血管性心绞痛患者均应服用二级预防药物，包括阿司匹林和他汀类药物（推荐类别 Ⅰ，证据等级 B）；建议 βRB 作为一线治疗药物（推荐类别 Ⅰ，证据等级 B）；在 βRB 改善症状不明显或不能耐受时建议使用 CCB（推荐类别 Ⅰ，证据等级 B）；症状顽固的患者推荐使用 ACEI 或尼可地尔（推荐类别 Ⅱb，证据等级 B）；上述药物均不能奏效的症状顽固性患者也可采用黄嘌呤衍生物（如氨茶碱、苄胺茶碱）或非药物治疗方法，如神经刺激技术（推荐类别 Ⅱb，证据等级 C）[5]。

2007 年中国指南中对 βRB 和 CCB 的推荐级别相同，无应用先后之分，同时也推荐应用硝酸酯类药物，建议三者单一治疗或联合应用（推荐类别 Ⅰ，证据等级 B）；仅推荐在合并高脂血症的患者中使用他汀类药物治疗（推荐类别 Ⅰ，证据等级 B）；对 ACEI 的推荐级别较高，建议合并高血压、糖尿病的患者使用 ACEI（推荐类别 Ⅰ，证据等级 B）；除尼可地尔外，推荐曲美他嗪作为其他抗心绞痛药物（推荐类别 Ⅱa，证据等级 C）；对于顽固性心绞痛，推荐在使用 Ⅰ 类药物无效时，试用氨茶碱或抗抑郁药（推荐类别 Ⅱb，证据等级 C）[6]。

第六节　稳定性冠心病患者的随访

由于 SCAD 包含稳定型心绞痛、既往 ACS 而目前病情平稳、曾接受过冠状动脉血运重建、微血管性心绞痛，以及冠状动脉痉挛性心绞痛等一大类患者，随着时间的发展，部分患者可能长时间保持症状稳定，也有部分患者出现新发症状或原有症状加重，还有一少部分患者可能出现 ACS、心律失常、心力衰竭甚至猝死，此外，还有一些患者的伴随疾病状况可能发生改变，如出现高血压、糖尿病、肾功能不全等，因此，有必要对 SCAD 患者进行规律系统的随访，以增加患者对治疗的依从性，及时发现不良反应，调整治疗方案并早期发现潜在的病情进展。

然而，目前我国指南及专家共识中尚无关于 SCAD 患者临床随访相关章节，而欧美指南都对 SCAD 患者的随访及再次评估给出了相关建议，ESC 指南的建议比较简洁，美国指南中的建议比较具体，但二者的核心内容并无明显差异。

一、SCAD 患者的临床随访

1. 随访频率

在 SCAD 患者开始治疗后的第 1 年，建议每 4～6 个月随访 1 次；1 年之后，如果患者病情稳定并且在症状或功能状态发生恶化时能够主动就医，随访间期可延长至 6～12 个月（推荐类别 I，证据等级 C）[4-5]。欧洲指南建议 SCAD 患者在全科医师处随访，若其对病情不确定，则转诊至心脏科医师。而根据我国目前国情，患者在全科医师还是在心脏科医师处随访，应根据当地诊疗水平决定。

2. 随访时的病史询问

随访时应详细询问病史（推荐类别 I，证据等级 C）[5]。在询问病史时应注意患者的症状和功能状态，监测是否出现 SIHD 的并发症（包括心力衰竭和心律失常），监测心脏病危险因素，并评价推荐的生活方式改变和药物治疗的充分性，患者对治疗依从性和反应，以及是否出现不良反应等（推荐类别 I，证据等级 C），同时可定期筛查患者合并疾病（如糖尿病、慢性肾病、抑郁等）情况（推荐类别 IIb，证据等级 C）[4]。

3. 随访时的体格检查

随访时应根据病史对患者进行有针对性的体格检查。每位患者都应测量体重、血压和脉搏。体重指数和腰臀比可为患者的危险评估提供额外的信息。有些患者可见心力衰竭的体征，如肺部啰音、新出现的杂音或奔马律、下肢水肿、颈静脉怒张等。而颈动脉杂音和腹部搏动性包块可能提示颈动脉狭窄和腹主动脉瘤[4]。

4. 随访时的实验室检查

应根据患者具体临床表现选择生化检查（推荐类别 I，证据等级 C）[5]。没有已知糖尿病的患者应每 3 年检测空腹血糖以明确有无新发糖尿病；而糖尿病患者至少应每年检测 1 次 HbA1c 以评价血糖控制情况；血脂谱和 CK 应在临床需要的时候进行检测；应每年检测血红蛋白、甲状腺功能、血电解质、肾功能等指标，或在症状、体征发生变化时及时进行检测[4]。

5. 随访时的静息 ECG

2013 年 ESC 指南建议对 SCAD 每年行静息 ECG 检查（推荐类别 I，证据等级 C）[5]；2012 年美国指南建议对于症状稳定的患者，间隔 1 年或更长时间行静息 12 导联 ECG（推荐类别 IIb，证据等级 C）[4]。如果患者的心绞痛状态发生改变、症状体征提示心律失常、变更的治疗药物可能影响心电传导，或患者出现晕厥或近乎晕厥，则建议加做 ECG[4-5]。

二、SCAD 患者随访时的无创检查

1. 症状新发、复发或恶化而不符合不稳定型心绞痛的 SCAD 患者

对于症状新发、复发或恶化的 SCAD 患者，

在除外 ACS 后，2013 年 ESC 指南建议，如条件许可，可行 ECG 运动试验或负荷影像学检查（推荐类别Ⅰ，证据等级 C）[5]。

2012 年美国指南更是明确推荐了不同类型无创检查技术的使用人群：①如果患者具有运动能力，ECG 适合判断心肌缺血，推荐行标准的运动负荷 ECG 检查；若 ECG 不适合判断心肌缺血（推荐类别Ⅰ，证据等级 B），或既往需要运动负荷影像学，或已知多支血管病变或病变高危（推荐类别Ⅱa，证据等级 B），推荐行运动负荷核素 MPI 或 Echo；不推荐对具有运动能力的患者行药物负荷影像学检查（推荐类别Ⅲ，证据等级 C）[4]。②对于无适量运动能力的此类患者，推荐行药物负荷核素 MPI 或 Echo（推荐类别Ⅰ，证据等级 B），也可行药物负荷 CMR 成像（推荐类别Ⅱa，证据等级 B）；但对于不能运动或 ECG 无法评估的患者不应进行标准运动 ECG 检查（推荐类别Ⅲ，证据等级 C）[4]。③无论患者能否运动，为评估 CABG 或直径≥3 mm 的冠状动脉内支架开放情况，以及在没有已知冠状动脉中度到重度钙化的情况下评估自身冠状动脉或直径＜3 mm 的冠状动脉内支架，CCTA 可能是合理的选择（推荐类别Ⅱb，证据等级 B），但这种推荐不适合用于已知有冠状动脉中到重度钙化的患者（推荐类别Ⅲ，证据等级 B）[4]。

2. 无症状或症状稳定的 SCAD 患者

对于无症状的患者，如已经超过了既往检查的有效期，可考虑行负荷试验重新评估预后（推荐类别Ⅱb，证据等级 C）[5]。

对于既往存在无症状心肌缺血或复发心脏事件高危的 SCAD 患者，如果运动不能达到足够负荷，或 ECG 不适合判断心肌缺血，或有不完全冠状动脉血运重建，可间隔 2 年或更长时间行运动或药物负荷影像学检查（推荐类别Ⅱa，证据等级 C）；而对于能够运动到足够负荷且 ECG 可判断心肌缺血的患者，可以考虑间隔 1 年或更长时间进行标准的 ECG 运动试验（推荐类别Ⅱb，证据等级 C）。对于没有新发或症状恶化，或没有既往无症状缺血也不存在复发心脏事件风险的患者，每年监测 ECG 运动试验的作用尚未得到很好的确定（推荐类别Ⅱb，证据等级 C）[4]。而 2013 年 ESC 指南也指出，除非临床表现有变化，否则应至少间隔 2 年后才考虑重复检查 ECG 运动试验（推荐类别Ⅱb，证据等级 C）[5]。

3. 既往接受血运重建的 SCAD 患者

针对既往有血运重建史的 SCAD 患者，2013年 ESC 指南对其随访时的影像学检查给出了建议，包括：①有症状的患者建议行负荷影像学检查（负荷 Echo、CMR 或核素 MPI），优于负荷 ECG（推荐类别Ⅰ，证据等级 C）；②如患者负荷影像学检查提示缺血危险较低（心肌缺血范围＜5％）则建议行最佳药物治疗（推荐类别Ⅰ，证据等级 C）；③如患者负荷影像学检查提示缺血危险较高（心肌缺血范围＞10％）则建议行冠状动脉造影（推荐类别Ⅰ，证据等级 C）；④无论有无症状，建议在血运重建后远期（6 个月）行负荷影像学检查以检查有无支架内再狭窄或移植血管堵塞（推荐类别Ⅱb，证据等级 C）；⑤无论有无症状，高危 PCI（如 LM 病变 PCI）后（3～12 个月）可考虑行冠状动脉造影（推荐类别Ⅱb，证据等级 C）；⑥PCI 术后，无论近期还是远期，均不推荐对所有 PCI 患者常规行冠状动脉造影检查（推荐类别Ⅲ，证据等级 C）[5]。2012 年美国指南还指出，不推荐以运动或药物负荷影像学检查或 CCTA 的方式较频繁地（CABG 后间隔 5 年或 PCI 后间隔 2 年）对于有血运重建史的 SCAD 患者进行随访评估（推荐类别Ⅲ，证据等级 C）[4]。

综上所述，SCAD 是病情相对稳定的一组疾病的总称，主要包括稳定型心绞痛、明确诊断的无心绞痛症状的冠心病、冠状动脉痉挛性心绞痛和微血管性心绞痛，占冠心病的绝大多数。在诊断方面，应对患者进行详细的病史采集和体格检查，根据患者的 PTP 决定进一步的有创或无创检查策略。在治疗方面，强调将患者教育、生活方式干预与药物治疗和血运重建治疗相结合，为患者制定个体化的治疗方案，并进行规律有序的随访，从而最大程度地改善患者症状，同时有效地改善患者预后。

（郭丽君　何立芸）

参考文献

[1] 国家心血管病中心. 中国心血管病报告 2014. 北京：中国大百科全书出版社，2015：112-117.

[2] Mozaffarian D，Benjamin EJ，Go AS，et al. Heart disease and stroke statistics—2015 update：a report from the American Heart Association. Circulation，2015，131（4）：e29-322.

[3] 马长生，杜昕. 2010 慢性稳定性冠心病管理中国共识. //胡大一. 心血管疾病防治指南和共识 2010. 北京：人民卫生出版社，2010.

[4] Fihn SD，Gardin JM，Abrams J，et al. 2012 ACCF/AHA/ACP/AATS/PCNA/SCAI/STS guideline for the diagnosis and management of patients with stable ischemic heart disease：a report of the American College of Cardiology Foundation/American Heart Association task force on practice guidelines，and the American College of Physicians，American Association for Thoracic Surgery，Preventive Cardiovascular Nurses Association，Society for Cardiovascular Angiography and Interventions，and Society of Thoracic Surgeons. Circulation，2012，126（25）：e354-471.

[5] Task Force M，Montalescot G，Sechtem U，et al. 2013 ESC guidelines on the management of stable coronary artery disease：the Task Force on the management of stable coronary artery disease of the European Society of Cardiology. Eur Heart J，2013，34（38）：2949-3003.

[6] 中华医学会心血管病学分会，中华心血管病杂志编辑委员会. 慢性稳定性心绞痛诊断与治疗指南. 中华心血管病杂志，2007，35（3）：195-203.

[7] Qaseem A，Fihn SD，Williams S，et al. Diagnosis of stable ischemic heart disease：summary of a clinical practice guideline from the American College of Physicians/American College of Cardiology Foundation/American Heart Association/American Association for Thoracic Surgery/Preventive Cardiovascular Nurses Association/Society of Thoracic Surgeons. Ann Intern Med，2012，157（10）：729-734.

[8] Fihn SD，Blankenship JC，Alexander KP，et al. 2014 ACC/AHA/AATS/PCNA/SCAI/STS focused update of the guideline for the diagnosis and management of patients with stable ischemic heart disease：a report of the American College of Cardiology/American Heart Association Task Force on Practice Guidelines，and the American Association for Thoracic Surgery，Preventive Cardiovascular Nurses Association，Society for Cardiovascular Angiography and Interventions，and Society of Thoracic Surgeons. Circulation，2014，130（19）：1749-1767.

[9] Critchley JA，Capewell S. WITHDRAWN：Smoking cessation for the secondary prevention of coronary heart disease. Cochrane Database Syst Rev，2012，2：CD003041.

[10] Daly LE，Mulcahy R，Graham IM，et al. Long term effect on mortality of stopping smoking after unstable angina and myocardial infarction. Br Med J（Clin Res Ed），1983，287（6388）：324-326.

[11] Stone NJ，Robinson JG，Lichtenstein AH，et al. 2013 ACC/AHA guideline on the treatment of blood cholesterol to reduce atherosclerotic cardiovascular risk in adults：a report of the American College of Cardiology/American Heart Association Task Force on Practice Guidelines. Circulation，2014，129（25 Suppl 2）：S1-45.

[12] Spinar J，Spinarova L，Vitovec J.［IMProved Reduction of Outcomes：Vytorin Efficacy International Trial（studie IMPROVE-IT）］. Vnitr Lek，2014，60（12）：1095-1101.

[13] Lamas GA，Goertz C，Boineau R，et al. Effect of disodium EDTA chelation regimen on cardiovascular events in patients with previous myocardial infarction：the TACT randomized trial. JAMA，2013，309（12）：1241-1250.

[14] Committee CS. A randomised，blinded，trial of clopidogrel versus aspirin in patients at risk of ischaemic events（CAPRIE）. CAPRIE Steering Committee. Lancet，1996，348（9038）：1329-1339.

[15] Mancini GB，Gosselin G，Chow B，et al. Canadian Cardiovascular Society guidelines for the diagnosis and management of stable ischemic heart disease. Can J Cardiol，2014，30（8）：837-849.

[16] 杨艳敏，方全，王斌，等. 硝酸酯类药物静脉应用建议. 中华内科杂志，2014，35（1）：74-78.

[17] Fox K，Ford I，Steg PG，et al. Ivabradine in stable coronary artery disease without clinical heart failure. N Engl J Med，2014，371（12）：1091-1099.

[18] Boden WE，O'Rourke RA，Teo KK，et al. Impact

of optimal medical therapy with or without percutaneous coronary intervention on long-term cardiovascular end points in patients with stable coronary artery disease (from the COURAGE Trial). Am J Cardiol, 2009, 104 (1): 1-4.

[19] De Bruyne B, Pijls NH, Kalesan B, et al. Fractional flow reserve-guided PCI versus medical therapy in stable coronary disease. N Engl J Med, 2012, 367 (11): 991-1001.

[20] De Bruyne B, Fearon WF, Pijls NH, et al. Fractional flow reserve-guided PCI for stable coronary artery disease. N Engl J Med, 2014, 371 (13): 1208-1217.

[21] Authors/Task Force m, Windecker S, Kolh P, et al. 2014 ESC/EACTS Guidelines on myocardial revascularization: The Task Force on Myocardial Revascularization of the European Society of Cardiology (ESC) and the European Association for Cardio-Thoracic Surgery (EACTS) Developed with the special contribution of the European Association of Percutaneous Cardiovascular Interventions (EAPCI). Eur Heart J, 2014, 35 (37): 2541-2619.

[22] 中华医学会心血管病学分会介入心脏病学组，中华心血管病杂志编辑委员会. 中国经皮冠状动脉介入治疗指南 2012（简本）. 中华心血管病杂志，2012，40（4）：271-277.

[23] Levine GN, Bates ER, Blankenship JC, et al. 2011 ACCF/AHA/SCAI Guideline for Percutaneous Coronary Intervention: a report of the American College of Cardiology Foundation/American Heart Association Task Force on Practice Guidelines and the Society for Cardiovascular Angiography and Interventions. Circulation, 2011, 124 (23): e574-651.

第九章　急性冠状动脉综合征的院前及早期规范化处理

要点

- 急性 ST 段抬高型心肌梗死（STEMI）院前急救的关键是早期积极开通梗死相关动脉，恢复有效的心肌再灌注，有能力进行直接 PCI 的医院，除了发病 3 h 以内的患者，直接 PCI 是首选，重点在于缩短发病至首次医疗接触（FMC）的时间以及 FMC 至开通梗死相关动脉时间。

- 建立区域协同救治网络和规范化胸痛中心是缩短 FMC 至开通梗死相关动脉时间的有效手段。

- 患者首诊就诊于没有 PCI 条件的基层医院，处在溶栓时间窗内的应首选溶栓治疗，特别是发病 3 h 以内的溶栓获益最大。如果 STEMI 患者相对延误的就诊至首次球囊扩张时间与就诊至开始溶栓时间在 1 h 之内的，转运行直接 PCI 为佳。

- STEMI 治疗需要尽早启动抗栓治疗，β 受体阻滞剂、血管紧张素转化酶抑制剂和他汀类药物也应早期给予。

- 非 ST 段抬高型急性冠状动脉综合征（NSTE-MI-ACS）应尽早进行风险评估和危险分层，对于合并进行性缺血或者血流动力学不稳定的高危患者尽早进行冠状动脉造影检查，早期侵入干预。

- 高危 NSTE-ACS 患者主张于症状发生最初 72 h 内行诊断性冠状动脉造影，然后根据病变情况进行血运重建治疗。

- NSTE-ACS 患者无论是采用保守策略或是侵入策略，早期强化抗栓治疗都很重要。

急性冠状动脉综合征（ACS）是以冠状动脉粥样硬化斑块破裂或侵袭，继发完全或不完全闭塞性血栓形成为病理基础的一组临床综合征。ACS 的发病率和死亡率在我国逐年增加且呈年轻化趋势，成为我国居民致死、致残和导致劳动力丧失的重要原因之一。根据胸痛时的心电图表现，将急性冠状脉综合征（ACS）分为 ST 段抬高型心肌梗死（STEMI）和非 ST 段抬高型急性冠状动脉综合征（NSTE-ACS）。并根据心肌损伤血清生物标志物 [肌酸激酶同工酶（CK-MB）或心脏肌钙蛋白] 测定结果，将 NSTE-ACS 分为非 ST 段抬高型心肌梗死（NSTEMI）和不稳定型心绞痛[1]。

尽管 ACS 的病理机制通常均包括粥样硬化斑块破裂、血栓形成，但 STEMI 时，冠状动脉常常急性完全阻塞，因此治疗重点需直接行冠状动脉介入治疗（PCI）或静脉溶栓，早期、充分和持续开通血管并使心肌再灌注，而 NSTE-ACS 时冠状动脉虽严重狭窄但常常存在富含血小板性不完全阻塞，治疗的重点是识别高危患者并积极干预防止血管完全阻塞，这两类综合征院前和早期处理有所不同。本章结合欧美和中国最新指南，对 ACS 院前和早期规范化处理做一总结。

第一节 STEMI 的院前和早期规范化处理

早期积极开通梗死相关动脉，恢复有效的心肌再灌注是改善 STEMI 患者预后的关键。再灌注治疗的疗效直接取决于患者症状发作至血管开通的时间，时间越短，效果越好，患者的预后越佳。在所有 STEMI 的诊治指南中，直接 PCI 都作为Ⅰ类推荐。与静脉溶栓相比，直接 PCI 有很多优点：可快速、完全、持续开通血管；改善左心室功能和临床预后；且其适应证较宽，适用于更多的 STEMI 患者。但我国 STEMI 患者能够获得早期干预治疗特别是直接 PCI 的比例还较低，国家卫生和计划生育委员会（原卫生部）统计数据显示，过去 3 年接受直接 PCI 的例数只占 STEMI 病例数的 30% 左右。院前积极救治对降低 STEMI 患者的死亡率意义重大。大量研究表明，直接 PCI 时间的延迟，使得患者死亡率或心肌梗死并发症增加。延迟可分为两个阶段，以首次医疗接触（FMC）为界限，第一阶段为发病至 FMC 的时间，第二阶段为 FMC 至开通梗死相关动脉时间。

一、缩短自发病至 FMC 的时间

发病至 FMC 时间的延误，很大程度上是患者自我健康意识欠缺，对心肌梗死的症状认识不够，或者是没有及时通过呼叫医疗急救系统或联系胸痛诊疗网络而选择自行赴门急诊诊治造成病情耽误。北京市关于 STEMI 急诊救治现状的多中心注册研究提示，我国 STEMI 治疗中，MI 病史、无晕厥发作、症状间断、症状能够耐受、未将症状归于心脏病是患者院前就医延迟的独立预测因素[2]。因此对患者和正常人群的健康宣教格外重要。

2015 年中国《急性 ST 段抬高型心肌梗死诊断和治疗指南》[3] 推荐：

应通过健康教育和媒体宣传，使公众了解急性心肌梗死的早期症状。教育患者在发生疑似心肌梗死症状（胸痛）后尽早呼叫 "120" 急救中心、及时就医，避免因自行用药或长时间多次评估症状而延误治疗。缩短发病至 FMC 的时间、在医疗保护下到达医院可明显改善 STEMI 的预后（推荐类别Ⅰ，证据等级 A）。

二、缩短自 FMC 至开通梗死相关动脉的时间

自首次医疗接触以后的每一个环节上发生的延迟都可能增加 STEMI 患者的死亡率。既往的诊疗规范强调 DTB（门-球）时间，即进入急诊室大门到球囊开通罪犯血管的时间，传统的临床治疗需要在急诊科办理住院手续，收治入心脏重症监护病房（CCU）后再进行介入治疗，北京市关于 STEMI 急诊救治现状的多中心注册研究提示，我国 STEMI 治疗中，急诊心电图时间、导管室人员到位时间、介入治疗知情同意时间是医院内影响再灌注时间的主要因素[4]。因此目前的规范诊治路径要求尽可能缩短 DTB 时间，相应的措施包括缩短首次记录心电图的时间，患者绕行 CCU 直接由急诊室进入导管室。近年来随着认识不断深入，治疗时间延迟的起始点由 DTB 时间前移到 FMC-B 时间（从首次医疗接触到球囊开通血管时间）。FMC-B 时间强调了院前急救的重要性，包括救护车到达时间、转运时间等。

中国医疗资源分布严重不均衡，三级医院患者人满为患，对胸痛急症处理响应较慢，而社区医院技术和设备配置较差、急救能力较弱，无法承担重症患者救治，为了有效整合相关医疗资源，组建区域协同救治网络和建设规范化的区域胸痛中心是中国可行的解决方案。所谓区域协同救治模式，就是在一定的区域范围内建立以能进行急诊 PCI 治疗的大医院为中心，建立起协同救治的快速反应机制，使 STEMI 患者发病后能在最短时间内被转运到合适医疗机构接受指南所推荐的最

佳治疗。胸痛中心的建立将形成一个多学科人员共同组成的单元，有助于更好地评估患者，分类治疗，提供早期快速治疗，优化资源的利用，使STEMI患者得到最佳的救治，大大缩短了FMC-B时间[5]。

2015年中国《急性ST段抬高型心肌梗死诊断和治疗指南》推荐：

建立区域协同救治网络和规范化胸痛中心是缩短FMC至开通梗死相关动脉时间的有效手段（推荐类别Ⅰ，证据等级B）。

有条件时应尽可能在FMC后10 min内完成首份心电图记录，并提前电话通知或经远程无线系统将心电图传输到相关医院（推荐类别Ⅰ，证据等级B）。

确诊后迅速分诊，优先将发病12 h内的STEMI患者送至可行直接PCI的医院（特别是FMC后90 min内能实施直接PCI者）（推荐类别Ⅰ，证据等级A），并尽可能绕过急诊室和冠心病监护病房或普通心脏病房直接将患者送入心导管室行直接PCI。

对已经到达无直接PCI条件医院的患者，若能在FMC后120 min内完成转运PCI，则应将患者转运至可行PCI的医院实施直接PCI（推荐类别Ⅰ，证据等级B）（图9-1）。

也可请有资质的医生到有PCI设备但不能独立进行PCI的医院进行直接PCI（推荐类别Ⅱb，证据等级B）。

应在公众中普及心肌再灌注治疗知识，以减少签署手术知情同意书时的犹豫和延误。

2012年ESC《急性ST段抬高型心肌梗死STEMI治疗指南》[6]中指出，所有医院和院前急救系统必须记录和监测时间延迟，努力达到并坚守下列质量标准：首次医疗接触至记录首次ECG时间≤10 min；首次医疗接触至实施再灌注的时间：溶栓≤30 min；直接PCI≤90 min（如果症状发作在120 min之内或直接到能够实施PCI的医院，则≤60 min）。

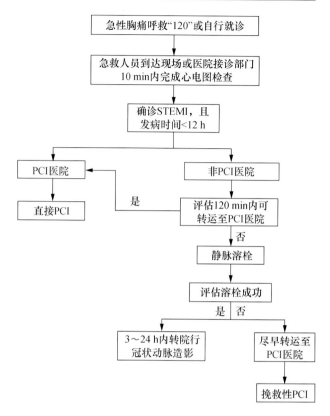

图9-1 STEMI患者急救流程

三、不具有PCI条件的医院，早期再灌注治疗选择

中国医疗资源区域分布极不均衡，我国大部分患者发病就诊往往首先到达农村、小城镇以及城市近郊的基层医院。中国急性冠状动脉综合征临床路径研究（CPACS）显示很多基层医院无条件进行PCI治疗，仅1/3的急性ST段抬高型心肌梗死患者接受了再灌注治疗，接近60%的低危患者接受了介入性检查和治疗，但2/3的高危患者没有接受介入检查。尽管静脉溶栓相比PCI有诸多不足，但在基层医院，静脉溶栓简单易行，对人员设备的要求不高，仍有可取之处。尽管直接PCI开通血管优势明显，但研究显示，如溶栓启动时间在心肌梗死发病3 h以内，溶栓与直接PCI获益相近，患者的获益不亚于PCI。如在入院前或在救护车上就启动溶栓治疗则患者获益最大，但目前我国大部分地区溶栓治疗多在医院内进行。决定是否溶栓治疗时，应综合分析预期风险/效益比、发病至就诊时间、就诊时临床及血流动力学

特征、合并症、出血风险、禁忌证和预期 PCI 延误时间。左束支传导阻滞、大面积梗死（前壁心肌梗死、下壁心肌梗死合并右心室梗死）患者溶栓获益较大。

对于患者首次就诊于没有 PCI 条件也没有转运条件的基层医院，处在溶栓时间窗内的应首选溶栓治疗，特别是发病 3 h 以内者溶栓获益最大。而具有转运条件的医院，则需综合权衡转运的延迟和溶栓与 PCI 的相对利弊。如果 STEMI 患者相对延误就诊至首次球囊扩张时间与就诊至开始溶栓时间在 1 h 之内的，以直接 PCI 为佳。估计相对延误超过 1 h 则应该溶栓，尤其是对于相对年轻的前壁大面积心肌梗死患者。

2015 年中国《急性 ST 段抬高型心肌梗死诊断和治疗指南》推荐：

溶栓治疗快速、简便，在不具备 PCI 条件的医院或因各种原因使 FMC 至 PCI 时间明显延迟时，对有适应证的 STEMI 患者，静脉内溶栓仍是较好的选择。院前溶栓效果优于入院后溶栓。对发病 3 h 内的患者，溶栓治疗的即刻疗效与直接 PCI 基本相似；有条件时可在救护车上开始溶栓治疗（推荐类别Ⅱa，证据等级 A）。

四、STEMI 急诊患者管理程序

2013 年 ESC 指南推荐的急诊管理程序汇总如下：①患者 FMC 后立即启动诊断与治疗程序；②在 10 min 内尽快完成 12 导联心电图；③对所有拟诊 STEMI 患者启动心电图监测；④对于有进行性心肌缺血体征和症状的患者，即使心电图表现不典型，也应当积极处理；⑤院前处理 STEMI 患者必须建立在能够迅速和实施再灌注治疗区域网络基础上，尽可能使更多患者接受直接 PCI；⑥能够实施直接 PCI 的中心必须提供 24 小时/7 天的服务，尽可能在接到通知后 60 min 内开始实施直接 PCI；⑦所有医院和医疗急救系统必须记录和监测时间延误，努力达到并坚守下列质量标准：首次医疗接触到记录首份心电图时间≤10 min，首次医疗接触到实施再灌注时间：溶栓≤30 min，直接 PCI≤90 min（如果症状发作在 120 min 之内

或直接到能够实施 PCI 的医院，则≤60 min）。溶栓成功后稳定的患者实施血管造影的最佳时间是 3～24 h，无风险情况下应尽早进行。

2015 年中国《ST 段抬高型心肌梗死诊断和治疗 STEMI 指南》则在 ESC 指南基础上做了优化，指南推荐的急救流程如图 9-1 所示。

五、STEMI 直接 PCI 规范方案指南推荐

1. 直接 PCI 的资质和适应证

直接 PCI 是 STEMI 首选的再灌注治疗方案。但对开展急诊介入的导管室和术者有一定要求，指南推荐开展急诊介入的心导管室每年 PCI 量≥100 例，主要操作者具备介入治疗资质且每年独立完成 PCI≥50 例。开展急诊直接 PCI 的医院应全天候应诊，并争取 STEMI 患者首诊至直接 PCI 时间≤90 min。

2015 中国《ST 段抬高型心肌梗死诊断和治疗指南》建议直接 PCI 适应证：

发病 12 h 内（包括正后壁心肌梗死）或伴有新出现左束支传导阻滞的患者（推荐类别Ⅰ，证据等级 A）。

伴心源性休克或心力衰竭时，即使发病超过 12 h 者（推荐类别Ⅰ，证据等级 B）。

发病 12～24 h 内具有临床和（或）心电图进行性缺血证据（推荐类别Ⅱ，证据等级 B）。

2. 溶栓后 PCI 的时机把握

溶栓后的介入（PCI）根据不同情况，可以分为立即 PCI（溶栓成功）；补救 PCI（溶栓不成功）；易化 PCI（欲行直接 PCI 前用溶栓或 GPⅡb/Ⅲa 受体拮抗剂）。对于溶栓后立即 PCI，早年支架时代前的几个随机研究结果均提示反而增加心脏事件发生。但随着新一代药物洗脱支架的使用和规范化抗栓药物的使用，溶栓后早期行 PCI 是可行的。没法及时进行直接 PCI 的患者溶栓失败后尽快转运进行早期的造影及 PCI 仍可大幅降低死亡风险。而易化 PCI 希望在等待直接 PCI 过程中使用药物以期尽早恢复前向血流以期提高 PCI 成功率，现有的几个临床研究都是与直接 PCI

进行比较，没有得出更好的结论，目前已不主张常规进行。

2015 中国《ST 段抬高型心肌梗死诊断和治疗指南》建议：

溶栓后尽早将患者转运到有 PCI 条件的医院，溶栓成功者于 3～24 h 进行冠状动脉造影和血运重建治疗（推荐类别 Ⅱa，证据等级 B）。

溶栓失败者尽早实施挽救性 PCI（推荐类别 Ⅱa，证据等级 B）。

溶栓治疗后无心肌缺血症状或血流动力学稳定者不推荐紧急 PCI（推荐类别 Ⅲ，证据等级 C）。

3. 转运 PCI 的时机

目前现有的循证医学证据显示，自 FMC 到 PCI 时间延迟如 <120 min，患者获益最大，相反则就地进行静脉溶栓治疗更有利于患者救治。在中国通过胸痛中心建设，在某一地区建立有效的 STEMI 治疗网络，即有介入治疗条件的医院或医疗中心应与无介入治疗条件的基层医疗机构建立转诊关系，并与当地的救护中心联系，尽量使 STEMI 患者在发病早期送至可行介入治疗的医院或医疗中心进行治疗[7]。

2015 中国《ST 段抬高型心肌梗死诊断和治疗指南》建议：

若 STEMI 患者首诊于无直接 PCI 条件的医院，当预计 FMC 至 PCI 的时间延迟 <120 min 时，应尽可能将患者转运至有直接 PCI 条件的医院（推荐类别 Ⅰ，证据等级 B）。

如预计 FMC 至 PCI 的时间延迟 >120 min，则应于 30 min 内溶栓治疗（推荐类别 Ⅱb，证据等级 B）。

根据我国国情，也可以请有资质的医生到有 PCI 设备的医院进行直接 PCI（时间 <120 min）（推荐类别 Ⅱb，证据等级 B）。

4. 未接受早期再灌注治疗 STEMI 患者的 PCI（症状发病 >24 h）

病变适宜 PCI 且有再发心肌梗死、自发或诱发心肌缺血或心源性休克或血流动力学不稳定的患者建议行 PCI 治疗（推荐类别 Ⅰ，证据等级 B）。

左心室射血分数（LVEF）<40%、有心力衰竭、严重室性心律失常者应常规行 PCI（推荐类别 Ⅱa，证据等级 C）。

STEMI 急性发作时有临床心力衰竭的证据，但发作后左心室功能尚可（LVEF>40%）的患者也应考虑行 PCI（推荐类别 Ⅱa，证据等级 C）。

对无自发或诱发心肌缺血证据，但梗死相关动脉有严重狭窄者可于发病 24 h 后行 PCI（推荐类别 Ⅱb，证据等级 C）。

对梗死相关动脉完全闭塞、无症状的 1～2 支血管病变，无心肌缺血表现，血流动力学和心电稳定患者，不推荐发病 24 h 后常规行 PCI（推荐类别 Ⅲ，证据等级 B）。

六、STEMI 静脉溶栓规范方案指南推荐

对于没有 PCI 条件的基层医院，转运时间延迟超过 120 min，溶栓治疗是 STEMI 患者治疗的首选再灌注治疗措施。院前溶栓效果优于入院后溶栓。有条件时可在救护车上开始溶栓治疗。但目前我国大部分地区溶栓治疗多在医院内进行。决定是否溶栓治疗时，应综合分析预期风险/效益比、发病至就诊时间、就诊时临床及血流动力学特征、合并症、出血风险、禁忌证和预期 PCI 延误时间。左束支传导阻滞、大面积梗死（前壁心肌梗死、下壁心肌梗死合并右心室梗死）患者溶栓获益较大。

1. 溶栓治疗的适应证指南建议

目前 2015 年中国《ST 段抬高型心肌梗死诊断和治疗指南》适应：

发病 12 h 以内，预期 FMC 至 PCI 时间延迟大于 120 min，无溶栓禁忌证（推荐类别 Ⅰ，证据等级 A）。

发病 12～24 h 仍有进行性缺血性胸痛和至少 2 个胸前导联或肢体导联 ST 段抬高 >0.1 mV，或血流动力学不稳定的患者，若无直接 PCI 条件，溶栓治疗是合理的（推荐类别 Ⅱa，证据等级 C）。

计划进行直接 PCI 前不推荐溶栓治疗（推荐类别 Ⅲ，证据等级 A）。

ST 段压低的患者（除正后壁心肌梗死或合并 aVR 导联 ST 段抬高）不应采取溶栓治疗（推荐

类别Ⅲ，证据等级 B)。

STEMI 发病超过 12 h，症状已缓解或消失的患者不应给予溶栓治疗（推荐类别Ⅲ，证据等级 C）。

2. 溶栓剂选择

建议优先采用特异性纤溶酶原激活剂。重组组织型纤溶酶原激活剂阿替普酶可选择性激活纤溶酶原，对全身纤溶活性影响较小，无抗原性，是目前最常用的溶栓剂。但其半衰期短，为防止梗死相关动脉再阻塞需联合应用肝素（24～48 h）。其他特异性纤溶酶原激活剂还有兰替普酶、瑞替普酶和替奈普酶等。非特异性纤溶酶原激活剂包括尿激酶和尿激酶原，可直接将循环血液中的纤溶酶原转变为有活性的纤溶酶，无抗原性和过敏反应。

3. 溶栓后患者处理

对于溶栓后患者，无论临床判断是否再通，均应早期（3～24 h 内）进行旨在介入治疗的冠状动脉造影；溶栓后 PCI 的最佳时机仍有待进一步研究。无冠状动脉造影和（或）PCI 条件的医院，在溶栓治疗后应将患者转运到有 PCI 条件的医院。

七、STEMI 早期规范药物治疗

1. 抗栓治疗

STEMI 的主要原因是冠状动脉内斑块破裂诱发血栓性阻塞。因此，抗栓治疗（包括抗血小板和抗凝）十分必要，STEMI 治疗需要尽早启动抗栓治疗。无论是否接受早期再灌注治疗，尽早和充分使用抗血小板药物均可改善预后。主要有三类抗血小板药物获得批准用于临床治疗 ACS 或其二级预防，分别是口服环氧化酶-1（COX-1）抑制剂、口服 P2Y12 受体抑制剂以及 GP Ⅱb/Ⅲa 受体拮抗剂。COX-1 抑制剂阿司匹林通过抑制血小板环氧化酶使血栓素 A2 合成减少，达到抗血小板聚集的作用。口服 P2Y12 受体抑制剂干扰二磷酸腺苷介导的血小板活化。P2Y12 受体抑制剂联合阿司匹林可以使 STEMI 患者获益，无论是否行 PCI 术。氯吡格雷为前体药物，需肝细胞色素 P450 酶代谢形成活性代谢物，与 P2Y12 受体不可逆结合。替格瑞洛和普拉格雷是新一代药物，具

有更强和快速抑制血小板的作用，且前者不受基因多态性的影响。ATLANTIC 研究结果显示，院前应用替格瑞洛相比院内使用，能够进一步降低 24 h 及 30 天支架内血栓发生率。在充分的双联血小板药物治疗基础上，GP Ⅱb/Ⅲa 受体拮抗剂并不能带来额外获益，仅适用于血栓高危患者。在双联抗血小板基础上，抗凝治疗也是 STEMI 早期药物治疗很重要的一环，特别是对于采用非介入治疗的患者。依诺肝素、磺达肝癸钠和比伐卢定等抗凝药物适用于不同情况下的 STEMI 患者。

2015 年中国《ST 段抬高型心肌梗死诊断和治疗指南》抗栓药物使用建议：

所有无禁忌证的 STEMI 患者均应立即口服水溶性阿司匹林或嚼服肠溶阿司匹林 300 mg（推荐类别Ⅰ，证据等级 B），继以 75～100 mg/d 长期维持（推荐类别Ⅰ，证据等级 A）。

STEMI 直接 PCI（特别是置入 DES）患者，应给予负荷量替格瑞洛 180 mg，以后每次 90 mg，每日 2 次，至少 12 个月（推荐类别Ⅰ，证据等级 B）；或氯吡格雷 600 mg 负荷量，以后每次 75 mg，每日 1 次，至少 12 个月（推荐类别Ⅰ，证据等级 A）。

STEMI 静脉溶栓患者，如年龄≤75 岁，应给予氯吡格雷 300 mg 负荷量，以后 75 mg/d，维持 12 个月（推荐类别Ⅰ，证据等级 A）。

未接受再灌注治疗的 STEMI 患者可给予任何一种 P2Y12 受体抑制剂，例如氯吡格雷 75 mg、1 次/日，或替格瑞洛 90 mg、2 次/日，至少 12 个月（推荐类别Ⅰ，证据等级 B）。

在有效的双联抗血小板及抗凝治疗情况下，不推荐 STEMI 患者造影前常规应用 GP Ⅱb/Ⅲa 受体拮抗剂（推荐类别Ⅱb，证据等级 B）。

高危患者或造影提示血栓负荷重、未给予适当负荷量 P2Y12 受体拮抗剂的患者可静脉使用替罗非班或依替巴肽（推荐类别Ⅱa，证据等级 B）。

直接 PCI 时，冠状动脉内注射替罗非班有助于减少无复流、改善心肌微循环灌注（推荐类别Ⅱb，证据等级 B）。

直接 PCI 患者抗凝建议：静脉推注普通肝素

（70～100 U/kg），维持 ACT 250～300 s。联合使用 GPⅡb/Ⅲa 受体拮抗剂时，静脉推注普通肝素（50～70 U/kg），维持 ACT 200～250 s（推荐类别Ⅰ，证据等级 B）。或者静脉推注比伐卢定 0.75 mg/kg，继而 1.75 mg/(kg•h) 静脉滴注（合用或不合用替罗非班）（推荐类别Ⅱa，证据等级 A）[49-50]，并维持至 PCI 后 3～4 h，以减低急性支架血栓形成的风险。出血风险高的 STEMI 患者，单独使用比伐卢定优于联合使用普通肝素和 GPⅡb/Ⅲa 受体拮抗剂（推荐类别Ⅱa，证据等级 B）。

静脉溶栓患者抗凝建议：应至少接受 48 h 抗凝治疗（最多 8 d 或至血运重建）（推荐类别Ⅰ，证据等级 A）。建议①静脉推注普通肝素 4000 U，继以 1000 U/h 滴注，维持 APTT 1.5～2.0 倍（约 50～70 s）（推荐类别Ⅰ，证据等级 C）。②根据年龄、体质量、肌酐清除率（CrCl）给予依诺肝素。③静脉推注磺达肝癸钠 2.5 mg，之后每天皮下注射 2.5 mg（推荐类别Ⅰ，证据等级 B）。如果 CrCl＜30 ml/min，则不用磺达肝癸钠。

2013 年 ACC/AHA 指南和 2012 年 ESC 指南抗血小板相关推荐和 2015 中国 STEMI 指南大致相同，抗凝方面略有不同，如表 9-1 所示：

表 9-1 STEMI 不同指南推荐的抗凝药物（相应给出推荐类别和证据等级）

		依诺肝素	磺达肝癸钠	比伐卢定
2012 ESC 指南	溶栓	Ⅰ，A	Ⅰ，B	—
	PCI	Ⅰ，B	Ⅲ，B	Ⅰ，B
2013 ACC 指南	溶栓	Ⅰ，A	Ⅱa，B	—
	PCI	Ⅱb，B	Ⅲ，B	Ⅰ，B
2015 中国 指南	溶栓	Ⅰ，A	Ⅰ，B	—
	PCI	—	—	Ⅱa，B

2. 其他药物治疗

（1）β 受体阻滞剂：有利于缩小心肌梗死面积，减少复发性心肌缺血、再梗死、心室颤动及其他恶性心律失常，对降低急性期病死率有肯定的疗效。无禁忌证的 STEMI 患者应在发病后 24 h 内常规口服 β 受体阻滞剂。静脉滴注硝酸酯类药物用于缓解缺血性胸痛、控制高血压或减轻肺水肿，除右心室心肌梗死者也可在 STEMI 早期应用。在无禁忌证的情况下，可早期开始使用 ACEI 以影响心肌重构、减轻心室过度扩张，但剂量和时限应视病情而定。应从低剂量开始，逐渐加量。

（2）他汀类药物：除调脂作用外，他汀类药物还具有抗炎、改善内皮功能、抑制血小板聚集的多效性，因此，所有无禁忌证的 STEMI 患者入院后应尽早开始他汀类药物治疗，且无需考虑胆固醇水平。

第二节　NSTE-ACS 的院前和早期规范化处理

一、早期分诊流程

NSTE-ACS 患者症状各异，最初可能因胸痛或者其他非典型症状就医。任何疑似非 ST 段抬高型急性冠状动脉综合征（NSTEMI-ACS）的患者都应该被及时送往急诊，交由有经验的内科医生处理。医生接诊后 10 min 内应该做心电图检查，监测患者心律。2015 ESC《非 ST 抬高型急性冠状动脉综合征管理指南》推荐的最初诊断策略应该基于以下指标：

（1）胸痛的特点、持续时间、其他的症状相关的物理检查（收缩压、心律、心肺听诊、Killip 分级）。

（2）根据患者胸痛、年龄、性别、心血管病危险因素、已知的动脉粥样硬化导致的冠心病和非心源性疾病表现等评价患者患有 CAD 的可能。

（3）12 导联心电图（通过 ST 段的异常表现来发现心肌缺血或者坏死）。

根据以上的发现，可对患者做出以下诊断：STEMI；NSTEMI-ACS；疑似非 NSTEMI-ACS 患者。STEMI 患者应立刻按照 STEMI 早期诊疗规范，早期再灌注治疗，尽可能缩短 FMC-B 时间；NSTEMI-ACS 患者应尽早进行风险评估和危险分层，对于合并进行性缺血或者血流动力学不稳定的高危患者应尽早进行冠状动脉造影检查，早期侵入干预。疑诊 NSTEMI-ACS 的患者应该立刻送入急诊室或胸痛中心监测，直到确诊或者排除 MI 诊断。

2012 年中国 NSTE-ACS 指南[8]推荐的早期分流流程如图 9-2 所示：

二、早期风险评估和危险分层

NSTE-ACS 的病理生理基础主要为冠状动脉严重狭窄和（或）易损斑块破裂或糜烂所致的急性血栓形成，伴或不伴血管收缩、微血管栓塞，引起冠状动脉血流减低和心肌缺血，其临床情况动态改变，短期内冠状动脉可能发生严重阻塞，因此在 NSTE-ACS 患者院前和早期就需要进行风

险评估和危险分层，识别出高危患者，进行早期干预避免更严重心脏事件发生。随着干预手段的介入，其缺血和（或）出血的风险不断变化，对患者的危险分层也应随之更新，并根据其具体情况进行个体化评估。

NSTE-ACS 的早期风险评估主要根据心绞痛症状、体检发现、心电图变化和心肌损伤标志物等几项指标。静息性胸痛＞20 min、血流动力学不稳定或近期有晕厥或先兆晕厥而拟诊 NSTE-ACS 的患者，宜尽可能在急诊或胸痛中心诊治。最初的心电图表现直接与预后相关。进行性胸痛患者应即刻（＜10 min）做 12 导联心电图，并根据患者情况及时复查心电图动态变化，必要时加做 18 导联心电图。ST 段压低伴短暂抬高，则风险更高。心肌损伤指标（cTn、CK-MB 等）、炎症

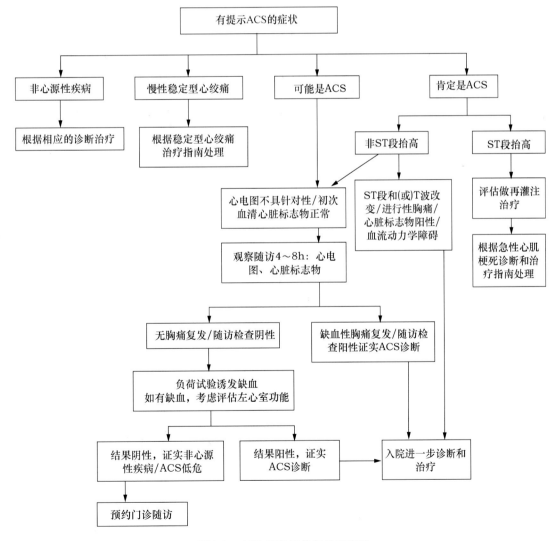

图 9-2　ACS 患者评估与处理流程

因子［高敏C反应蛋白（hs-CRP）］、神经体液激活因素［B型利钠肽原（NT-proBNP）］等，均可提示近期 NSTE-ACS 患者预后。

2015 年 ESC《非 ST 段抬高型急性冠状动脉综合征管理指南》[9] 推荐的早期风险评估措施如下，和 2014 ACC/AHA《非 ST 段抬高型急性冠状动脉综合征管理指南》[10] 类似。

建议患者就诊后 10 min 内迅速行 12 导联 ECG 检查，并立即让有经验的医生查看结果。为了防止症状复发或者诊断不明确，有必要再次行 12 导联 ECG 检查（推荐类别Ⅰ，证据等级B）。

如果标准导联 ECG 结果阴性，但仍然高度怀疑缺血性病灶的存在，建议增加 ECG 导联（V_{3R}、V_{4R}、$V_7 \sim V_9$）（推荐类别Ⅰ，证据等级C）。

建议检测心肌钙蛋白（敏感或者高敏法），且在 60 min 内获取结果（推荐类别Ⅰ，证据等级A）。

如果有高敏肌钙蛋白的结果，建议行 0 h 和 3 h 的快速排查方案（推荐类别Ⅰ，证据等级B）。

如果有高敏肌钙蛋白的结果以及确认可用 0 h/1 h 算法，建议行 0 h 和 1 h 的快速排查和确诊方案。如果前两次肌钙蛋白检测结果阴性但临床表现仍然提示 ACS，建议在 3～6 h 之后再做一次检查（推荐类别Ⅰ，证据等级B）。

由于许多临床指标对缺血或出血均具有预测价值，在 NSTE-ACS 早期风险评估时，应结合患者的具体临床情况及可获得的医疗资源，以达到最佳的风险/获益比和费用/获益比，2012 年中国《非 ST 段抬高急性冠脉综合征诊断和治疗指南》推荐的早期危险分层综合罗列于表 9-2，NSTE-ACS 患者短期死亡和非致死性心脏缺血事件的风险评估是一个牵涉多因素的复杂过程，标准不一致时以最高为准。

三、早期侵入性治疗策略

NSTE-ACS 早期侵入性干预是否获益既往存在争议，随着近年来一系列临床试验的公布，伴随着强而有力的抗栓药物治疗和新一代药物洗脱支架的应用，普遍倾向于早期侵入性策略。

2012 年中国《非 ST 段抬高型急性冠脉综合征诊断和治疗指南》推荐：对高危 NSTE-ACS 患者主张于症状发生最初 72 h 内行诊断性冠状动脉造影，然后根据病变情况进行血运重建治疗（推荐类别Ⅰ，证据等级A）。高危患者包括有血清 cTn 或心电图 ST-T 变化，其次为糖尿病、肾功能不全［eGFR<60 ml/(min·1.73 m²)］、心功能减退（LVEF<40%）、梗死后早期心绞痛、最近 PCI、以往 CABG 史和中至高 GRACE 危险积分。

表 9-2　NSTE-ACS 早期危险分层

项目	高风险（至少具备下列一条）	中度风险（无高风险特征但具备下列任一条）	低风险（无高、中度风险特征但具备下列任一条）
病史	48 h 内缺血症状恶化	既往心肌梗死，脑血管疾病，冠状动脉旁路移植术或使用 ASA	
胸痛特点	长时间（>20 min）静息时胸痛	长时间（>20 min）静息时胸痛但目前缓解，有高或中度冠心病可能，静息时胸痛（<20 min）或因休息或含服硝酸甘油后缓解	过去 2 周内新发 CCS Ⅱ～Ⅳ级心绞痛，但无长时间（>20 min）静息时胸痛，有中或高度冠心病可能
临床表现	缺血引起肺水肿，新出现二尖瓣关闭不全杂音或原杂音加重，第三心音或新出现啰音或原啰音加重，低血压、心动过速，年龄>75 岁	年龄>70 岁	
心电图	静息时胸痛伴一过性 ST 段改变（>0.05 mV），aVR 导联 ST 段抬高>0.1 mV，新出现束支传导阻滞或持续性心动过速	T 波倒置>0.2 mV，病理性 Q 波	胸痛时心电图正常或无变化
心脏损伤标志物	明显增高（即 cTnT>0.1 μg/L）	轻度增高（即 cTnT>0.01 μg/L 但<0.1 μg/L）	正常

与 2014 年的 ACC/AHA《非 ST 段抬高型急性冠状动脉综合征管理指南》推荐意见类似，但进一步细化了对早期侵入性策略选择的临床建议。该指南认为对于有顽固性心绞痛或血流动力学或心电图不稳定的 NSTE-ACS 患者（无严重并存疾病或禁忌证时），应行紧急/立即侵入性策略（若冠状动脉解剖允许，拟进行血运重建的患者行诊断性冠状动脉造影）（推荐类别Ⅰ，证据等级 A）。而初始病情稳定的 NSTE-ACS 患者（无严重并存疾病或禁忌证时）如临床事件风险较高，也推荐采用早期侵入性策略（若冠状动脉解剖允许，拟进行血运重建的患者行诊断性冠状动脉造影）（推荐类别Ⅰ，证据等级 B）。

2015 年的 ESC《非 ST 段抬高型急性冠状动脉综合征管理指南》则对早期侵入的不同时间做了推荐。即刻侵入治疗策略（＜2 h）适用范围与 ST 段抬高型心肌梗死一样，对于进行性胸痛、至少一项极高危危险因素的患者，行即刻侵入治疗策略。早期进行侵入性治疗策略（＜24 h）则适用于已经使用药物干预，但是危险性增加，需要早期血管造影，随后需要血运重建的患者。如果患者至少有一个高危因素，应及时转移到可以即刻进行导管治疗的医院。

四、NSTE-ACS 早期规范药物治疗

1. 抗栓治疗

由于有类似的病理生理基础，抗栓治疗对 NSTE-ACS 同样重要。无论是采用保守策略或是侵入策略，各指南均强调了早期双联抗血小板药物治疗和抗凝治疗的重要性。2012 年中国指南抗栓治疗主要推荐如下：

中或高危及准备行早期 PCI 的 NSTE-ACS 患者：入院后（诊断性血管造影前）应尽快开始双联抗血小板治疗（推荐类别Ⅰ，证据等级 A），除 ASA 外，在 PCI 前加用氯吡格雷 300～600 mg（推荐类别Ⅰ，证据等级 A），或替洛瑞洛 180 mg（推荐类别Ⅰ，证据等级 B）。对已接受 ASA 和一种噻吩吡啶类药物并准备行 PCI 的高危 NSTE-ACS 患者（例如 cTn 增高、糖尿病、ST 段明显

压低），而出血风险较小时，可考虑术前静脉给予血小板 GPⅡb/Ⅲa 受体抑制剂（推荐类别Ⅰ，证据等级 A）。但如准备选用比伐卢定或 6 h 前已接受至少 300 mg 氯吡格雷时，则不用血小板 GPⅡb/Ⅲa 受体抑制剂（推荐类别Ⅱa，证据等级 B）。对明确诊断 NSTE-ACS 并行 PCI 的患者，当出血风险低时，术前给予负荷量氯吡格雷 600 mg，术后最初 7 d 给予双倍剂量氯吡格雷（150 mg/d）治疗，然后以 75 mg/d 维持是合理的（推荐类别Ⅱa，证据等级 B）。接受 PCI 治疗（尤其是置入药物洗脱支架）的 NSTE-ACS 患者，术后给予氯吡格雷 75 mg/d（推荐类别Ⅰ，证据等级 A）、普拉格雷 10 mg/d（推荐类别Ⅱa，证据等级 B）或替洛瑞洛 90 mg，2 次/日（推荐类别Ⅰ，证据等级 B），并维持治疗至少 12 个月。

早期保守治疗的 NSTE-ACS 患者：在入院后迅速开始 ASA 及抗凝治疗的基础上，加用氯吡格雷（负荷量后每日维持量），并持续至少 1 个月（推荐类别Ⅰ，证据等级 A），如能延长到 1 年则更好（推荐类别Ⅰ，证据等级 B）。对准备早期 PCI 的患者，如选用比伐卢定抗凝治疗或术前至少 6 h 给予≥300 mg 氯吡格雷时，则不用血小板 GPⅡb/Ⅲa 受体拮抗剂（推荐类别Ⅱa，证据等级 B）。对缺血事件风险低（TIMI 积分≤2）的 NSTE-ACS 患者，在 ASA 和氯吡格雷治疗时，不给予术前血小板 GPⅡb/Ⅲa 受体拮抗剂（推荐类别Ⅲ，证据等级 B）。所有 NSTE-ACS 患者在无明确禁忌证时，均推荐接受抗凝治疗（推荐类别Ⅰ，证据等级 A），以抑制凝血酶生成和（或）活性，减少相关心血管事件。根据缺血和（或）出血风险、疗效和（或）安全性选择抗凝剂（推荐类别Ⅰ，证据等级 C）。

准备行 PCI 的 NSTE-ACS 患者，建议开始选择依诺肝素（1 mg/kg，皮下注射 2 次/日）或普通肝素（推荐类别Ⅰ，证据等级 A）、比伐卢定或磺达肝癸钠（推荐类别Ⅰ，证据等级 A）。使用磺达肝癸钠时，需静脉推注普通肝素（50～85 U/kg，根据 ACT 调整；或应用血小板 GPⅡb/Ⅲa 拮抗剂时，50～60 U/kg），以减少导管内血栓形成（推荐类别Ⅰ，证据等级 B）。如没有磺达肝癸钠或依

诺肝素，则推荐使用普通肝素，并维持 APTT 50～70 s（推荐类别Ⅰ，证据等级 B）；其他推荐剂量的低分子肝素也有指征（推荐类别Ⅰ，证据等级 C）。对准备行紧急或早期 PCI 的患者（特别当出血高风险时），推荐比伐卢定替代普通肝素合用血小板 GP Ⅱb/Ⅲa 受体拮抗剂（推荐类别Ⅰ，证据等级 B）。

单纯保守治疗且出血风险增高的 NSTE-ACS 患者，选择磺达肝癸钠优于依诺肝素或普通肝素（推荐类别Ⅰ，证据等级 B），抗凝治疗应维持至出院（推荐类别Ⅰ，证据等级 A）。不准备 24 h 内行血运重建的 NSTE-ACS 患者，建议低分子肝素抗凝（推荐类别Ⅱa，证据等级 A）；磺达肝癸钠或依诺肝素优于普通肝素（推荐类别Ⅱa，证据等级 B）。

对无并发症的患者，PCI 后停用抗凝治疗（推荐类别Ⅰ，证据等级 B）。不主张肝素（普通肝素/低分子肝素）交换使用（推荐类别Ⅲ，证据等级 B）。

2. 其他药物治疗

在无心衰、低心排血量状态、心源性休克风险或其他禁忌证的情况下，争取在第 1 个小时内早期口服 β 受体阻滞剂有益。NSTE-ACS 患者应在入院 24 h 内测定空腹血脂水平。如无禁忌证，无论基线低密度脂蛋白胆固醇（LDL-C）水平如何，所有患者均应尽早给予他汀类药物治疗。

（方唯一　关韶峰）

参考文献

[1] Tehrani DM1，Seto AH. Third universal definition of myocardial infarction：update，caveats，differential diagnoses. Cleve Clin J Med，2013，80 (12)：777-86.

[2] 宋莉，胡大一，杨进刚，等. 北京市急性心肌梗死患者决定就医延迟的影响因素. 中华内科杂志，2008，47：284-287.

[3] 中华医学会心血管病学分会，中华心血管病杂志编辑委员会. 急性 ST 段抬高型心肌梗死诊断和治疗指南. 中华心血管病杂志，2015，43 (5)：380-393.

[4] 宋莉，严红兵，杨进刚，等. 影响 ST 段抬高心肌梗死患者再灌注决定延迟的因素. 中华心血管病杂志，2010，38：301-305.

[5] "胸痛中心"建设中国专家共识组. "胸痛中心"建设中国专家共识. 中国心血管病研究，2011，5 (9)：325-334.

[6] Stag PG，James SK，Atar D，et al. ESC guidelines for the management of acute myocardial infarction in patients presenting ST—segment elevation. Eur Heart J，2012，33 (20)：2569-2619.

[7] 段天兵，向定成，秦伟毅，等. 建立区域协同救治网络对首诊于非 PCI 医院的 STEMI 患者再灌注时间的影响. 中华心血管病杂志，2014，42 (8)：639-640.

[8] 中华医学会心血管病学分会，中华心血管病杂志编辑委员会. 非 ST 段抬高急性冠脉综合征诊断和治疗指南. 中华心血管病杂志，2012，40 (5)：353-367.

[9] Roffi M，Patrono C，Collet JP，et al. 2015 ESC Guidelines for the management of acute coronary syndromes in patients presenting without persistent ST-segment elevation：Task Force for the Management of Acute Coronary Syndromes in Patients Presenting without Persistent ST-Segment Elevation of the European Society of Cardiology（ESC）. Eur Heart J，2016，37 (3)：267-315.

[10] Amsterdam EA，Wenger NK，Brindis RG，et al. 2014 AHA/ACC Guideline for the Management of Patients with Non-ST-Elevation Acute Coronary Syndromes：a report of the American College of Cardiology/American Heart Association Task Force on Practice Guidelines. J Am Coll Cardiol，2014，64 (24)：e139-228.

第十章　ST 段抬高型心肌梗死再灌注治疗的决策实践

要点

- 急性 ST 段抬高型心肌梗死（STEMI）发病 12 h 内，无禁忌证均应进行再灌注治疗；再灌注治疗是降低 STEMI 患者病死率的有效手段，应尽可能缩短首次医疗接触（FMC）至再灌注时间。
- STEMI 发病 3 h 内，经皮冠状动脉介入（PCI）和溶栓治疗等效，3～12 h PCI 优于溶栓治疗。
- 可行 PCI 医院 FMC 至器械时间＜90 min，不可行 PCI 医院 FMC 至器械时间＜120 min，应选直接（或转运）PCI，否则宜选溶栓治疗；溶栓治疗失败应及早行挽救性 PCI，溶栓治疗成功后 3～24 h 行冠脉造影，必要时 PCI。
- 越危重的患者（如心源性休克）从直接 PCI 获益越明显，但年龄＞75 岁、发病时间＞12 h 或共存疾病多，其风险亦随之显著增加，宜权衡利弊。
- 不管是否行再灌注治疗，指南导向药物治疗是基础。

急性 ST 段抬高型心肌梗死（ST-elevation myocardial infarction，STEMI）的病理基础主要是冠状动脉（冠脉）粥样斑块糜烂或破裂，继发冠脉内血栓形成（＞90%），引发冠脉急性阻塞使心肌灌注急剧减少或中断，导致心肌缺血、损伤或坏死。再灌注治疗（reperfusion therapy）则是通过静脉药物或介入的方式，使梗死相关动脉（infarct related artery，IRA）再通，心肌恢复重新灌注。再灌注治疗方法主要有两种：即静脉溶栓治疗（intravenous fibrinolytic therapy）和经皮冠脉介入（percutaneous coronary intervention，PCI），其主要目标是：①尽快开通梗死相关动脉，缩短心肌缺血总时间（total ischemic time）；②恢复心肌有效再灌注。STEMI 患者的住院病死率已由 20 世纪 60 年代的 25% 降至目前的 5%。

第一节　再灌注治疗的理论基础

一、心肌坏死的时间过程

在 STEMI 动物模型，冠脉急性阻塞后 20 min 开始发生缺血性心肌坏死，呈波峰状自心内膜向心外膜扩展，梗死面积随阻塞时间持续而增加，阻塞后 40 min、3 h 和 6 h 梗死面积分别为 38%、57% 和 71%，6～8 h 近完全性坏死（图 10-1）；而梗死相关动脉开通得越早，挽救的濒死心肌越多，阻塞后 15 min 开通可完全不发生心肌梗死（"流产"心肌梗死，"aborted" myocardial infarction），阻塞后 40 min、3 h 和 6 h 开通梗死相关动脉分别挽救濒死心肌 55%、33% 和 16%[1-2]。这些动物研究结果为 STEMI 患者的临床再灌注治疗奠定了

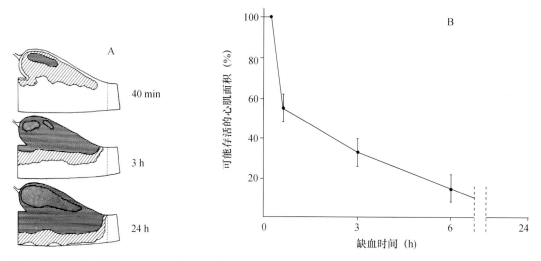

图 10-1　冠脉阻塞后不同时间点：**A.** 心肌坏死呈波峰状自心内膜向心外膜扩展；**B.** 可挽救的濒死心肌比例〔引自 Reimer KA，et al. Circulation，1977，56（5）：786-794[2]〕

基础：①心肌的血供是自心外膜向心内膜，冠脉阻塞后心肌坏死则从心内膜开始，向心外膜扩展；②心肌坏死的开始时间是在冠脉阻塞后约 20 min，完全心肌坏死约 6～8 h；③心肌坏死面呈波峰状；④心肌坏死早期具有明显的时间依赖性，再灌注治疗可挽救濒死心肌，2 h 内可被挽救的心肌多，是再灌注治疗的黄金时间（golden hour）；⑤暗示了心肌缺血总时间的概念，即冠脉开始阻塞至血管开通的时间，也就是 STEMI 患者症状发作至罪犯血管开通的时间，为 STEMI 患者预后的重要决定因素。

二、再灌注治疗的理论基础

1. 时间就是心肌（时间就是生命）

在梗死相关动脉阻塞的前几个小时内早期再灌注可缩小梗死面积、挽救濒死心肌、改善心功能、提高存活率，心肌缺血总时间每延迟 30 min，1 年病死率增加 7.5％（图 10-2）[3]。在人类，冠脉阻塞至心肌开始坏死的时间和心肌完全坏死的时间尚未确定，因存在侧支循环、缺血预适应和自发性再灌注会明显长于动物模型[1,4]。再灌注治疗时间的任何延迟意味着丧失心肌，降低生活质量或失去生命。

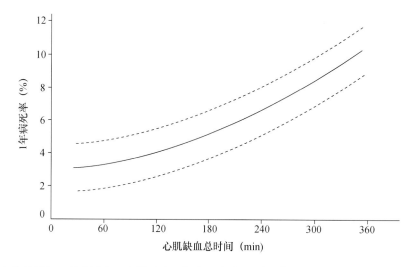

图 10-2　心肌缺血总时间与 1 年病死率。虚线反映 1 年病死率的 95％可信区间〔引自 De Luca G，et al. Circulation，2004，109（10）：1223-1225[3]〕

2. 难以准确确定心肌缺血时间

冠脉阻塞的开始时间临床上主要是根据胸痛发作的时间来推断，但多数 STEMI 患者并不能明确说明发病时间，或心肌缺血症状不典型。机制为：①冠脉完全阻塞前的一段时间，可发生不稳定型心绞痛，出现周期性血栓形成与血栓自溶使罪犯血管交替性阻塞与开通；②有心绞痛病史的患者可产生缺血预适应，保护心肌细胞免于缺血；

③受累区域的侧支循环好，可维持心肌细胞存活，使其处于冬眠或顿抑状态[4]。

3. 开放罪犯血管学说

循证医学支持成功地再灌注治疗可显著改善 STEMI 患者的预后（图 10-2）。晚期 PCI（12～36 h）的益处不甚肯定，但可挽救处于顿抑和冬眠状态的心肌而缩小梗死面积，改善心室舒张功能、左心室重塑及电生理稳定性[4]。

第二节　再灌注治疗的适应证与禁忌证

循证医学表明，直接 PCI 较溶栓治疗具有更好的临床结果，如降低病死率、心肌缺血复发率及严重并发症（如颅内出血）发生率，直接 PCI 已经成为 STEMI 患者再灌注治疗的优选策略。但在不可行 PCI 的医院，溶栓治疗一直是 STEMI 患者再灌注治疗的标准策略。

一、溶栓治疗的适应证和禁忌证

溶栓治疗是通过溶解冠脉内的新鲜血栓使罪犯动脉再通，从而部分或完全恢复心肌灌注，获益大小主要取决于治疗开始的时间和达到的心肌梗死溶栓（TIMI）血流。溶栓治疗的优点为简单易行、应用方便、价格低廉、疗效确切、降低死亡率和保护左心室功能等。溶栓治疗的适应证推荐类别（表 10-1）和禁忌证（表 10-2）如下[5-8]。

表 10-1	溶栓治疗的适应证推荐
适应证	**推荐类别/证据等级**
发病＜12 h，预计首次医疗接触（FMC）至器械时间＞120 min，无溶栓禁忌证	Ⅰ/A
发病 12～24 h 仍有进行性缺血性胸痛和至少 2 个胸导联或肢体导联 ST 段抬高＞0.1 mV，或血流动力学不稳定，无直接 PCI 条件	Ⅱa/C
有条件时可院前开始溶栓治疗	Ⅱa/A
计划进行 PCI 前不推荐溶栓治疗	Ⅲ/A
发病＞12 h，症状已缓解或消失不应给予溶栓治疗	Ⅲ/C

表 10-2	STEMI 溶栓治疗的禁忌证
绝对禁忌证	
既往任何时间的脑出血史或不明原因的卒中	
脑血管结构异常（如动静脉畸形）	
颅内恶性肿瘤（原发或转移）	
6 个月内缺血性卒中（不包括 4.5 h 内急性缺血性卒中）或短暂性脑缺血发作（TIA）史	
可疑或确诊主动脉夹层	
活动性出血或者出血素质（不包括月经来潮）	
3 个月内的严重头部闭合性创伤或面部创伤	
2 个月内颅内或脊柱内外科手术	
严重未控制的高血压，对紧急治疗无反应（收缩压＞180 mmHg 或舒张压＞110 mmHg）	
24 h 内不能压迫止血部位的大血管穿刺（如肝穿刺、腰椎穿刺）	
相对禁忌证	
年龄≥75 岁	
慢性、严重、未良好控制的高血压（收缩压≥180 mmHg 或舒张压≥110 mmHg），需控制收缩压＜160 mmHg 后开始溶栓治疗	
心肺复苏胸外按压＞10 min 或有创心肺复苏操作（肋骨骨折、心包积血）	
痴呆或已知其他颅内病变	
3 周内创伤或进行过大手术	
4 周内发生过内脏出血、2 周内不能压迫止血部位的大血管穿刺	
感染性心内膜炎；妊娠；活动性消化性溃疡	
正在应用华法林［国际标准化比值（INR）水平越高，出血风险越大］或新型口服抗凝剂	
终末期肿瘤或严重肝肾疾病	
2 年内应用链激酶或既往有此类药物过敏史者，不能重复使用链激酶	

二、溶栓治疗的优势与缺陷

1. 溶栓治疗的主要优势[4,6]

（1）可在任何地点（农村或社区医院）进行。

（2）无明显时间延迟，在指南要求的 FMC 至溶栓时间（door-to-needle，DTN）＜30 min 内容易给药；院前溶栓获益更大。

（3）较 24 h 心导管室绿色通道开放的人力和物力资源需求少。

2. 溶栓治疗的主要缺陷[4,6]

（1）再通不完全：静脉溶栓治疗的再通率仅为 53%～84%，由于其只能解决新鲜血栓的问题，无法有效解决再通后由于斑块导致的残余狭窄。

（2）再通不充分：仅 28%～63% 患者溶栓后冠脉血流可达 TIMI 3 级。而 TIMI2 级血流者虽然达再通标准，但病死率下降幅度明显降低（图 10-3）[9]，再梗死发生率高。

（3）再通不持久：成功溶栓再灌注后心肌缺血复发率（25%）、冠脉再阻塞率（10%）和再梗死率（5%）高。

（4）出血并发症多：出血并发症发生率为 1%～2%，出血性脑卒中的发生率大约为 1%，但为溶栓治疗的灾难性并发症，病死率＞50%；高达 30%～40% 的 STEMI 患者因具有出血风险为溶栓的绝对或相对禁忌证（表 10-2）。

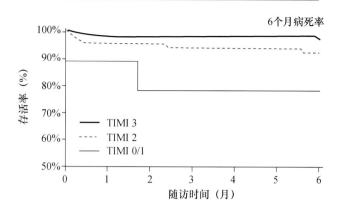

图 10-3 再灌注后 TIMI 血流与 6 个月生存率［引自 Stone GW. Circulation，2008；118（5）：538-551[9]］

（5）最佳窗口窄：发病 2 h 内（尤其是 1 h 内）为溶栓治疗的"黄金时间"，超过 3 h 溶栓治疗效果显著降低，时间依赖性极强。

三、PCI 的适应证和禁忌证

PCI 是采用经皮穿刺心导管技术疏通狭窄甚至闭塞［血栓和（或）动脉粥样硬化斑块］的冠脉管腔使血管再通，从而完全恢复心肌血流灌注。与溶栓治疗最佳治疗窗口窄不同，在发病 12 h 内的不同时间点 PCI 均可基本满足实现冠脉血管早期、快速、完全开通的要求，是 STEMI 治疗的"金标准"。PCI 的适应证（表 10-3）和禁忌证（表 10-4）如下[5,7-8,10]。

表 10-3 PCI 的适应证	
适应证	推荐类别/证据等级
直接 PCI	
发病＜12 h 的 STEMI 患者，包含伴有新出现左束支传导阻滞患者	I／A
伴心源性休克或严重的急性心力衰竭的患者，不用考虑时间延误	I／B
发病＜12 h 溶栓禁忌患者，无需考虑时间延误	I／B
心搏骤停复苏后心电图显示 STEMI 患者，立即进行冠状动脉造影和必要时行 PCI	I／B
发病 12～24 h 内具有临床和（或）心电图进行性心肌缺血的证据	IIa／B
发病＞12 h，无心肌缺血，血流动力学和电稳定	III／C
发病后 3～28 d，血管完全闭塞，无可逆心肌缺血	III／B
转运 PCI	
预计 FMC 至器械时间≤120 min 时，应将患者转运至可行急诊 PCI 的医院	I／B
预计 FMC 至器械时间延迟＞120 min，则应于溶栓治疗后，将患者转运至可行急诊 PCI 的医院	IIa／B
合并心源性休克或严重心力衰竭的患者应立即转至可行急诊 PCI 的医院，无需考虑时间延误	
溶栓后 PCI	
溶栓失败者尽早实施挽救性 PCI	IIa／B
溶栓成功者于 3～24 h 进行冠脉造影和必要时行 PCI（溶栓后 3 h 内不宜进行）	IIa／B

表 10-4　PCI 的禁忌证

绝对禁忌证

精神正常、有行为和责任能力的患者拒绝该项治疗及拒绝签署知情同意书

相对禁忌证

对碘或造影剂过敏（应给予糖皮质激素或抗组胺药物预防治疗）

严重器官和（或）系统功能不全不能耐受手术

不能耐受（活动性出血或严重出血倾向等）或不能依从指南推荐持续时间的双联抗血小板药物治疗

四、PCI 治疗的优势与缺陷

1. 直接 PCI 的主要优势[4,11]

（1）90% 以上 STEMI 患者的冠脉血流得到稳定改善，85% 以上恢复至 TIMI3 级。

（2）PCI 成功后，梗死相关动脉再阻塞的发生率<2%，心肌缺血复发、再梗死和死亡率显著降低。

（3）脑卒中的发生率约为 1%，颅内出血的发生率约 0.2%，致死性消化道出血较静脉溶栓者少见。

（4）高危亚组患者获益更大，如心源性休克、心力衰竭、大面积心肌梗死、高龄患者、既往有心肌梗死或血运重建史［PCI 或冠脉旁路移植术（coronary artery bypass surgery，CABG）］等患者。

即使不进行 PCI，冠脉造影亦有以下优势：

（1）认识适合冠脉旁路移植术的冠脉病变（严重左主干或 3 支血管病变）。

（2）认识需要急诊外科手术的机械并发症（急性二尖瓣反流、室间隔穿孔或游离壁破裂、主动脉夹层并下壁 STEMI）。

（3）需要血流动力学支持［主动脉内球囊反搏术（intraaortic balloon pump，IABP）或左心室辅助装置］的心源性休克。

（4）排除冠脉阻塞作为患者症状的原因，与酷似心肌梗死 ST 段抬高的其他原因进行鉴别诊断，如心包炎、心肌炎、室壁瘤、应激性心肌病（tako-tsubo 综合征）、冠脉肌桥或痉挛和非新发生的左束支传导阻滞。

2. 直接 PCI 的主要缺陷[4,11]

（1）心导管室需要必备的仪器和设备。

（2）保持 24 h 心导管室绿色通道开放需要更多人力。

（3）需要富有经验的介入团队。

（4）存在 PCI 相关时间延迟。

第三节　再灌注治疗策略的选择

STEMI 为临床急危重症，应快速进行临床评估，根据症状和心电图改变在 30 min 内判定是否进行再灌注治疗，不应因等待其他检查结果而延误。即使患者症状已缓解或无症状，若 ST 段仍明显抬高且在再灌注治疗时间窗内，仍为再灌注治疗的适应证[4]。

（一）再灌注治疗的目标时间[5-10]

（1）FMC 至溶栓治疗开始时间（door-to-needle，DTN）<30 min（图 10-4）。

（2）可行急诊 PCI 的医院 FMC 至器械时间［door-to-balloon（or device），DTB］<90 min。

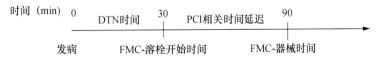

图 10-4　再灌注治疗的目标时间

123

不可行急诊 PCI 的医院，FMC 至器械时间（FMC-to-Device，FMCTD）＜120 min（图 10-4）。

（3）PCI 相关时间延迟（PCI-related time delay，DTD）是 FMC 至器械时间减去 FMC 至溶栓治疗开始时间的理论值（＜30 min），即 DTB-DTN，＜60 min（图 10-4）。

（4）到达医院至转出时间（door-in to door-out，DIDO）＜30 min。

（二）再灌注治疗策略的选择

在选择再灌注治疗策略时，应综合考虑以下重要因素，尽最大努力缩短心肌缺血总时间（图 10-5，表 10-5）[12]。①发病至 FMC 时间；②再灌注治疗的目标时间；③溶栓禁忌证；④高危患者。

1. 症状发作至 FMC 时间及再灌注目标时间（图 10-6）[4,13]

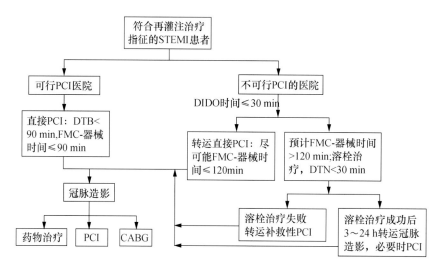

图 10-5 STEMI 患者再灌注治疗流程

表 10-5 再灌注治疗决策的选择
发病＜3 h：
预计 PCI 相关时间延迟＜60 min，溶栓治疗与直接 PCI 疗效相当，均可选择
以下情况一般优选溶栓治疗：
发病＜3 h，预计 PCI 相关时间延迟＞60 min
无心导管室或导管不可用
血管入路困难
预计 FMC 至器械时间＞120 min（不可行 PCI 医院）
PCI 相关时间延迟＞60 min
FMC 至器械时间＞90 min（可行 PCI 医院）
以下情况优选直接 PCI：
具备有经验的术者和团队，PCI 相关时间延迟＜60 min
FMC 至器械时间＜90 min（可行 PCI 医院）
高危患者
有溶栓治疗禁忌证或出血风险高
发病＞3 h
诊断有疑问，需要与以下疾病进行鉴别诊断，心包炎、心肌炎、室壁瘤或应激性心肌病等

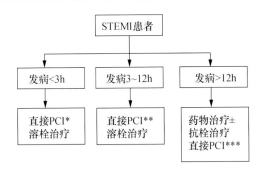

图 10-6　STEMI 患者按发病时间处理流程

　　（1）发病后早期（＜3 h）患者：①迅速进行直接 PCI 或溶栓治疗均可极好地挽救濒死心肌，显著降低病死率（图 10-7）。时间依赖性极强，若延迟再灌注治疗显著影响存活、梗死面积和左心室功能。②有溶栓治疗禁忌证、高危患者、PCI相关时间延迟≤60 min 或预计 FMC 至器械时间＜120 min，优选直接 PCI，其可早期、快速、完全地开通罪犯血管，出血风险较溶栓治疗低。③对FMC 至器械时间＞90 min（可行 PCI 医院）或＞120 min（不可行 PCI 医院）（图 10-8）[15]、预计PCI 时间延迟＞60 min 患者（图 10-9）[16]宜选择溶栓治疗。

　　（2）发病 3～12 h 患者：①从再灌注治疗中的获益明显小于发病 3 h 内患者，时间依赖性不太强。②因 3 h 后阻塞冠脉的血栓相对稳定，其对溶栓剂不敏感，溶栓治疗开通阻塞罪犯血管的效果

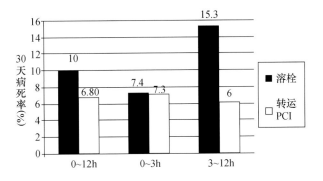

图 10-7　STEMI 发病不同时间溶栓和转运 PCI 的 30 天病死率［Widimsky P，et al. Eur Heart J，2003，24（1）：94-104[14]］

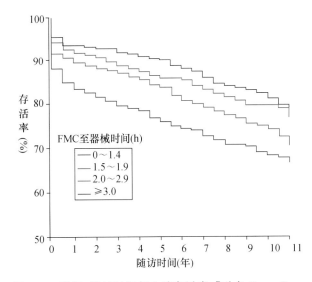

图 10-8　进门-器械时间与心脏存活率［引自 Bruce R，et al. J Am Coll Cardiol，2006，47（2）：289-295[15]］

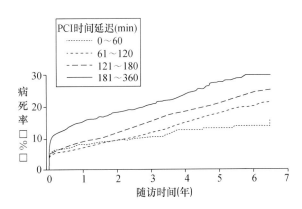

图 10-9　PCI 相关时间延迟与病死率［引自 Terkelsen CJ，et al. JAMA，2010，304（7）：763-771[16]］

明显变差。③应优选直接 PCI，预计 FMC 至器械时间＞120 min 则宜选择溶栓治疗。

　　（3）发病 12～24 h 患者：约占所有 STEMI患者的 10%～30%。①从再灌注治疗的获益更小，但存在缺血预适应、侧支循环及冬眠或顿抑患者，发病后 24 h 仍会有一定量的心肌存活。②因出血风险超过可能获益，溶栓治疗不是适应证。③对于仍有缺血性胸痛、血流动力学或电学不稳定，尤其是未产生新的 Q 波患者，优选直接 PCI。

　　2. 溶栓治疗禁忌证

　　有溶栓禁忌证的 STEMI 患者，应选择直接PCI 或转运 PCI（不可行 PCI 医院）。因条件所限的确不能行 PCI 患者，存在绝对禁忌证应保守治疗，存在相对禁忌证的患者，必须个体化评估溶

栓治疗的风险/获益比，与患者及家属等充分沟通、知情同意后慎重溶栓治疗。

3. 高危患者

应优选 PCI，必要时可同时进行循环支持。包括：①前壁心肌梗死；②大面积心肌梗死（下壁合并右心室心肌梗死，或下壁合并正后壁心肌梗死，或下壁合并正后壁、右心室心肌梗死）；③心源性休克；④心力衰竭；⑤恶性心律失常；⑥年龄＞75 岁；⑦既往 CABG 或 PCI 史；⑧梗死后心绞痛。

第四节　缩短心肌缺血总时间的策略

心肌缺血总时间（发病至 FMC 时间＋FMC 至再灌注治疗时间）和早期、快速、完全地开通梗死相关动脉是改善 STEMI 患者存活的关键。

（一）缩短发病至 FMC 时间

发病至 FMC 时间延迟的原因主要为：

（1）患者因素：①对急性心肌梗死的症状认识不足；②呼叫"120"或"999"；或自己到医院延迟；③再灌注治疗的了解程度；④经济等。

（2）家属因素：①对再灌注治疗必要性的了解欠缺；②未正确认识风险；③经济因素等。

应通过健康教育和媒体宣传，使公众了解急性心肌梗死的早期症状，STEMI 患者发病后最初几个小时的风险更高（"early hazard" of STEMI）。至少 1/3 的 STEMI 患者表现为非胸痛症状或无症状，许多患者因无严重胸痛而延迟就诊。教育患者在发生疑似心肌梗死症状后尽早呼叫急救服务（emergency medical service，EMS）（"120"或"999"）、及时就诊，避免因自行用药或长时间多次评估症状而延误治疗[1,5]。缩短发病至 FMC 时间、在医疗保护下到达医院可明显改善 STEMI 患者的预后[6]。

（二）缩短 FMC 至再灌注治疗时间

建立区域协同救治网络和规范化胸痛中心是缩短 FMC 至再灌注治疗时间的有效手段，发病至再灌注治疗时间越短，病死率降低幅度越大（图 10-10）[17]。在可行 PCI 医院，FMC 至再灌注治疗时间包括 5 个时间段：①发病至 EMS 到达时间；②EMS 到达至转运到可行 PCI 医院时间；③进门至完成首份心电图记录时间；④明确诊断至呼叫心导管室时间；⑤再灌注治疗相关延迟。自不可行 PCI 医院转至可行 PCI 医院增加 3 个时间段：⑥EMS 到达至转运到不可行 PCI 医院时间；⑦到达不可行 PCI 医院至转出时间（DIDO）；⑧自不可行 PCI 医院转至可行 PCI 医院时间（图 10-11）[1,18]。这些时间延迟为医疗系统延迟，实施规范化流程和临床路径可使各段时间最优化缩短[13,19]。

1. 急救中心转运流程

（1）目的：缩短急救服务延迟。

（2）流程

1）缩短发病至急救服务团队到达时间：根据症状，就近派出符合 STEMI 急救要求的救护车；

2）缩短急救服务团队到达至明确诊断时间：①救护车尽快到达，10 min 内完成首份心电图记录；②指导患者自救；③评估生命体征，实施现场急救；④吸氧、心电监护、开放静脉和药物等对症急救处理，维持生命体征稳定；⑤无禁忌证 STEMI 患者，即刻口服水溶性阿司匹林或嚼服肠溶阿司匹林 300 mg，如可能，年龄≤75 岁患者加服氯吡格雷 300 mg，年龄＞75 岁患者 75 mg。

3）缩短急救服务团队到达至转运到目标医院时间：①在患者知情同意下，快速、准确地将患者转送至目标医院，优先将发病＜12 h 的 STEMI 患者转至最近的、可行直接 PCI 的医院（尤其是 FMC 后 90 min 内可实施直接 PCI 的医院）；②利用车载信息系统、微信、彩信等多种形式传输心电图等院前信息至目标医院；③呼叫医院专用电话，联系进行确认，转运患者至急诊科。条件允许，可绕过急诊科、冠心病监护病房（coronary care unit，CCU）或普通心脏病房直接送入心导管室；④完成患者及资料的交接手续，并签字确认。

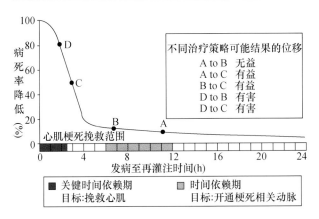

图 10-10　发病至再灌注时间与病死率降低和挽救心肌范围〔Gersh BJ，et al. JAMA，2005，293（8）：979-986[17]〕

2. 不可行 PCI 医院急诊科处理流程

（1）目的：①缩短 FMC 至溶栓治疗时间延迟；②缩短转至可行 PCI 医院的时间延迟。尽快决定溶栓治疗或转运 PCI。

（2）流程

1）缩短 FMC 至决定再灌注时间：①完成与 EMS 交接，妥善记录保管救护车送诊患者的院前急救资料；②10 min 内完成首份心电图记录，尽快采血进行心肌损伤标志物及其他再灌注治疗前检查，30 min 内确认 STEMI 诊断，不必等待除心电图外的其他检查结果即可启动心内科会诊，根

据溶栓治疗和直接 PCI 的适应证与禁忌证，以及再灌注治疗选择策略（表 10-5）迅速决定个体化再灌注治疗方案；③核查患者发病后抗血小板药物和抗凝剂等用药情况，避免用药不足或过量。无禁忌证患者均应补充给予负荷量阿司匹林 300 mg，溶栓治疗患者补充给予氯吡格雷（年龄≤75 岁患者加服负荷量氯吡格雷 300 mg，年龄＞75 岁患者 75 mg），PCI 患者给予负荷量替格瑞洛 180 mg 或补充给予负荷量氯吡格雷 600 mg；④吸氧、心电监护、开放静脉和药物等对症急救处理，维持生命体征稳定；⑤选择溶栓治疗患者（表 10-5），签署知情同意书，完善溶栓治疗前期准备，实施溶栓治疗（见本章第五节）。

2）缩短转至可行 PCI 医院的时间延迟：①选择转运 PCI 患者（表 10-3，表 10-5，图 10-12）[1]立即启动转运，尤其对发病＞3 h 患者，缩短到达不可行 PCI 医院至转出（DIDO）时间＜30 min；②溶栓后 PCI 患者（表 10-3）及早启动转运；③根据交通情况、地理位置、PCI 资质医院分级列表并结合患者意愿，优先选择距离最近、可行急诊 PCI 的医院；④人工拨打目标医院 STEMI 急救专用电话联系确认；⑤利用车载信息系统、微信、彩信等多种形式传输心电图及必要资料至目标医

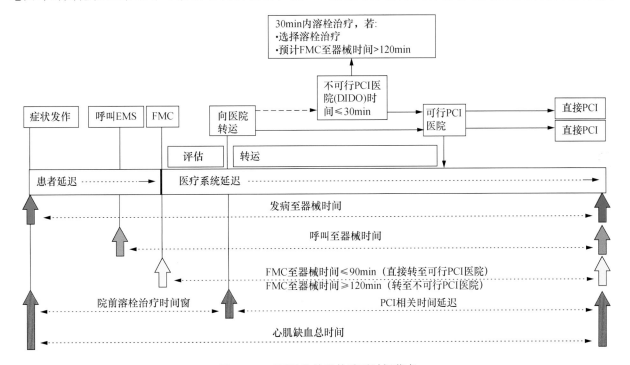

图 10-11　STEMI 处理的重要时间节点

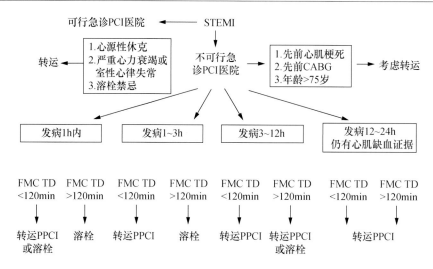

图 10-12 不可行急诊 PCI 医院根据预计治疗时间延迟的 STEMI 患者处理流程　FMCTD：FMC 至器械时间；PPCI：直接 PCI

院；⑥联系院前 EMS 或使用医院具备抢救条件的救护车转运；⑦根据目标医院准备情况及患者病情转运患者至急诊、胸痛中心或直接送至心导管室、重症监护病房；⑧转运途中维持患者生命体征稳定，对症处理；⑨完成患者及相关资料交接手续，并签字确认。

3. 可行 PCI 医院急诊科处理流程

（1）目的：①缩短 FMC 至器械（DTB）时间延迟；②缩短 PCI 相关时间延迟。

（2）流程

1）缩短 FMC 至决定再灌注时间：同不可行 PCI 医院急诊科处理流程，强调院前心电图的重要性。

2）缩短 FMC 至器械（DTB）时间和 PCI 相关时间延迟（图 10-13）[20]：①签署知情同意书，一键启动心导管室，按照转运预案转运患者至心导管室行急诊 PCI；②避免在家属谈话和知情同意书签署、办理住院手续方面延误手术时机，手术及住院手续同时办理。

3）缩短 PCI 相关时间：①确保绿色通道顺

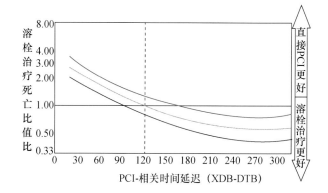

图 10-13 PCI 相关时间延迟（min）与住院病死率。XDB-DTB 表示转运延迟［转运进门-器械时间（transfer door-to-balloon time，XDB）-DTB］。［引自 Pinto DS，et al. Circulation，2011，124（23）：2512-2521[20]］

畅，心导管室处于备用状态；②完善规章制度和流程，建立人员替代机制。

4）溶栓治疗：若心导管室不可用或血管入路困难宜选择溶栓治疗或转至其他可行 PCI 医院，流程同不可行 PCI 医院。

5）保守治疗患者：送至 CCU。

第五节　静脉溶栓治疗

开始溶栓治疗的年代，认为冠脉内溶栓治疗优于静脉溶栓治疗，但目前仅考虑静脉溶栓治疗作为再灌注治疗的药物治疗手段[5-9,21-23]，主要原因是：①冠脉内给药较静脉给药时间明显延迟；

②在做心导管治疗时，直接 PCI 是最佳治疗选择。

静脉溶栓治疗快捷、简便，与安慰剂相比，溶栓治疗显著降低急性 STEMI 患者的病死率，循证医学表明溶栓治疗可使 STEMI 患者的死亡风险降低 15%～30%。所有在时间窗内不能由有经验的术者进行直接 PCI 的患者均应考虑溶栓治疗，对有适应证的 STEMI 患者，静脉溶栓治疗仍是较好的选择。院前溶栓优于院内溶栓。对发病 3 h 内的患者，溶栓治疗的即刻疗效与直接 PCI 基本相似（图 10-14）[24]；有条件时宜在救护车上开始溶栓治疗。决定溶栓治疗时，应综合分析预期风险/效益比、发病至 FMC 时间、首诊时临床及血流动力学特征、并发症、出血风险、禁忌证和预计 PCI 相关时间延迟。对非 ST 段抬高型心肌梗死（NSTEMI）和不稳定型心绞痛患者溶栓治疗无益，倾向于有害。

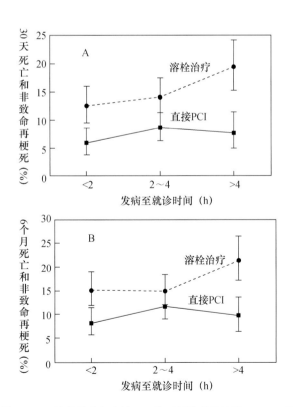

图 10-14　溶栓治疗与直接 PCI 的时间依赖性比较。**A.** 30 天死亡和非致命性心肌梗死发生率；**B.** 6 个月死亡和非致命性心肌梗死发生率 ［引自 Zijlstra F，et al. Eur Heart J，2002，23（7）：550-557[24]］

一、溶栓治疗的原则

1. 时间窗

STEMI 患者实施再灌注治疗不应等待心脏标志物等检查结果，应在做出 STEMI 诊断后 30 min 内开始溶栓治疗，其有效性随着冠脉阻塞至溶栓治疗时间的延长而降低。

（1）"黄金时间"：溶栓治疗患者获益的单一最重要预测因素为心肌缺血总时间。STEMI 患者溶栓治疗的最佳时间是发病 2～3 h，理想为"黄金 2 小时"。在发病＜3 h 患者，溶栓治疗与 PCI 效果相似。发病 1 h 内和 2 h 内溶栓治疗病死率降低幅度分别为 48% 和 44%（图 10-11，图 10-15）[1,25]，在此时间窗内进行溶栓治疗 25% 的患者可以不发生心肌梗死，避免发生心肌坏死。因此指南推荐的溶栓治疗最佳时间窗为发病＜3 h。

（2）获益时间依赖性极强：随着发病持续时间延长，溶栓治疗的益处进行性降低。3 h 后病死率降低幅度仅 20%，发病 2 h 后溶栓治疗每延迟 1 h，1000 例患者约少挽救 1.6 个生命（图 10-15）。在发病 13～18 h，溶栓治疗的益处较小，溶栓治疗试验（FTT）协作组的 meta 分析发现，溶栓治疗的病死率绝对益处为：发病 6 h 内 3%，7～12 h 内 2%，13～18 h 内 1%；若发病 12 h 后胸痛持续或间断发作，溶栓治疗可能有益。随着患者到达医院至溶栓治疗开始时间（DTN）延

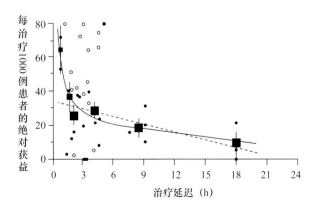

图 10-15　发病至溶栓治疗时间与 30 d 病死率 ［引自 Boersma E，et al. Lancet，1996，348（9030）：771-775[25]］

长，治疗的益处降低，指南推荐的 FMC 至溶栓治疗开始时间＜30 min；由急救中心医务人员进行院前溶栓治疗可缩短发病至溶栓治疗开始的时间。

2. 性别和年龄

同等有效，溶栓治疗显著降低老年患者较高的病死率，但颅内出血的风险增加。

3. 其他影响溶栓效果的因素

左束支传导阻滞、大面积心肌梗死（前壁心肌梗死、下壁心肌梗死合并右心室梗死、或下壁合并正后壁心肌梗死）患者溶栓获益较大。单纯下壁 STEMI 患者溶栓治疗的绝对获益较小；心源性休克患者因严重低血压，冠脉不能获得适当灌注，溶栓剂不能有效地浸入血栓，溶栓治疗效果不佳，且再阻塞率高。对出血风险增加的患者应认真评估风险-获益比。

二、溶栓治疗益处证据

STEMI 患者溶栓治疗的益处已明确确立。溶栓治疗 1000 例：发病 1 h 内可挽救 39 个生命，发病 2～3 h 内可挽救 30 个生命，发病 12 h 内可挽救 20 个生命，发病＞12 h 则无明显病死率的降低；溶栓治疗每延迟 60 min，可减少挽救 1.6 个生命。在年龄＞75 岁发病 12 h 内的 STEMI 患者，溶栓治疗亦显著降低病死率。

三、院前溶栓治疗

院前溶栓策略主要是基于 STEMI 患者发病后 60～90 min 内进行溶栓治疗显著降低病死率（图 10-16）[1,9]及发生心源性休克的风险。对于诊断明确、发病时间短（＜3 h）、预计 FMC 至器械时间＞120 min 的 STEMI 患者进行院前溶栓治疗是合理的[26]。EMS 常规进行溶栓治疗尚有许多挑战：①急救车上有内科医师；②良好的医疗急救系统，配备有传送心电图的设备，能够解读心电图的全天候一线医务人员；③有能负责远程医疗指挥的医师[6]。

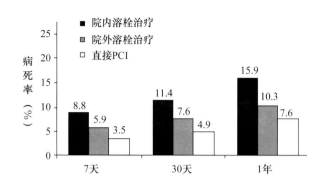

图 10-16　院内溶栓、院前溶栓和直接 PCI 的 7 天、30 天和 1 年病死率［引自 Stone. Circulation，2008；118（5）：538-551[9]］

四、溶栓治疗的流程

（一）设计溶栓治疗筛查表

根据适应证（表 10-1）和禁忌证（表 10-2）设计溶栓治疗筛查表

（二）填写溶栓治疗筛查表

通过询问病史及体格检查的信息，填写溶栓治疗筛查表（表 10-6），确认患者是否具备溶栓指征。根据时间延误，确定适宜患者是否即刻进行溶栓治疗。力争做到 FMC 至溶栓治疗开始时间（door-to-needle，DTN）＜30 min。

核对患者发病后抗血小板药物用药情况，避免用药过量及重复。①阿司匹林：无禁忌证，STEMI 患者口服水溶性阿司匹林或嚼服肠溶阿司匹林 300 mg；②P2Y12 受体抑制剂：年龄≤75 岁，氯吡格雷 300 mg 负荷量。年龄＞75 岁，则用氯吡格雷 75 mg。目前不推荐使用普拉格雷或替格瑞洛。

（三）签署知情同意书

在实施溶栓治疗前，主管医师应向患者（或近亲属，或被委托人）进行知情同意告知，包括溶栓治疗目的、获益、风险、可供选择的其他方法（PCI 或单纯药物治疗）、可能发生的并发症及

表 10-6　STEMI 患者溶栓治疗检查表

第一步，是否有溶栓治疗适应证（具备以下一项可以考虑溶栓治疗）		
(1) 发病 12 h 以内，预期 FMC 至 PCI 时间延迟大于 120 min，无溶栓禁忌证	是	否
(2) 发病 12~24 h 仍有进行性缺血性胸痛和至少 2 个胸前导联或肢体导联 ST 段抬高＞0.1 mV，或血流动力学不稳定，无直接 PCI 条件	是	否
第二步，是否有溶栓治疗绝对禁忌证？（有任何一项禁忌溶栓）		
(1) 既往任何时间的脑出血史或不明原因的卒中；	是	否
(2) 脑血管结构异常（如动静脉畸形）；	是	否
(3) 颅内恶性肿瘤（原发或转移）；	是	否
(4) 6 个月内缺血性卒中（不包括 4.5 h 内急性缺血性卒中）或短暂性脑缺血发作史；	是	否
(5) 可疑或确诊主动脉夹层；	是	否
(6) 活动性出血或出血素质（不包括月经来潮）；	是	否
(7) 3 个月内严重头部闭合伤或面部创伤；	是	否
(8) 2 个月内颅内或脊柱内外科手术；	是	否
(9) 严重未控制的高血压［收缩压＞180 mmHg 和（或）舒张压＞110 mmHg］，对紧急治疗无反应。	是	否
(10) 24 h 内不能压迫止血部位的大血管穿刺（如肝穿刺、腰椎穿刺）	是	否
相对禁忌证包括：（有任何一项慎重溶栓）		
(1) 年龄≥75 岁；	是	否
(2) 慢性、严重、未良好控制的高血压（收缩压≥180 mmHg 或舒张压≥110 mmHg），需控制收缩压＜160 mmHg 后开始溶栓治疗	是	否
(3) 心肺复苏胸外按压＞10 min 或有创心肺复苏操作（肋骨骨折、心包积血）	是	否
(4) 痴呆或已知其他颅内病变	是	否
(5) 3 周内创伤或进行过大手术	是	否
(6) 4 周内发生过内脏出血、2 周内不能压迫止血部位的大血管穿刺	是	否
(7) 感染性心内膜炎；妊娠；活动性消化性溃疡	是	否
(8) 正在应用华法林［国际标准化比值（INR）水平越高，出血风险越大］或新型口服抗凝剂	是	否
(9) 终末期肿瘤或严重肝肾疾病	是	否
(10) 2 年内应用链激酶或既往有此类药物过敏史者，不能重复使用链激酶	是	否
第三步：及早转运？（有以下一项考虑转至可行 PCI 的医院）		
合并急性心力衰竭	是	否
合并心源性休克	是	否
有溶栓治疗禁忌证	是	否
既往心肌梗死史	是	否
既往 PCI 或 CABG 史	是	否

预防措施和不进行此项治疗的危险等。在不延误治疗时机的前提下，尽可能让患者（或近亲属，或被委托人）充分理解并作出选择，充分尊重患者及近亲属或被委托人的意愿，签署知情同意书。

（四）溶栓前检查项目

根据症状、心电图改变、溶栓禁忌证和转运时间判定是否进行溶栓治疗，不应因等待其他检查结果而延误。

（1）应检查的项目：①心电图；②血清心肌损伤标志物和肌酸激酶，血常规，尿常规＋酮体和大便常规＋潜血（尽可能）；③肝肾功能，电解质，血糖，凝血功能。院前溶栓治疗应留取血液样本。

（2）根据患者具体情况选择检查项目：①血气分析，B 型脑钠肽或 N 末端脑钠肽前体，D-二聚体，C-反应蛋白或高敏 C-反应蛋白；②胸片，超声心动图。

（五）溶栓治疗的技术要点

1. 核查是否已经签署知情同意书及给予指南推荐剂量的双联抗血小板药物

2. 心电、血压监测及备好除颤器

3. 溶栓剂的选择

优选特异性纤溶酶原激活剂。溶栓剂的机制是特异性或非特异性激活纤溶酶原产生纤溶酶，促进血管内血栓溶解。重组型纤溶酶原激活剂阿替普酶（alteplase，tPA）可选择性激活血栓表面的纤溶酶原，对全身纤溶活性影响较小，无抗原性，是目前最常用的溶栓剂。但其半衰期短，需要持续静脉输注，为防止梗死相关动脉再阻塞需联合应用肝素（24～48 h）。其他特异性纤溶酶原激活剂包括瑞替普酶（reteplase，rPA）和替奈普酶（tenecteplase，TNK-tPA），两者为自身 tPA 的基因突变型，半衰期明显长于 tPA，可一次（TNK-tPA）或两次（rPA）快速静脉注射。此类溶栓剂的费用较高。非特异性纤溶酶原激活剂包括尿激酶（urokinase）和尿激酶原（pro-urokinase），可直接将循环血液中的纤溶酶原转变为有活性的纤溶酶，对全身纤溶活性影响较大，无抗原性和过敏反应（表 10-7）[6]。费用明显低。

4. 剂量和用法

（1）阿替普酶（rt-PA）

1）全量 90 min 加速给药法：100 mg 溶于 100 ml 专用溶剂，首先静脉推注 15 mg，随后 0.75 mg/kg 在 30 min 内持续静脉滴注（最大剂量不超过 50 mg），继之 0.5 mg/kg 于 60 min 持续静脉滴注（最大剂量不超过 35 mg），总剂量不超过 100 mg。

2）半量给药法：对低体重、有高危出血风险的老年患者，50 mg 溶于 50 ml 专用溶剂，首先静脉推注 8 mg，之后 42 mg 于 90 min 内静脉滴注完毕。

（2）替奈普酶：30～50 mg 溶于 10 ml 生理盐水中，静脉推注。若体重＜60 kg，剂量为 30 mg，体重每增加 10 kg，剂量增加 5 mg，最大剂量为 50 mg。

（3）尿激酶原：一次用量 50 mg，先将 20 mg 溶于 10 ml 生理盐水，3 min 内静脉推注，其余 30 mg 溶于 90 ml 生理盐水，30 min 内静脉滴注。

（4）尿激酶：150 万 U 溶于 100 ml 生理盐水，30 min 内静脉滴注。

5. 抗凝剂

溶栓治疗必须在有效的抗凝或抗栓基础上进行，应至少给予 48 h 抗凝治疗，最多 8 d 或至血运重建。使用肝素期间应检测血小板计数，及时发现肝素诱导的血小板减少症（HIT）。

（1）根据年龄、体重、肌酐清除率给予依诺肝素（0.1 ml＝1000 U＝10 mg）：如果年龄＜75 岁，则静脉推注 30 mg，继以每 12 h 皮下注射 1 mg/kg（前 2 次剂量最大 100 mg）；如果年龄≥75 岁，则无首剂静脉推注，仅需每 12 h 皮下注射 0.75 mg/kg（前 2 次剂量最大 75 mg）；如肌酐清除率＜30 ml/min，则不论年龄，每 24 h 皮下注射 1 mg/kg。

表 10-7　常用溶栓剂的特征

项目	阿替普酶	瑞替普酶	替奈普酶	尿激酶	尿激酶原
剂量	90 min 内不超过 100 mg（根据体重）	1000 万 U×2 次每次＞2 min	30～50 mg（根据体重）	15 万 U（30 min）	50 mg（30 min）
负荷剂量	需要	快速静脉注射	快速静脉注射	不需要	需要
抗原性及过敏反应	无	无	无	无	无
全身纤维蛋白原消耗	轻度	中度	极小	明显	极少
90 min 血管开通率（%）	73～84	84	85	53	78.5
TIMI 3 级血流率（%）	54	60	63	28	60.8

（2）静脉推注普通肝素 4000 U，继以 12 U/（kg·h）（最大 1000 U/h）滴注，维持活化部分凝血活酶时间（APTT）在正常的 1.5～2.0 倍。必须密切监测 APTT，APTT＞正常 2 倍可增加死亡、出血和再梗死并发症发生率。在冠脉造影证实溶栓成功后，静脉应用普通肝素至出院不能预防再阻塞，因此，在溶栓治疗后 24～48 h 即可停止普通肝素静脉输注。

6. 疗效评估

溶栓开始后 60～180 min 应定时评估临床症状，监测心电图 ST 段变化及心律失常，24 h 内每隔 2 h 留取血样本测定心肌损伤标志物。判断血管再通有间接判定指标和冠脉造影判断标准，后者是评估冠脉血流灌注的"金标准"。

（1）间接判定指标：符合下述任意 2 项（①＋③除外）支持溶栓成功。①开始溶栓后 60～90 min，抬高的 ST 段至少回落 50％。②心脏肌钙蛋白（cTn）峰值提前至发病 12 h 内，CK-MB 酶峰提前到 14 h 内。③开始溶栓后 2 h 内，胸痛症状明显缓解，但症状不典型的患者很难判断。④开始溶栓后 2～3 h 内，出现再灌注心律失常（如加速性室性自主心律、房室传导阻滞或束支传导阻滞突然改善或消失，下壁心肌梗死患者出现一过性窦性心动过缓、窦房传导阻滞伴或不伴有低血压）。其中心电图变化和心脏标志物峰值前移最重要；给予吗啡，或因心肌缺血或坏死使心肌去神经均可使胸痛缓解；梗死后的自然演变或梗死后 12 h 内血流呈现开放、再阻塞、再开放、再阻塞的动态变化特征亦可使抬高的 ST 段回落到梗死前水平。事实上，胸痛程度减轻、抬高的 ST 段回落、再灌注心律失常及心脏生化标志物峰值趋势只是提示梗死相关动脉再通，但不具有诊断性。

（2）冠脉造影判断标准：

1）TIMI 血流分级：①0 级：无血流灌注，阻塞血管远端无血流；②1 级：部分造影剂通过，冠脉病变的远端不能完全充盈；③2 级：冠脉病变的远端可以完全充盈，但显影慢，造影剂消除慢；④3 级：冠脉远端完全而且迅速充盈与消除，与正常冠脉相同。

2）判断标准：TIMI 2 或 3 级血流表示血管再通，TIMI 3 级为完全性血管再通，TIMI 0/1 级表示梗死相关动脉持续阻塞，溶栓失败[5-8]。

7. 溶栓后处理

溶栓后 PCI 的时限是影响预后的关键问题，如间隔过短，溶栓后高纤溶活性导致出血风险升高，此外溶栓后血小板活化和聚集增加，增加支架血栓的风险；反之，溶栓至 PCI 间隔过长，则有可能增加再梗死和再发缺血风险。因此，溶栓治疗失败患者应及早行挽救性 PCI，溶栓治疗成功后宜在 3～24 h 内进行冠脉造影，必要时 PCI；溶栓后 PCI 的最佳时机仍有待进一步研究。无冠脉造影和（或）PCI 条件的医院，在溶栓治疗后应尽早将患者转运到可行 PCI 的医院。

8. 出血并发症的预测与处理

出血是溶栓治疗的主要并发症，出血性脑卒中受关注度最大，其在一定程度上降低了溶栓治疗的总体益处[4]。

（1）颅内出血（intracranial hemorrhage，ICH）：是溶栓治疗的最严重并发症，整体发生率约 0.9％～1％，存在多种危险因素的高危（表10-8）患者发生率＞4％，多发生于溶栓治疗后的前 2 天，即使早期发现并进行强化治疗，约 2/3 患者死亡或发生永久性神经损伤[27]。早期脑卒中大多是脑出血，晚期脑卒中更常是脑血栓形成或脑栓塞。

表 10-8　溶栓治疗颅内出血风险模型

危险因素	
年龄≥75 岁	
黑人	
女性	
先前脑卒中或短暂性脑缺血发作（TIA）史	
收缩压≥160 mmHg	
低体重：女性≤65 kg，男性≤80 kg	
国际标准化比率（INR）＞4 或凝血酶原时间（PT）＞24	
使用阿替普酶（与其他溶栓剂相比）	
风险计分	**颅内出血率（％）**
0 或 1	0.69
2	1.02
3	1.63
4	2.49
≥5	4.11

血小板糖蛋白（GP）Ⅱb/Ⅲa受体拮抗剂与溶栓联合不降低病死率，尤其对75岁以上的患者，因为出血风险明显增加，溶栓剂不宜与GPⅡb/Ⅲa拮抗剂联用。

1）ICH的预测：易于发生颅内出血的危险因素包括：高龄、女性、低体重、脑血管疾病史及入院时血压升高（图10-17）。按每一独立预测因素1分制作模型，0～1分发生ICH的风险为0.69%，≥5分发生ICH的风险为4.11%（表10-8）。

2）处理：对于突发神经功能恶化的患者应疑诊发生颅内出血的可能，如溶栓治疗后患者意识水平下降，新出现头痛、恶心和呕吐，或血压突然升高，尤其是溶栓后24 h内。处理与其他原因引起的颅内出血患者类似：①停止溶栓、抗血小板和抗凝治疗；②立即进行影像学检查（头颅CT或磁共振）；③测定红细胞比容、血红蛋白、凝血酶原、APTT、D-二聚体，并检测血型及交叉配血；④启动多学科［神经科和（或）神经外科和血液科等］医师会诊；⑤降低颅内压；⑥4 h内使用过普通肝素的患者，可给予鱼精蛋白中和（1 mg鱼精蛋白中和100 U普通肝素）；出血时间异常可酌情输入6～8 U的血小板；对于溶栓剂引起的出血，可给予冷凝蛋白质（cryoprecipitate）10 U和新鲜冷冻血浆以纠正低纤维蛋白，补充V因子和Ⅷ因子；⑦机械通气或外科清除血肿治疗。

（2）脑以外部位出血：最常见的出血部位是血管穿刺部位，完成血管穿刺后应局部压迫30 min，其他出血部位包括胃肠道、泌尿生殖道，极少可发生在腹膜后。严重脑以外部位出血（需要输血或致命性出血并发症）的发生率为4%～13%。老年、低体重和女性是脑以外部位出血的独立预测因素。轻微出血可对症处理，对不可控制的致命性出血患者，处理可参考颅内出血部分。

（3）过敏反应：主要见于链激酶和乙酰化纤溶酶原-链激酶激活剂复合物（APSAC），其均源于C组链球菌，可引起低血压、面部潮红、寒战、发热、血管炎、间质性肾炎和致命性过敏（life-threatening anaphylaxis）。我国不用这两种溶栓剂，对于外国患者或曾在外国长期居住过的我国公民，应注意询问；尿激酶、尿激酶原、阿替普酶和替奈普酶无过敏反应，曾使用链激酶或AP-SAC的患者应用是安全的。

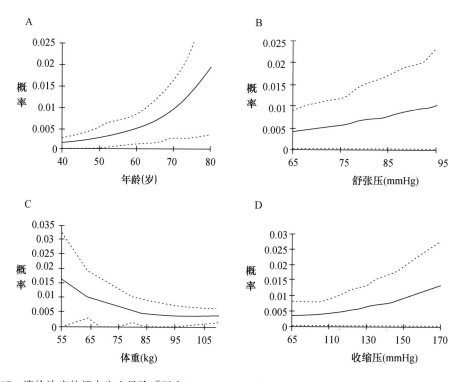

图10-17 溶栓治疗的颅内出血风险［引自 Gore JM，et al. Circulation，1995，92（10）：2811-2818[27]］

五、再次溶栓治疗

如果有证据显示梗死相关动脉持续阻塞或开通后再阻塞，如回落的 ST 段再次抬高等提示患者发生再梗死，应立即转运至可行 PCI 的医院。如不能迅速（症状发作后 60 min 内）进行挽救性 PCI，梗死面积大、出血风险低的患者可考虑使用非免疫性溶栓剂进行二次溶栓治疗。

第六节　经皮冠状动脉介入治疗

STEMI 患者进行直接 PCI 优于溶栓治疗。理由：①约 25% 的患者，尤其是老年 STEMI 患者因存在溶栓治疗绝对禁忌证不适宜溶栓治疗，而直接 PCI 禁忌者极为少见；②直接 PCI 可获得梗死相关动脉完全、持久再通，85% 以上患者可获得 TIMI 3 级血流率，而溶栓治疗最好的结果也仅有 63%；③颅内出血是灾难性并发症，病死率 > 50%，溶栓治疗后颅内出血的发生率是直接 PCI 的 10 倍[28-31]。

一、PCI 的循证依据

1. 直接 PCI

直接 PCI（primary PCI，PPCI）是指进行 PCI 前或 PCI 时不给予溶栓剂治疗，前提是必须由具备经验的术者和团队进行，并在 FMC 至器械时间 < 90 min 内完成。其获益主要归于：①TIMI 3 级血流率高，挽救更多濒死心肌；②罪犯血管残余狭窄更少；③斑块愈合更好；④PCI 术后冠脉血流涡流更少，使再梗死和罪犯动脉再阻塞率明显降低。早期临床试验表明直接 PCI 获益是由于在 ≤ 90 min 的 FMC 至器械时间内快速获得再灌注。GUSTO ⅡB 亚组分析表明，FMC 到 PCI 的时间与 30 d 病死率间具有直接相关性：≤ 60 min 1.0%，61 ~ 75 min 3.7%，76 ~ 90 min 4.0%，90 min 6.4%。而未进行 PCI 亚组的病死率高达 14.1%。NRMI2 表明 FMC 至器械时间 > 2 h，病死率比值比高达 40% ~ 60%。总之，不管是直接 PCI 还是溶栓，心肌缺血总时间是死亡的重要决定因素。

2. 转运 PCI

转运 PCI（transfer for PCI）是直接 PCI 的一种，由不可行急诊 PCI 的医院转至可行 PCI 的医院进行直接 PCI。PRAGUE-2 表明 STEMI 发病 < 3 h 患者行转运 PCI 与就地溶栓病死率无显著差异（7.4% vs. 7.3%），但发病 3 ~ 12 h 患者，与就地溶栓治疗相比，转运 PCI 患者 30 天病死率明显低于就地溶栓治疗患者（6.0% vs. 15.3%）。转运 PCI 获益主要取决于 FMC 至器械时间，FMC 至器械时间 < 120 min 仍能使大多数患者获益，尤其是相对高危、不能行溶栓治疗和发病 3 ~ 12 h 患者。

3. 溶栓后 PCI

（1）挽救性 PCI：STEMI 患者溶栓治疗的失败率约 40%，间接临床判断指标评估溶栓治疗再灌注成功并不准确，对溶栓治疗后仍然阻塞梗死相关动脉进行 PCI 称为挽救性 PCI（rescue PCI），溶栓治疗失败患者宜在给予溶栓剂 60 ~ 120 min 内进行挽救性 PCI，尤其是大面积心肌梗死、心力衰竭和持续严重室性心律失常患者。目前尚无可靠判断溶栓治疗成功的间接临床标准（见第五节）。循证依据表明挽救性 PCI 可降低全因病死率、心力衰竭和再梗死的发生率，代价是增加出血性脑卒中和出血并发症的风险（1.3% vs. 11.6%）。

（2）溶栓成功后常规冠脉造影及必要时 PCI：CARESS-AMI 和 TRANSFER-AMI 试验表明，溶栓治疗成功后 3 h 进行常规冠脉造影，必要时 PCI，可显著降低 30 天病死率、再梗死、心肌缺血复发、新的或恶化心力衰竭或心源性休克，而严重出血并无明显增加。鉴于溶栓后早期易于出血和晚期易于再阻塞，指南推荐溶栓成功后 PCI 的时间窗在溶栓成功后 3 ~ 24 h。

4. 易化 PCI

易化 PCI（facilitated PCI）是有计划地在 PCI 前给予溶栓剂或 GPⅡb/Ⅲa 受体拮抗剂，开始给药后数小时内对所有患者均立即进行冠脉造影，必要时 PCI，对于非计划性的溶栓后立即 PCI 相当于易化 PCI。

易化 PCI 的理论基础：在进行 PCI 前有计划地给予全量、降低剂量溶栓剂或 GPⅡb/Ⅲa 受体拮抗剂，更早地恢复微循环灌注较单纯进行直接 PCI 可更多地挽救濒死心肌，尤其是预计 PCI 延迟时。此外，有计划地在 PCI 前给予溶栓剂或静脉抗血小板药物降低血栓负荷，在 PCI 前改善再灌注，也易于进行 PCI。易化性 PCI 作为一种理论诱人的在计划 PCI 前改善梗死动脉再通的策略，期望既改善单纯溶栓治疗的效果，也改善单纯直接 PCI 的效果，即两者的优势相加。但多项临床试验并未显示益处：使用溶栓剂的易化 PCI 明显增加病死率，及非致命性再梗死、紧急靶病变血运重建和脑卒中发生率，严重出血亦有增加趋势，对 STEMI 患者应避免进行易化 PCI。PCI 前计划性给予溶栓剂无益反而有害的原因为：①溶栓治疗并不能立即发挥效应，达到最大比例的梗死相关动脉开通需要≥60 min，而及早进行 PCI 则是在溶栓所致的高出血风险下进行的，PCI 前溶栓恢复 TIMI 3 级血流率仅增加 25%。②增加穿刺部位和颅内出血，斑块内和心肌壁内出血致梗死扩展或心肌破裂；增加血小板激活，使复发性心肌缺血和再梗死增加。此外，使用 GPⅡb/Ⅲa 受体拮抗剂的易化 PCI 并不改善临床结果，STEMI 患者不宜选择该策略。

二、PCI 的流程

（一）设计 PCI 治疗筛查表

根据适应证（表 10-3）和禁忌证（表 10-4）设计 PCI 治疗筛查表。

（二）填写 PCI 治疗筛查表

通过询问病史及体格检查的信息，填写 PCI 治疗筛查表（表 10-9），确认患者是否具备 PCI 指征。力争 FMC 至器械时间（DTB）＜90 min，PCI 相关时间延迟（DTD）时间＜60 min。

核对患者发病后抗血小板药物用药情况，避免用药过量及重复。阿司匹林：无禁忌证，STEMI 患者口服水溶性阿司匹林或嚼服肠溶阿司匹林 300 mg；P2Y12 受体抑制剂：替格瑞洛负荷量 180 mg，氯吡格雷负荷量 600 mg。

（三）知情同意书

在实施 PCI 前，主管医师应向患者（或近亲属，或被委托人）进行知情同意告知，包括手术目的、获益、风险、可供选择的其他方法（溶栓治疗或单纯药物治疗等）、可能发生的并发症及预防措施、术后注意事项、支架等高值耗材的选择及费用等。在不延误治疗时机的前提下，尽可能让患者（或近亲属，或被委托人）充分理解并做出选择，充分尊重患者及近亲属或被委托人的意愿，签署知情同意书。

表 10-9　STEMI 患者 PCI 治疗检查表

第一步：是否有 PCI 治疗适应证？（4 项） （具备以下一项可考虑 PCI 治疗）		
①发病＜12 h 的 STEMI 患者，包含伴有新出现左束支传导阻滞的患者	是	否
②合并心源性休克或急性心力衰竭，即便发病时间≥12 h	是	否
③发病 12～24 h 内具有临床和（或）心电图缺血证据	是	否
④心肺复苏后心电图提示 ST 段抬高型心肌梗死，立即行冠脉造影，必要时行 PCI	是	否
第二步：有 PCI 治疗绝对禁忌证？ （有则为禁忌 PCI）		
精神正常、有行为和责任能力的患者拒绝该项治疗或拒绝签署知情同意书	是	否
有 PCI 治疗相对禁忌证？（3 项） （有以下一项慎重 PCI）		
对碘或造影剂过敏（应给予糖皮质激素或抗组胺药物预防治疗）	是	否
严重器官和（或）系统功能不全不能耐受手术	是	否
不能耐受（活动性出血或严重出血倾向等）或不能依从指南推荐持续时间的双联抗血小板药物治疗	是	否

（四）术前检查项目

根据症状和心电图改变判定是否进行急诊 PCI，不应因等待其他检查结果而延误。

1. 应检查的项目

①心电图。②血清心肌损伤标志物和肌酸激酶，血常规，尿常规＋酮体和大便常规＋潜血（尽可能）。③肝肾功能，电解质，血糖，凝血功能。④感染性疾病筛查（乙型肝炎、丙型肝炎、艾滋病、梅毒等）。

2. 根据患者具体情况选择的检查项目

①血气分析，B 型脑钠肽或 N 末端脑钠肽前体，D-二聚体，C-反应蛋白或高敏 C-反应蛋白。②胸片，超声心动图。

（五）PCI 治疗的技术要点

1. 核实患者身份

核查是否已经签署知情同意书及给予指南推荐剂量的双联抗血小板药物。

2. 核查急救或应急药品和设备

氧气、气管插管、人工呼吸气囊、吸痰器、除颤器、临时心脏起搏器、主动脉内球囊反搏仪等处于功能备用状态。

3. 心电、血压监测

4. 一般治疗和药物治疗

根据患者需要可给予吸氧、硝酸甘油、镇痛剂（如吗啡）或镇静剂。STEMI 患者病情危重，变化急骤，因此术者应与助手，台上与台下人员密切配合，根据病情变化予以相应的处理。

5. 血管入路

有桡动脉穿刺经验的术者一般优选桡动脉，重症患者宜选股动脉。局部麻醉，慎重穿刺，尽量做到"一针见血"，避免发生局部出血及血肿，尤其是溶栓后 PCI 患者，根据术前应用抗凝剂情况 PCI 前给予或补足抗凝剂（肝素、低分子肝素或比伐卢定）。对血流动力学不稳定、收缩压＜90 mmHg，对升压药物反应不佳或反复发生严重室性心律失常（室性心动过速、心室扑动或颤动等）的患者，应先穿刺股动脉植入主动脉内反搏导管，并开始反搏治疗；对于缓慢性心律失常（严重窦性心动过缓、二度以上房室传导阻滞等）的患者应先植入临时起搏电极至右心室，根据情况进行起搏治疗或备用。

6. 冠脉造影

根据心电图判断可能的罪犯血管，冠脉造影首先从非梗死相关动脉侧冠脉开始，梗死相关动脉侧冠脉可采用指引导管造影，以便及早行 PCI 术，若采用可双侧造影导管（如 TIG），以缩短 PCI 相关时间延迟为原则，先左冠脉或右冠脉造影均可，每侧冠脉投照 2~3 个体位多可明确冠脉病变。

7. 支架置入

指南推荐常规置入支架。STEMI 患者 PCI 主要适用于梗死相关动脉完全阻塞（TIMI0/1 级）或冠脉虽已开通，但严重残余狭窄 TIMI 血流 2 级的病变，对有残余狭窄 TIMI 血流 3 级的病变一般不主张在急性期行 PCI 术。在此时期病变不稳定，局部有血栓，易于导致再阻塞、慢血流（slow-flow）或无复流（no-reflow）等并发症，从而增加病死率。对完全阻塞的病变一般首先选用较柔软的指引导丝或带有亲水涂层的较柔软的导丝在阻塞处试探，新鲜血栓较软，多可通过，若不能通过，可能是在极严重狭窄基础上的小的血栓阻塞，可换用中等强度或标准指引导丝。STEMI 患者直接 PCI 尽量不使用球囊预扩张，而是直接置入支架，以避免血栓或斑块碎屑脱落导致远端无复流等并发症，支架置入术的操作同择期 PCI。

8. 支架选择

HORIZONS-AMI 研究表明，与金属裸支架相比，STEMI 患者（3006 例）置入药物洗脱支架 1 年的再次血运重建（TVR）率（4.5% vs. 7.5%）和再狭窄率（10.0% vs. 22.9%）明显降低，主要心脏不良事件（MACE）发生率（8.1% vs. 8.0%）和支架内血栓发生率（3.1% vs. 3.4%）无明显差异。指南建议在 STEMI 患者直接 PCI 时首选药物洗脱支架，对于不能长期（1 年）使用双联抗血小板药物患者或计划 PCI 术后行非心脏外科手术患者宜选择裸金属支架。

9. 血栓抽吸

血栓脱落引起冠脉远端栓塞和微血管床阻塞

（microvascular obstruction，MVO）是急诊 PCI 无复流发生的主要原因之一[32-33]。根据 TAPAS 研究结果指南均给予 Ⅱa 类推荐，但描述并不一致。ESC 指南建议常规进行血栓抽吸，AHA 则认为直接 PCI 时进行血栓抽吸是合理的，CSC 建议在冠脉内血栓负荷较大时应用导管血栓抽吸。2015 年 AHA 对 STEMI 患者直接 PCI 指南进行了更新，对血栓抽吸的推荐类别进行了下调：①直接 PCI 时进行选择性或应急血栓抽吸尚未明确（Ⅱb/C-LD）；②直接 PCI 前不宜进行常规血栓抽吸（Ⅲ/A）[10]。3 项新的随机试验（INFUSE-AMI、TASTE 和 TOTAL）和包括这 3 项试验的 meta 分析表明血栓抽吸并不降低病死率和心脏主要不良事件（再梗死、支架内血栓形成、靶病变再次血运重建、心源性休克或 NYHA Ⅳ级等）的发生率，脑卒中发生率则有增加趋势。TASTE 和 TOTAL 试验亚组分析并未发现在血栓负荷较大患者、TIMI0/1 级或前壁心肌梗死患者进行血栓抽吸具有益处。

临床实际工作中，不宜常规进行血栓抽吸，对冠脉内血栓负荷较大的 STEMI 患者或 PCI 术中发生较大血栓负荷时可以考虑血栓抽吸。68% 的 STEMI 患者罪犯病变的狭窄程度<50%，进行血栓抽吸后进行直接支架置入既节省费用，又可避免反复球囊扩张引起血栓和斑块碎屑脱落导致微血管功能障碍，引起慢血流或无复流。由于血栓抽吸导管廓径较大（如 Diver 导管廓径 4.7F），在罪犯病变近段有较严重狭窄时，抽吸导管难以通过，可用小球囊低压力预扩张后再用抽吸导管进行抽吸，采用直径较大的球囊或较高压力预扩张可引起大量血栓脱落，栓塞远端血管床，引起慢血流或无复流。对于"罪犯病变"为在慢性高度狭窄基础上发生的阻塞，血栓负荷很少，可不必先行血栓抽吸，且血栓抽吸导管也很难通过此类病变。

使用血栓抽吸导管操作要点如下：①血栓抽吸导管廓径较大，在使用 2 条指引导丝时难以进入；②抽吸导管头端接近阻塞段时开始负压抽吸；③不仅在阻塞段，在其远段血管亦应进行抽吸；④血栓抽吸要有足够的耐心，反复多次认真抽吸，

宜在抽吸数次后轻柔推造影剂了解抽吸效果；⑤抽吸过程中出现停止回血或回血缓慢，提示可能有较大血栓阻塞抽吸导管，应在负压状态下撤出抽吸导管，用肝素盐水冲洗后再行血栓抽吸；⑥回撤抽吸导管时应全程保持负压状态，避免抽吸导管内血栓脱落至血管远端造成阻塞，甚至其他血管栓塞，对于接近左主干的前降支或回旋支近段血栓抽吸，应注意另一支血管的保护；⑦撤出抽吸导管后应回抽指引导管内的血液，有时会回抽出小的气泡或血栓，避免可能出现的气体或血栓栓塞；⑧血栓抽吸后宜冠脉内注射硝酸甘油，解除血管痉挛。

右冠脉中段闭塞（大血栓负荷）病变直接 PCI 临床病例

胡 XX，男，62 岁，2016 年 6 月 18 日 19 时因"突发持续性剑突下疼痛 7 h"经"120"急救车来院救治，性质呈紧缩感，向后背、双上肢尺侧放射，伴恶心、呕吐。既往健康，无高血压、糖尿病和高脂血症病史。吸烟 30 年，每日 20 支，戒烟 10 年。描记 ECG 示：Ⅱ、Ⅲ、aVF、$V_{3R} \sim V_{5R}$、$V_5 \sim V_6$、$V_7 \sim V_9$ 导联 ST 段抬高 0.1 ~ 0.4 mV，Ⅲ导联 ST 段抬高>Ⅱ导联 ST 段抬高；Ⅰ、aVL 导联 ST 段压低>0.2 mV。诊断为"急性下壁、侧壁、后壁及右心室心肌梗死，Killip Ⅰ级"，根据 ECG 考虑罪犯血管为右冠脉。T：36℃、P：96 次/分、R：20 次/分、BP：118/82 mmHg。神志清楚，双肺呼吸音清晰，HR 96 次/分、律齐，$A_2 > P_2$，各瓣膜听诊区未闻及杂音。

经右桡动脉行急诊冠脉造影和直接 PCI 术，造影示：左主干正常，前降支近段明显钙化，狭窄 60%~70%，可见前降支至右冠脉侧支形成，回旋支正常，右冠脉中段次全闭塞，可见大的血栓负荷（图 10-18A），TIMI 1 级。

介入操作：送 Launcher 6F JR3.5 指引导管至右冠脉口，送 BMW 指引导丝通过右冠脉病变至远段，送 Diver 抽吸导管至右冠脉病变处，由远段至近段反复 4 次负压抽吸，抽出红色血栓（图 10-18B），冠脉内给予非罗替班 500 μg，硝酸甘油 100 μg，造影示右冠脉中段血栓消失，残余狭窄 80%（图 10-18C），置入 XIENCE Xpedition

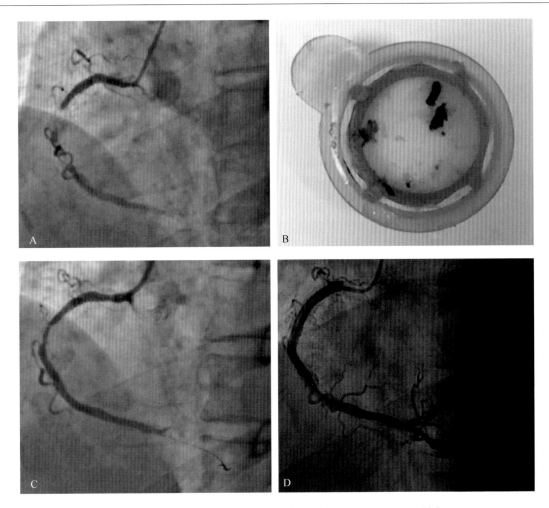

图 10-18 术中冠脉造影（右冠脉，右前斜 45°）和抽吸出血栓样本

3.5 in×28 mm 支架，复查造影示前向血流 TIMI 3 级（图 10-18D）。患者症状消失，血压、心率正常稳定，送患者至冠心病监护室进一步治疗。

10. 无复流的防治

STEMI 患者"无复流"现象的特征是成功开通心外膜梗死相关动脉后无适当的心肌灌注。根据所使用的技术，约 10% 的 STEMI 进行再灌注治疗的患者可表现出无复流现象。无复流发生的可能机制包括：①远端血栓或斑块碎屑微血管栓塞；②再灌注损伤；③微血管结构破坏；④内皮功能异常；⑤炎症；⑥心肌水肿[34]。无复流可引起长时间的心肌缺血、严重心律失常和明显的血流动力学恶化，使临床并发症明显增加，逆转无复流即使是不明显改善心室局部收缩功能，也可显著改善心室重塑。

应用血栓抽吸导管、避免支架后过度扩张、冠脉内注射替罗非班或血管扩张剂（腺苷、维拉帕米或硝普钠等）等有助于预防或减轻无复流。在严重无复流患者，主动脉内球囊反搏有助于稳定血流动力学。

11. 非梗死相关动脉的处理

指南一致建议除心源性休克或梗死相关动脉 PCI 后仍有持续性心肌缺血外，应仅对梗死相关动脉行 PCI，非梗死相关动脉的病变可在患者恢复后（一般 1 周后）行 PCI 治疗多支血管病变[35]。2015 年 AHA 对 STEMI 患者直接 PCI 指南进行了更新，建议在选择的多支血管病变血流动力学稳定患者，在急诊直接 PCI 时或计划分期行 PCI 治疗多支血管病变[10]。4 项新的随机试验（PRAMI、CvLPRIT、DANAMI 3 PRIMULT 和 PRAGUE-13）表明在选择的多支血管病变血流动力学稳定患者，直接 PCI 或计划分期 PCI 均是有益的和安全的，可降低心脏性死亡、非致命性再梗死、顽固性心绞痛、心力衰竭、再次血运重建或脑卒中发生率。决定非梗死相关动脉 PCI 的时机应综合考虑临床治疗、病变的严重程度或复杂性和造影剂肾病风险。

12. GP Ⅱb/Ⅲa 拮抗剂

在血栓负荷较大或不适宜 P2Y12 受体拮抗剂预处理患者宜使用 GP Ⅱb/Ⅲa 拮抗剂，但需与肝素联用，转运 PCI 高危患者 PCI 前可使用 GP Ⅱb/Ⅲa 拮抗剂。不主张在 STEMI 患者 PCI 前常规使用 GP Ⅱb/Ⅲa 拮抗剂。

三、术后观察及检查

①观察患者症状、体征，穿刺部位检查，必要时进行心电和血压监测。②术后 24 h 内应检查心电图和心肌损伤标志物。根据病情需要检查血常规、尿常规、大便潜血、肝肾功能、电解质、血糖、凝血功能、超声心动图、胸片、血气分析等。③及时发现和处理并发症。根据病情需要复查以上项目或进行相应辅助检查。

四、术后用药

（1）PCI 术后应给予双联抗血小板药物治疗［阿司匹林＋一种 P2Y12 受体拮抗剂（替格瑞洛或氯吡格雷）］，持续时间至少 12 个月。术后早期充分权衡缺血与出血风险，必要时应用 GP Ⅱb/Ⅲa 受体拮抗剂。

（2）必要时可应用抗凝剂（肝素、低分子肝素、比伐卢定或磺达肝癸钠等）。

（3）对既往有消化道出血病史或消化道出血高危患者（高龄，同时应用华法林、类固醇、非甾体抗炎药和幽门螺杆菌感染等），进行双联抗血小板治疗时可联合使用质子泵抑制剂。

（4）如需联合使用华法林和抗血小板药物，应监测国际标准化比值（international normalized ratio，INR）。并根据病情需要调整抗凝和（或）抗血小板药物。

（5）其他指南导向药物：他汀类、β 受体阻滞剂、血管紧张素转化酶抑制剂或血管紧张素受体拮抗剂等。

第七节　冠状动脉旁路移植术

STEMI 患者急性期冠脉旁路移植术的作用有限，适应证包括：①PCI 失败；②冠脉病变不适合 PCI；③合并需要外科手术的 STEMI 并发症（如机械并发症：心室破裂、急性二尖瓣反流或室间隔穿孔）[36]。

适当的围术期抗血小板处理对于优化冠脉旁路移植术的结果至关重要，在决定手术时机时，应平衡手术出血风险和停用抗血小板药物再发心肌缺血风险。急诊体外循环冠脉旁路移植术前氯吡格雷或替格瑞洛至少停用 24 h，对于使用氯吡格雷或替格瑞洛患者 24 h 内可考虑不停跳急诊冠脉旁路移植术，尤其是迅速血运重建的益处超过出血风险患者，若冠脉旁路移植术可以推迟，术前应停用氯吡格雷或替格瑞洛 5 天，停用普拉格雷 7 天，高危患者术前可用 GP Ⅱb/Ⅲa 拮抗剂——替罗

非班替代 P2Y12 受体拮抗剂，术前 2～4 h 停用。

若在 STEMI 患者罪犯病变需要置入支架但预测近期需要行冠脉旁路移植术，建议置入裸支架，而不选用药物洗脱支架，避免急性围术期支架血栓形成。对于有冠脉旁路移植术适应证患者，如多支血管病变，建议选择 PCI 治疗梗死相关病变，以后患者更稳定时进行冠脉旁路移植术（即杂交手术）。

（张永珍）

参考文献

［1］ Alpert JS, Braun LT, Fletcher BJ, et al. Prehospital management of acute STEMI. Practical approaches and international strategies for early intervention. The cardiovascular Team Approach Series Volume 2. Minne-apolis：Cardiotext Publishing，2015.

［2］ Reimer KA，Lowe JE，Rasmussen MM，et al. The wavefront phenomenon of ischemic cell death. 1. Myo-cardial infarct size vs duration of coronary occlusion in dogs. Circulation，1977，56（5）：786-794.

［3］ De Luca G，Suryapranata H，Ottervanger JP，et al. Time delay to treatment and mortality in primary an-gioplasty for acute myocardial infarction：every minute of delay counts. Circulation，2004，109（10）：1223-1225.

［4］ Murphy JG，Lloyd MA. Mayo clinic cardiology con-cise textbook. Fourth edition. New York.：Oxford University Press，2013.

［5］ 中华医学会心血管病学分会，中华心血管病杂志编辑委员会. 急性ST段抬高型心肌梗死诊断和治疗指南. 中华心血管病杂志，2015，43（5）：380-393.

［6］ 急性ST段抬高心肌梗死溶栓治疗中国专家共识组. 急性ST段抬高心肌梗死溶栓治疗的中国专家共识（2009年版）. 中华内科杂志，2010，48（10）：885-890.

［7］ American College of Emergency Physicians；Society for Cardiovascular Angiography and Interventions；O'Gara PT，Kushner FG，Ascheim DD，et al. 2013 ACCF/AHA guideline for the management of ST-ele-vation myocardial infarction：a report of the American College of Cardiology Foundation/American Heart As-sociation Task Force on Practice Guidelines. J Am Coll Cardiol，2013，61（4）：e78-140.

［8］ Task Force on the management of ST-segment eleva-tion acute myocardial infarction of the European Society of Cardiology（ESC）；Steg PG，James SK，Atar D，et al. ESC Guidelines for the management of acute my-ocardial infarction in patients presenting with ST-seg-ment elevation. Eur Heart J，2012，33（20）：2569-2619.

［9］ Stone GW. Angioplasty strategies in ST-segment-ele-vation myocardial infarction：part I：primary percuta-neous coronary intervention. Circulation，2008，118（5）：538-551.

［10］ Levine GN，Bates ER，Blankenship JC，et al. 2015 ACC/AHA/SCAI Focused Update on Primary Percu-taneous Coronary Intervention for Patients With ST-Elevation Myocardial Infarction：An Update of the 2011 ACCF/AHA/SCAI Guideline for Percutaneous Coronary Intervention and the 2013 ACCF/AHA Guideline for the Management of ST-Elevation Myo-cardial Infarction. J Am Coll Cardiol，2016，67（10）：1235-1250.

［11］ Bagai A，Dangas GD，Stone GW，et al. Reperfusion strategies in acute coronary syndromes. Circ Res，2014，114（12）：1918-1928.

［12］ Levisman J，Price MJ. Update on the guidelines for the management of ST-elevation myocardial infarc-tion. Am J Cardiol，2015，115（5 Suppl）：3A-9A.

［13］ Wessler JD，Stant J，Duru S，et al. Updates to the ACCF/AHA and ESC STEMI and NSTEMI guide-lines：putting guidelines into clinical practice. Am J Cardiol，2015，115（5 Suppl）：23A-28A.

［14］ Widimsky P，Budesínský T，Vorác D，et al. Long distance transport for primary angioplasty vs immedi-ate thrombolysis in acute myocardial infarction. Final results of the randomized national multicentre trial—PRAGUE-2. Eur Heart J，2003，24（1）：94-104.

［15］ Brodie BR，Hansen C，Stuckey TD，et al. Door-to-balloon time with primary percutaneous coronary in-tervention for acute myocardial infarction impacts late cardiac mortality in high-risk patients and patients presenting early after the onset of symptoms. Am Coll Cardiol，2006，47（2）：289-295.

［16］ Terkelsen CJ，Sørensen JT，Maeng M，et al. Sys-tem delay and mortality among patients with STEMI treated with primary percutaneous coronary interven-tion. JAMA，2010，304（7）：763-771.

［17］ Gersh BJ，Stone GW，White HD，et al. Pharmaco-logical facilitation of primary percutaneous coronary intervention for acute myocardial infarction：is the slope of the curve the shape of the future？JAMA，2005，293（8）：979-986.

［18］ Mehra MR，Butler J. Coronary artery disease. Philadelphia：Elsevier Inc，2016.

［19］ Cannon CP，Hand MH，Bahr R，et al. Critical pathways for management of patients with acute coro-nary syndromes an assessment by the national heart attack alert program. Am Heart J，2002，143（5）：777-789.

［20］ Pinto DS，Frederick PD，Chakrabarti AK，et al. Benefit of transferring ST-segment-elevation myocardial infarction patients for percutaneous coronary intervention compared with administration of onsite fibrinolytic declines as delays increase. Circulation, 2011, 124 (23): 2512-2521.

[21] Gershlick AH, Banning AP, Myat A, et al. Reperfusion therapy for STEMI: is there still a role for thrombolysis in the era of primary percutaneous coronary intervention? Lancet, 2013, 382 (9892): 624-632.

[22] Carville SF, Henderson R, Gray H. The acute management of ST-segment-elevation myocardial infarction. Clin Med (Lond), 2015, 15 (4): 362-367.

[23] Thomas JL, French WJ. Current State of ST-Segment Myocardial Infarction: Evidence-based Therapies and Optimal Patient Outcomes in Advanced Systems of Care. Heart Fail Clin, 2016, 12 (1): 49-63.

[24] Zijlstra F1, Patel A, Jones M, et al. Clinical characteristics and outcome of patients with early (<2 h), intermediate (2~4 h) and late (>4 h) presentation treated by primary coronary angioplasty or thrombolytic therapy for acute myocardial infarction. Eur Heart J, 2002, 23 (7): 550-557.

[25] Boersma E, Maas AC, Deckers JW, et al. Early thrombolytic treatment in acute myocardial infarction: reappraisal of the golden hour. Lancet, 1996, 348 (9030): 771-775.

[26] Tubaro M, Danchin N, Goldstein P, et al. Pre-hospital treatment of STEMI patients. A scientific statement of the Working Group Acute Cardiac Care of the European Society of Cardiology. Acute Card Care, 2011, 13 (2): 56-67.

[27] Gore JM, Granger CB, Simoons ML, et al. Stroke after thrombolysis. Mortality and functional outcomes in the GUSTO-I trial. Global Use of Strategies to Open Occluded Coronary Arteries. Circulation, 1995, 92 (10): 2811-2818.

[28] Reddy K, Khaliq A, Henning RJ. Recent advances in the diagnosis and treatment of acute myocardial infarction. World J Cardiol, 2015, 7 (5): 243-276.

[29] Rollini F, Angiolillo DJ. Acute coronary syndromes: applying practice guidelines and defining the unmet need in clinical practice. Am J Cardiol, 115 (5 Suppl): 1A-2A.

[30] Patel MR, Ohman EM. The Early Invasive Strategy in Acute Coronary Syndromes: Should the Guideline Recommendations Be Revisited? J Am Coll Cardiol, 2015, 66 (5): 521-523.

[31] Claeys MJ. Is primary percutaneous coronary intervention still the superior reperfusion strategy? JAMA Intern Med, 2015, 175 (2): 216-217.

[32] Mahmoud KD, Zijlstra F. Thrombus aspiration in acute myocardial infarction. Nat Rev Cardiol, 2016, 13 (7): 418-428.

[33] 张永珍. 微循环阻力指数临床应用的新进展. 中华多器官衰竭杂志, 2016 (11): 864-867.

[34] Bouleti C, Mewton N, Germain S. The no-reflow phenomenon: State of the art. Arch Cardiovasc Dis, 2015, 108 (12): 661-674.

[35] Banning AS, Gershlick AH. Management of Multivessel Coronary Disease in ST-segment Elevation Myocardial Infarction. Curr Cardiol Rep, 2015, 17 (9): 632.

[36] Rentrop KP, Feit F. Reperfusion therapy for acute myocardial infarction: Concepts and controversies from inception to acceptance. Am Heart J, 2015, 170 (5): 971-980.

第十一章 非ST段抬高型急性冠状动脉综合征保守治疗的决策实践

要点

- 危险分层是 NSTE-ACS 制定治疗策略的主要依据，确立诊断后应给出初始诊断和最初的缺血性及出血性风险分层。对于接受保守治疗的 NSTE-ACS 患者，应动态评估患者的病情转归以及缺血风险。

- 阿司匹林是抗血小板治疗的基石，如无禁忌证，所有患者均应口服阿司匹林，首剂负荷量 150～300 mg（未服用过阿司匹林的患者），并且以每日 75～100 mg 的维持剂量长期服用。

- 对于计划接受保守治疗的 NSTE-ACS 患者，如无禁忌，一旦确诊则应尽早给予 P2Y12 受体拮抗剂。在阿司匹林基础上，联合应用一种 P2Y12 受体拮抗剂，并维持至少 12 个月。

- 抗凝治疗是为了抑制凝血酶的生成和（或）活化，减少血栓相关的事件发生。抗凝治疗联合抗血小板治疗比任何单一治疗均更有效。

- 在 NSTE-ACS 患者中，需要长期使用三联抗血小板治疗（OAC）者，除非存在三联抗血小板治疗（OAC）强适应证，否则应反复评估 OAC 的使用。应当尽量缩短三联抗栓的时间，三联抗栓应避免使用普拉格雷或替格瑞洛。

- 所有 NSTE-ACS 患者就诊后（无禁忌证）尽早开始高剂量他汀类药物治疗，确保 LDL-C 水平低于 70 mg/dl 或降幅 > 50%。

- 对于存在持续缺血症状的 NSTE-ACS 患者，如无禁忌，推荐早期启用（24 h 内）β 受体阻滞剂，患者应长期应用 β 受体阻滞剂治疗。

第一节 NSTE-ACS 概述

急性冠状动脉综合征（acute coronary syndrome，ACS）指由于冠状动脉血流突然减少导致急性心肌缺血和（或）梗死的一系列情况。根据胸痛发作时是否伴有持续（>20 min）的 ST 段抬高，分为 ST 段抬高型心肌梗死（ST-elevation myocardial infarction，STEMI）和非 ST 段抬高型 ACS（non-ST-elevation ACS，NSTE-ACS）。STEMI 时，冠脉常常急性完全阻塞，需直接行经皮冠状动脉介入治疗（percutaneous coronary intervention，PCI）或溶栓，以实现早期心肌再灌注。NSTE-ACS 根据心肌损伤标志物（主要为心脏肌钙蛋白）测定结果分为非 ST 段抬高型心肌梗死（non-ST-elevation myocardial infarction，NSTEMI）和不稳定型心绞痛。不稳定型心绞痛与 NSTEMI 的发病机制和临床表现相当，但是严重程度不同，其区别主要是缺血是否严重到导致心肌损伤，并且可以定量检测到心肌损伤的生物标志物[1-3]。

NSTE-ACS 的病理生理基础主要为冠脉严重狭窄和（或）易损斑块破裂或糜烂所致的急性血栓形成，伴或不伴血管收缩、微血管栓塞，引起冠脉血流减低和心肌缺血。斑块破裂导致血栓形成的表面暴露，引起血小板激活和聚集，是ACS早期发病过程的一个重要事件。NSTE-ACS患者通常存在多部位斑块破裂，因此多种炎症、血栓形成及凝血系统激活的标志物增高。斑块糜烂多见于女性、糖尿病和高血压患者，易发生于轻度狭窄和右冠脉病变时，此时血栓附着于斑块表面。少数NSTE-ACS由非动脉粥样硬化性疾病所致，如其他原因导致的急性冠脉供血不足（血管痉挛性心绞痛、冠脉栓塞和动脉炎）、非冠脉原因导致的心肌供氧-需氧不平衡（低血压、严重贫血、高血压病、心动过速、严重主动脉瓣狭窄等）、非缺血性心肌损伤（心肌炎、心脏挫伤和心脏毒性药物作用）和其他多因素原因（应激性心肌病、肺栓塞、严重心力衰竭和脓毒血症）。

第二节　NSTE-ACS 的早期诊断

典型胸痛的特征是胸骨后压榨性疼痛，并且向左上臂（双上臂或右上臂少见）、颈或颌放射，可以是间歇性或持续性。不典型的表现包括上腹痛、类似消化不良的症状和孤立性呼吸困难。不典型主诉更常见于老年人、女性、糖尿病和慢性肾脏疾病或痴呆症患者。临床缺乏典型胸痛，特别当心电图正常或处于临界改变时，常易被忽略和延误治疗，应注意连续观察。心电图是区分患者ACS类型的主要依据，因此首次医疗接触后10 min内就应获得患者的12导联心电图，特征性的心电图异常包括ST段下移、一过性ST段抬高和T波改变。如果标准导联记录不能诊断而患者又有提示进行性心肌缺血的症状或体征，应加做$V_7 \sim V_9$、$V_{3R} \sim V_{5R}$导联心电图[3-6]。

心脏肌钙蛋白（cTn）是NSTE-ACS最敏感和最特异的生物标志物，也是诊断和危险分层的重要依据之一[7]。cTn增高或增高后降低，并至少有1次数值超过正常上限，提示心肌损伤坏死。肌酸激酶同工酶与cTn比较，于心肌梗死后迅速下降，因此对于判断心肌损伤的时间和诊断早期再梗死，可以提供补充价值。与标准肌钙蛋白检测相比，高敏肌钙蛋白（hs-cTn）检测对于急性心肌梗死有较高的预测价值，可以减少"肌钙蛋白盲区"时间，更早地检测急性心肌梗死；hs-cTn应作为心肌细胞损伤的量化指标（hs-cTn水平越高，心肌梗死的可能性越大）。目前欧美和我国的NSTE-ACS治疗指南均推荐进行敏感或者hs-cTn的检测并在60 min内获得结果，指南推荐检测hs-cTn，并可以采用0 h/3 h（图11-1）或者0 h/1 h（图11-2）的任一方案实施快速诊断和排除方案。由于采用高敏检测，就诊时诊断急性心肌梗死的敏感性和准确性更高，这可以大大缩短诊断延迟，可以缩短在急诊科的等待时间，并且减少费用。0 h/3 h和0 h/1 h是指距首次血液检测

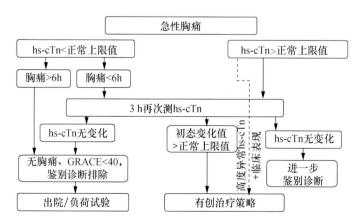

图 11-1　通过 hs-cTn 检测对 NSTE-ACS 患者进行 0 h/3 h 诊断和排除方案

的时间间隔。

如果 hs-cTn 浓度极低（图 11-2 A），就诊时已经可排除 NSTEMI[8]。如果基线水平低（图 11-2 B）并且 1 h 内无升高（图 11-2 C）也可以排除 NSTEMI。如果就诊时 hs-cTn 至少是中等程度升

高（图 11-2 D）或在最初 1 h 内 hs-cTn 有明显升高[9]（图 11-2 E），则患者诊断 NSTEMI 可能性大。hs-cTn 界值范围与检测方法相关，图 11-2 A、B、D 分别代表不同检测方法时的 hs-cTn 界值，C 和 E 代表 0 h/1 h 血液检测 hs-cTn 的变化值。

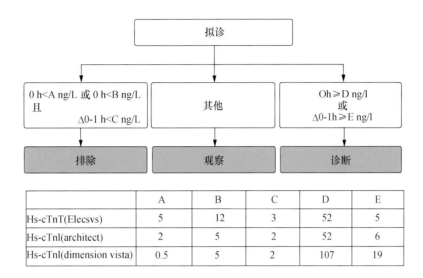

	A	B	C	D	E
Hs-cTnT(Elecsvs)	5	12	3	52	5
Hs-cTnl(architect)	2	5	2	52	6
Hs-cTnl(dimension vista)	0.5	5	2	107	19

图 11-2 通过 hs-cTn 检测对 NSTE-ACS 患者进行 0 h/1 h 诊断和排除方案

第三节 NSTE-ACS 的危险分层

危险分层是 NSTE-ACS 制订治疗策略的主要依据，确立诊断后应结合患者病史、症状、生命体征和体检发现、心电图和实验室检查，给出初始诊断和最初的缺血性及出血性风险分层。指南建议使用确定的风险评分进行缺血风险评估，GRACE 风险评分是最常用的模型之一，对于入院和出院提供了最准确的风险评估。应用于此风险计算的参数包括年龄、收缩压、脉率、血清肌酐、就诊时的 Killip 分级、入院时心搏骤停、心脏生物标志物升高和 ST 段变化。在 GRACE 的基础上，GRACE 2.0 风险计算器不需要计算分数，可以直接评估住院、6 个月、1 年和 3 年的死亡率，同时还能提供 1 年死亡或心肌梗死联合风险[10]（表 11-1）。低危患者推荐药物保守治疗，而高危患者需要早期侵入性治疗，中危组患者需要治疗观察和再评估，以决定继续药物保守治疗还

是进行侵入性治疗。

表 11-1 根据 GRACE 评分评估 NSTE-ACS 患者住院期和 6 个月的死亡风险

风险分类	住院期		出院至 6 个月	
	GRACE 评分	病死率（%）	GRACE 评分	病死率（%）
低	≤108	<1	≤88	<3
中	109～140	1～3	89～118	3～8
高	>140	>8	>118	>8

NSTE-ACS 患者既有缺血风险导致的心血管事件（包括死亡和再梗死），也有因临床合并症或抗栓治疗等引起的出血风险（包括胃肠道和其他重要脏器出血）。出血与缺血对死亡率的影响同样重要。可以考虑使用 CRUSADE 评分量化出血风

表 11-2 CRUSADE 出血风险评分

危险因素	评分	危险因素	评分
基线血细胞容积（%）		性别	
＜31.0	9	男性	0
31.0～33.9	7	女性	8
34.0～36.9	3	糖尿病	
37.0～39.9	2	否	0
≥40.0	0	是	6
肌酐清除率（ml/min）		心率（次/分）	
≤15	39	≤70	0
16～30	35	71～80	1
31～60	28	81～90	3
61～90	17	91～100	6
91～120	7	101～110	8
＞120	0	111～120	10
收缩压（mmHg）		≥121	11
≤90	10	心力衰竭体征	
91～100	8	否	0
101～120	5	是	7
121～180	1	外周血管疾病或卒中	
181～200	3	否	0
≥201	5	是	6

险。CRUSADE 评分参数包括患者基线特征（即女性、糖尿病史、周围血管疾病史或卒中）、入院时的临床参数（即心率、收缩压和心衰体征）和入院时实验室检查（即血细胞比容、校正后的肌酐清除率），评估患者住院期间发生严重出血事件的可能性[11]。该风险评分的模型效力中等，接受保守治疗患者的 C 统计值为 0.68，接受有创治疗患者的 C 统计值为 0.73[12]。具体评分见表 11-2 和表 11-3。

表 11-3 风险分级

风险	最低分	最高分	出血率
很低	1	20	3.1%
低	21	30	5.5%
中度	31	40	8.6%
高	41	50	11.9%
很高	51	91	19.5%

第四节 NSTE-ACS 的治疗

一、一般治疗

NSTE-ACS 合并动脉血氧饱和度低于 90%、呼吸窘迫或伴有低氧血症的其他高危特征的患者，应该给予辅助氧疗，对于没有禁忌证并且给予最大耐受剂量抗缺血药之后仍然有持续缺血性胸痛的 NSTE-ACS 患者，可以静脉注射吗啡以缓解胸痛症状。恶性心律失常是导致 NSTE-ACS 患者早期死亡的重要原因，而多数心律失常事件发生在症状发作 12 h 之内[13-14]，因此 NSTE-ACS 需要持续心电监测，指南推荐对发生心律失常风险低危的 NSTE-ACS 患者心电监测 24 h，对发生心律失常风险中至高危的 NSTEMI 患者心电监测＞24 h。心律失常风险中至高危包括以下情况：血流动力学不稳定、严重心律失常、左心室射血分数＜

40%、再灌注治疗失败、其他主要的冠脉严重狭窄或合并介入治疗并发症。

二、抗血小板治疗

1. 阿司匹林

尽管存在众多新型抗血小板和抗血栓药物，但以 COX 为靶点并且导致随后血栓素 A_2 生成受到抑制的阿司匹林仍是抗血小板治疗的基石。如果没有禁忌证，所有患者均应口服阿司匹林首剂负荷量 150～300 mg（未服用过阿司匹林的患者）并且以每日 75～100 mg 的维持剂量长期服用，无论采用何种治疗策略。

2. P2Y12 受体拮抗剂

目前国内常用的 P2Y12 受体拮抗剂包括口服药物氯吡格雷、替格瑞洛。氯吡格雷是一种前体药物，需要通过肝细胞色素酶 P450（CYP）氧化生成活性代谢产物才能发挥抗血小板作用，与 P2Y12 受体不可逆结合。替格瑞洛是一种直接作用、可逆结合的新型 P2Y12 受体拮抗剂，相比氯吡格雷，具有更快速、强效抑制血小板的特点[15]。PLATO 研究中对于 NSTE-ACS 亚组的患者，主要有效性终点发生率，替格瑞洛显著低于氯吡格雷，出血发生率相似[16]。在中国 ACS 患者中进行的一项研究显示，替格瑞洛较氯吡格雷血小板聚集抑制（IPA）显著提高，2 h 的 IPA 为氯吡格雷的 4.9 倍，24 h 的 P2Y12 反应单位＜240 的患者比例为 100%，而氯吡格雷组为 75.9%[17]。来自国内 6 家中心的 1970 例服用替格瑞洛的 ACS 患者资料表明，替格瑞洛用于中国 ACS 人群安全、有效，2 年随访无事件生存率达 96.1%[18]。普拉格雷也是一种前体药物，与 P2Y12 受体不可逆结合，目前国内未上市。

指南推荐 NSTE-ACS 患者在阿司匹林基础上，联合应用一种 P2Y12 受体抑制剂，并维持至少 12 个月，除非有极高出血风险等禁忌证；所有缺血中高危（如肌钙蛋白升高），且无禁忌证的患者首选替格瑞洛（180 mg 负荷剂量，90 mg 每日两次维持），无论起始治疗策略如何，包括之前应用氯吡格雷（替格瑞洛开始治疗时应停用）的患者。

（1）P2Y12 受体拮抗剂的给药时机：无论采取何种治疗策略，一旦诊断 NSTE-ACS，都应尽快给予 P2Y12 受体拮抗剂（首选替格瑞洛）[15-16]。

（2）双联抗血小板治疗的时间：对于接受单纯药物治疗的患者，P2Y12 受体拮抗剂治疗（替格瑞洛或氯吡格雷）应至少持续 12 个月，对于接受单纯药物治疗且耐受双联抗血小板治疗（DAPT）、未发生出血并发症且无出血高风险（如，曾因 DAPT 治疗、凝血功能障碍、使用 OAC 出血）的患者，DAPT 可维持 12 个月以上[19]。总之，NSTE-ACS 患者接受至少 1 年的 DAPT，根据缺血或出血风险的不同，可以选择性缩短或延长 DAPT 的时间[20]。

3. 血小板 GP Ⅱb/Ⅲa 受体拮抗剂（GPI）

国内目前使用的 GPI 主要为替罗非班。静脉应用 GPI 通过阻断两个相邻血小板表面的经活化变构的 Ⅱb/Ⅲa 受体经纤维蛋白原进行桥联，可以抑制血小板的聚集。对于 P2Y12 受体拮抗剂联合 GPI 的有效性和安全性，目前尚缺乏相关的前瞻性研究。在接受替格瑞洛治疗的患者，GPI 仅限于补救性使用，或当 PCI 术中出现血栓性并发症时使用[21]。关于上游给药与术中给药的比较：由于有创治疗策略患者上游使用 GPI 没有显示出获益[21-22]，因此可以等到冠脉造影后再决定是否使用 GPI。

三、抗凝治疗

抗凝治疗是为了抑制凝血酶的生成和（或）活化，减少血栓相关的事件发生。研究表明，抗凝治疗联合抗血小板治疗比任何单一治疗均更有效。

1. 普通肝素

尽管与其他抗凝方案比较出血发生率会明显增加，普通肝素仍被广泛应用于 NSTE-ACS 患者冠脉造影检查前的短期抗凝[23]。应当根据 ACT 调整普通肝素的剂量，或根据体重调整。

2. 低分子量肝素

低分子量肝素比普通肝素的剂量效应相关性更好，并且肝素诱导血小板减少症的发生率更低。NSTE-ACS 患者中常用的为依诺肝素，常规剂量为 1 mg/kg，每天 2 次皮下注射。不建议普通肝素与低分子肝素交叉使用。

3. 磺达肝癸钠

非口服的选择性 Ⅹa 因子抑制剂磺达肝癸钠是一种人工合成的戊多糖，可以与抗凝血酶高亲和力并可逆地非共价键结合，进而抑制抗凝血酶的生成。NSTE-ACS 患者使用 2.5 mg 每天 1 次的剂量具有最良好药效和安全性特征。估测肾小球滤过率＜20 ml/（min·1.73 m²）时，禁用磺达肝癸钠。研究显示，磺达肝癸钠有效性并不劣于依诺肝素，严重出血发生率低于依诺肝素[24]。

4. 比伐卢定

比伐卢定能够与凝血酶直接结合，抑制凝血酶介导的纤维蛋白原向纤维蛋白的转化。比伐卢定可以灭活和纤维蛋白结合的凝血酶以及游离的凝血酶。由于不与血浆蛋白结合，其抗凝效果的可预测性比普通肝素更好。比伐卢定经肾清除，停止注射后半衰期仅为 25 min。ISAR-REACT 3 研究是一项比较比伐卢定和普通肝素的头对头研究，结果显示，两组的死亡、心肌梗死或紧急血运重建发生率相似，但是比伐卢定降低了出血发生率[25]。

四、抗心绞痛治疗

1. 硝酸酯类

硝酸酯是非内皮依赖性血管扩张剂，具有扩张外周血管和冠脉的效果。静脉应用该类药物，比舌下含服更有助于改善胸痛症状和 ST 段回落率。在密切监测血压的同时，采用滴定法逐渐增加硝酸酯类的剂量直至症状缓解，或者直至高血压患者的血压降至正常水平，除非出现药物的副作用（明显头痛或低血压）。症状控制后，则没有必要继续使用硝酸酯类药物[26]。随机对照试验目前并没有证实硝酸酯类可以降低主要心血管事件的发生。指南推荐舌下或静脉使用硝酸酯类药物缓解心绞痛。如患者有反复心绞痛发作，难以控制的高血压或心力衰竭征象，推荐静脉使用硝酸酯类药物。

2. β受体阻滞剂

β受体阻滞剂可以竞争性抑制循环中的儿茶酚胺对心肌的作用，通过减慢心率、降低血压和减弱心肌收缩力，降低心肌耗氧量。meta 分析结果显示，β受体阻滞剂可以将住院死亡率的相对风险降低 8%，并且不增加心源性休克的发生[27]。另一项注册研究显示，对于有进行性心源性休克风险的患者（年龄＞70 岁，心率＞110 次/分，收缩压＜120 mmHg），入院 24 h 内使用β受体阻滞剂可以显著增加心源性休克发生率。因此，对于以下患者：①有心力衰竭症状；②有低心排血量；③有进行性心源性休克风险；④有其他禁忌证的患者，应当避免早期使用。另外，对于怀疑冠脉痉挛或可卡因诱发的胸痛患者，应当避免使用。建议从小剂量开始应用并逐渐增加剂量至患者最大耐受剂量。对于存在持续缺血症状的 NSTE-ACS 患者，如无禁忌，推荐早期启动（24 h 内）β受体阻滞剂，患者应长期应用β受体阻滞剂治疗，除非患者心功能处于 Killip 分级Ⅲ级或以上。

3. 钙通道阻滞剂

二氢吡啶类（硝苯地平和氨氯地平）主要引起外周血管明显扩张，对心肌收缩力、房室传导和心率几乎没有直接影响。非二氢吡啶类（地尔硫䓬和维拉帕米）有显著的负性变时、负性变力和负性传导作用。所有钙通道阻滞剂均能引起冠脉扩张，可以优先应用于血管痉挛型心绞痛（变异型心绞痛）[28]。部分研究显示，维拉帕米和地尔硫䓬能减少无左心室功能障碍患者的再梗死。速效硝苯地平可以导致剂量相关的冠脉疾病死亡率增加，对 ACS 患者有害，不建议常规使用[29-30]。长效制剂对有收缩期高血压的老年患者可能有效。目前没有关于氨氯地平和非洛地平在 NSTE-ACS 患者应用的重要临床试验数据。NSTE-ACS 患者持续或反复缺血发作，并且有β受体阻滞剂禁忌，初始治疗应给予非二氢吡啶类钙通道阻滞剂（CCB，如维拉帕米或地尔硫䓬），但是临床有严重左心室功能障碍、心源性休克高风险、PR 间期＞0.24 s 或二、三度房室传导阻滞而未植入心脏起搏器者除外。在应用β受体阻滞剂和硝酸酯类药物后患者仍然存在心绞痛症状或难以控制的高血压，可加用长效的二氢吡啶类 CCB；可疑/证实血管痉挛性心绞痛的患者，可考虑使用 CCB 和硝酸酯类药物，避免使用β受体阻滞剂。在无β受体阻滞剂治疗时，速效硝苯地平不能应用于 NSTE-ACS 患者。

4. 尼可地尔

兼有 ATP 依赖的钾通道开放作用及硝酸酯样作用[31]，前者通过促进血管平滑肌细胞内钾离子外流使细胞膜超极化，从而关闭细胞膜电位依赖的钙通道，抑制肌浆网钙的释放而使细胞质中钙浓度降低；后者通过活化鸟苷酸环化酶，增加环磷酸鸟苷的合成，促进钙泵介导的钙离子外流，并使收缩蛋白对钙离子的敏感性降低。推荐用于对硝酸酯类不能耐受的 NSTE-ACS 患者。

五、他汀类治疗

所有 NSTE-ACS 患者就诊后（无禁忌证）尽早开始高剂量他汀类药物治疗，急性期强化治疗是他汀剂量的强化，建议使用他汀产品说明书推荐的最大耐受剂量，目的是保护心肌、降低围术期心肌梗死和主要不良心脏事件的发生率；长期强化治疗是为了达到治疗目标的强化，最终改善 ACS 患者的预后。患者入院后应常规在 24 h 内进行基线血脂水平检测，但强化他汀治疗并不依赖于基线血脂水平，对于基线 LDL-C 水平低于 70 mg/dl 的患者，同样能够从强化他汀治疗中获益。通常使用大剂量他汀，如阿托伐他汀 80 mg/d 或者瑞舒伐他汀 20 mg/d 等。强化剂量的他汀治疗应维持 3～6 个月，其间复查血脂水平，并可适当调整他汀剂量，确保 LDL-C 水平低于 70 mg/dl 或降幅＞50％。对于已接受最大耐受剂量他汀，LDL-C 仍≥70 mg/dl（≥1.8 mmol/L）的 NSTE-ACS 患者，应该考虑通过给予非他汀类药物进一步降低 LDL-C。

第五节　特殊人群和临床情况

一、老年

老年 NSTE-ACS 患者临床表现更加不典型。与年轻人比较，老年人更少见到心电图的 ST 段移位。hs-cTn 虽在诊断中具有极高价值，但是在老年患者中特异性较低，更常见于 ACS 以外的其他情况。与年轻患者比较，老年患者接受有循证学药物治疗和介入治疗的机会减少，虽然治疗率较低，但获益程度并不低于年轻患者。此外，可能存在药物禁忌证也是老年患者接受循证学药物治疗不理想的原因之一。尽管药物治疗有增加副作用的风险（尤其是抗栓治疗增加出血风险），但仍可观察到获益。故临床医师应当根据肾功能和特殊的禁忌证，谨慎选择抗栓药物的种类和剂量。

老年 NSTE-ACS 患者需要根据体重和肾功能制订抗栓治疗方案，不管是在起始治疗还是在 PCI 中，可以单用比伐卢定，而不是联合 GPI 和普通肝素，因为其有效性相似，但是出血发生率较低；同时应当考虑调整 β 受体阻滞剂、ACEI、ARB 和他汀类药物剂量方案，预防副作用。

二、女性

女性 NSTE-ACS 患者具有临床表现不典型、年龄偏高，肌钙蛋白升高可能性小，心电图通常不具有诊断意义等特点，目前女性 NSTE-ACS 患者接受心脏检查和心导管手术的概率偏低，因此应当增强对女性 NSTE-ACS 患者心血管风险的认识[32-33]。目前还没有确切证据表明现有的抗栓药物在安全性和疗效上存在性别差异，因此住院期间和二级预防时，对于 NSTE-ACS 女性患者的药物治疗，应当与男性相同，同时根据体重和（或）肾功能调整血小板和抗凝药物的剂量，以减少出血风险。

三、糖尿病

发生 NSTE-ACS 的糖尿病患者通常年龄偏大，更多存在心血管疾病史、高血压和肾衰竭，临床表现通常不典型。在住院期间，糖尿病患者更容易发生 ACS 相关的并发症。与非糖尿病患者比较，糖尿病患者对于常规剂量的氯吡格雷和阿司匹林反应迟钝，PCI 和 CABG 术后预后不良[34]。对于糖尿病患者，应当采取何种程度的血糖控制尚存争议。已经认识到低血糖可以造成不良的心血管后果[35]。总体原则是，对于极晚期心血管疾病、高龄、糖尿病病史较长和合并症较多的患者，在急性期和随访期血糖控制目标可以放宽。

四、慢性肾脏疾病

在慢性肾脏疾病患者中诊断 NSTE-ACS 更具有挑战性，因为肌钙蛋白水平轻微升高和心电图异常在肾脏疾病患者中很常见。因此，心电图变化需与基线异常进行区分；肌钙蛋白需要评价绝对变化值，目的是区分心肌梗死与慢性心肌损害。尽管多数抗凝药物可能需要在肾功能不全时进行剂量调整，但通常无须调整抗血小板药物剂量。在慢性肾脏疾病 5 期患者中，P2Y12 受体拮抗剂的安全性和疗效的数据不太充分，故在使用时需要谨慎权衡出血风险。与肾功能正常的患者一样，指南建议应用相同的一线抗栓药物治疗，所有患者应当通过 eGFR 评估肾功能，根据对肾功能不全的分级，调整抗栓治疗方案。当 eGFR<30 ml/(min·1.73 m²)［对于磺达肝癸钠，eGFR<20 ml/(min·1.73 m²)］时，可将皮下注射或静注抗凝药调整为持续静滴普通肝素，并且根据 APTT 调整剂量。

五、心力衰竭

心力衰竭是 NSTE-ACS 患者最常见的致死性并发症之一。无论在就诊时表现为心衰还是在住院期间发生心衰均可导致预后不良。在心衰患者中诊断 NSTE-ACS 具有挑战性，不论从症状、肌钙蛋白还是心电图。与心功能正常的患者比较，NSTE-ACS 合并心衰的患者可能更少接受循证治疗，包括 β 受体阻滞剂、ACEI/ARB 以及冠脉造影和血运重建治疗，来自心肌梗死后研究的建议可以推广到 NSTE-ACS 合并心力衰竭的患者[36]。左心室射血分数≤40%的患者稳定后，应用 ACEI（ACEI 不耐受时可换用 ARB）、β 受体阻滞剂、醛固酮受体拮抗剂，以减少死亡、再梗死和因心衰再住院的风险。

六、心房颤动

持续性和阵发性心房颤动在 NSTE-ACS 患者中很常见。心房颤动合并快速心室率时可以表现为肌钙蛋白水平升高和胸部不适，因此可能给诊断带来挑战[37]。对血流动力学不稳定的患者可以使用电复律或者胺碘酮转复窦性心律；血流动力学稳定的患者，建议使用 β 受体阻滞剂来减慢快速心室率，β 受体阻滞剂无效时，可以考虑静脉应用强心苷类药物来控制心室率。不建议使用 I 类抗心律失常药物。

没有禁忌证情况下，所有房颤患者合并 ACS 的患者均应使用抗凝药物，选择抗栓药物之前首先要进行血栓和出血风险评估。目前多采用 CHA2DS2-VASc 评分方法。CHA2DS2-VASc 评分最高为 9 分：充血性心力衰竭 1 分、高血压 1 分、年龄≥75 岁 2 分、糖尿病 1 分、血栓栓塞史（卒中、短暂性脑缺血发作或全身性栓塞）2 分、血管性疾病（心肌梗死史、主动脉复杂斑块、颈动脉疾病、外周动脉疾病）1 分、年龄 65～74 岁 1 分、女性 1 分。评分≥2 分者为高危患者，建议长期使用口服抗凝药物；评分 1 分者为中危患者，建议口服抗凝药物或阿司匹林治疗，首选前者；评分 0 分者为低危患者，建议不给抗栓治疗或仅给予阿司匹林治疗。出血风险评估采用 HAS-BLED 评分，即高血压、肝功能异常（慢性肝病或胆红素升高 2 倍或转氨酶升高 3 倍）、肾功能异常（肾移植、透析或血清肌酐≥200 μmol/L）、卒中史、出血史、INR 不稳定、年龄>65 岁、饮酒、药物（如抗血小板药、非甾体抗炎药等）每项各 1 分，评分最高 9 分，积分≥3 分时提示"高危"。出血高危患者无论接受口服抗凝药还是抗血小板药物均应谨慎。有些危险因素，如高龄、高血压、既往卒中史等既是卒中的危险因素，又是出血的危险因素，为临床选择治疗策略带来了一定的困难。需要长期口服抗凝治疗的患者口服抗血小板治疗的策略选择，可以参照图 11-3 进行。

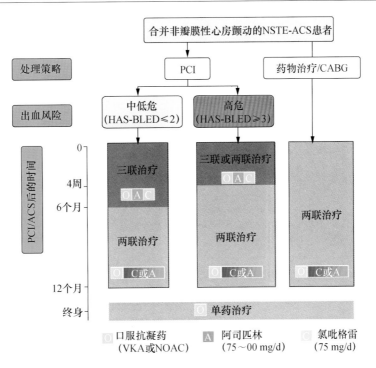

图 11-3 合并非瓣膜性心房颤动的 NSTE-ACS 患者的抗栓策略

第六节　出血并发症的处理

一、一般支持措施

活动性出血时的治疗策略已经从以往的快速负荷量补液、努力维持动脉血压至正常水平，转变为维持动脉血压在可接受的低正常水平（即控制性低血压）。这一策略的优点是减少缺血事件、止血更快和更好地维持自身凝血功能[38]。其缺点是延迟缺血组织的再灌注时间、延长处于低血压状态时间。目前还不明确控制性低血压多长时间是安全的。

二、服用抗血小板药物期间的出血事件

由于口服抗血小板药物没有拮抗剂，抗血小板治疗期间发生活动性出血时的治疗措施有限。尽管输注血小板提高血小板功能是活动性出血常用的措施，但是目前很少有相关研究评价其效果。输注 2～5 单位血小板可以恢复受阿司匹林抑制的血小板聚集功能，但是恢复二磷酸腺苷依赖的血小板功能较为困难。

三、服用 VKA 期间的出血事件

对于发生 VKA 相关的致命性出血事件的患者，应当考虑采用浓缩的 IX 因子凝血酶原复合物而不是新鲜冷冻血浆或重组活性 VII 因子以逆转抗凝治疗，另外，应反复缓慢静注 10 mg 维生素 K。INR 高于 4.5 时出血风险显著增加。服用 VKA 发生严重或危及生命的出血事件时，可以联合使用维生素 K_1 和快速逆转剂（例如凝血酶原复合物浓缩剂、新鲜冷冻血浆或重组活化因子 VII）。新鲜冷冻血浆是目前紧急逆转香豆素类抗凝时所使用的最为广泛的凝血因子替代产品。非活化凝血酶原复合物浓缩剂纠正 INR 值可能比血浆有效，并

且具有不需要交叉配血、病毒灭活、不增加容量负荷和可以快速输注等优点[111]。重组活化因子Ⅶ仅限于缺乏凝血酶原复合物浓缩剂时使用。

四、输血治疗

对于贫血或无证据的活动性出血患者，应当在血流动力学不稳定或红细胞比容＜25％或血红蛋白水平＜7 g/dl时考虑输血治疗。

有研究显示，输血使ACS患者早期死亡率增加4倍、死亡或心肌梗死率增加3倍（与出血并发症无关）[39-41]。输血后血小板反应性增加可能与缺血事件增加有关。

总之，对于接受保守治疗的NSTE-ACS患者，除了给予相应的药物治疗外，还应动态评估患者的病情转归以及缺血风险。如果保守治疗期间再发胸痛以及和心肌缺血相关的血流动力学不稳定，应即刻进行冠脉造影检查，病情稳定的患者需要择期评估冠脉缺血风险并给予相应的干预，避免再次发生心血管事件。

（陈韵岱）

参考文献

[1] Adolph T-E，Niederreiter L，Blumberg R S，et al. Endoplasmic reticulum stress and inflammation. Digestive Diseases，2012，30（4）：341-346.

[2] Amsterdam E A，Wenger N K. 2014 ACC/AHA guideline for the management of patients with non-ST-elevation acute coronary syndromes：a report of the American College of Cardiology/American Heart Association Task Force on Practice Guidelines（Vol 64，pg e139，2014）. Journal of the American College of Cardiology，2014，64（24）：2713-2714.

[3] Levine G N，Bates E R，Bittl J A，et al. 2016 ACC/AHA Guideline Focused Update on Duration of Dual Antiplatelet Therapy in Patients With Coronary Artery Disease：A Report of the American College of Cardiology/American Heart Association Task Force on Clinical Practice Guidelines. Circulation，2016，68（10）：1082-1115.

[4] Braunwald E，Morrow D A. Unstable angina：is it

time for a requiem? Circulation，2013，127（24）：2452-2457.

[5] Rubini G M，Reiter M，Twerenbold R，et al. Sex-specific chest pain characteristics in the early diagnosis of acute myocardial infarction. Jama Internal Medicine，2014，174（2）：241-249.

[6] Roffi M，Patrono C，Collet J P，et al. 2015 ESC Guidelines for the management of acute coronary syndromes in patients presenting without persistent ST-segment elevation：Task Force for the Management of Acute Coronary Syndromes in Patients Presenting without Persistent ST-Segment Elevation of the European Society of Cardiology（ESC）. European heart journal，2016，37（3）：267-315.

[7] Antman E M，Cohen M，Bernink P J，et al. The TIMI risk score for unstable angina/non-ST elevation MI：A method for prognostication and therapeutic decision making. Jama，2000，284（7）：835-842.

[8] Gimenez M R，Twerenbold R，Reichlin T，et al. Direct comparison of high-sensitivity-cardiac troponin I vs. T for the early diagnosis of acute myocardial infarction. European heart journal，2014，35（34）：2303-2311.

[9] Haaf P，Reichlin T，Twerenbold R，et al. Risk stratification in patients with acute chest pain using three high-sensitivity cardiac troponin assays. European heart journal，2014，35（6）：365-375.

[10] Keith A，Etienne Puymirat，Wei Huang，et al. Should patients with acute coronary disease be stratified for management according to their risk? Derivation，external validation and outcomes using the updated GRACE risk score. Bmj Open，2014，4（2）：e004425-e.

[11] Mehran R，Pocock S E，Clayton T，et al. A risk score to predict bleeding in patients with acute coronary syndromes. Journal of the American College of Cardiology，2010，55（23）：2556-2566.

[12] Abu-Assi E，Raposeiras-Roubin S，Lear P，et al. Comparing the predictive validity of three contemporary bleeding risk scores in acute coronary syndrome. European Heart Journal Acute Cardiovascular Care，2012，1（3）：222-231.

[13] Rahimi K，Watzlawek S，Thiele H，et al. Incidence，time course，and predictors of early malig-

nant ventricular arrhythmias after non-ST-segment elevation myocardial infarction in patients with early invasive treatment. European heart journal, 2006, 27 (23): 2907.

[14] Piccini J P, White J A, Mehta R H, et al. Sustained ventricular tachycardia and ventricular fibrillation complicating non-ST-segment-elevation acute coronary syndromes. Circulation, 2012, 126 (1): 41-49.

[15] Hochholzer W, Neumann F J. The new 2015 ESC Guidelines for the management of acute coronary syndromes in patients presenting without persistent ST-segment elevation. Deutsche medizinische Wochenschrift, 1946, 2016, 141 (11): 782-785.

[16] Preobrazhenskii D V. New platelet P2Y12 inhibitors versus clopidogrel in percutaneous coronary interventions. a meta-analysis. Kardiologiia, 2011, 51 (2): 70-71.

[17] Price M J, Berger P B, Teirstein P S, et al. Standard- vs high-dose clopidogrel based on platelet function testing after percutaneous coronary intervention: the GRAVITAS randomized trial. Jama the Journal of the American Medical Association, 2011, 305 (11): 1097-1105.

[18] Trenk D, Stone G W, Gawaz M, et al. A Randomized Trial of Prasugrel Versus Clopidogrel in Patients With High Platelet Reactivity on Clopidogrel After Elective Percutaneous Coronary Intervention With Implantation of Drug-Eluting Stents: Results of the TRIGGER-PCI (Testing Platelet Reactivity). Journal of the American College of Cardiology, 2012, 59 (24): 2159-2164.

[19] Grines C, RO, Casey-DE J, Gardner T, et al. Prevention of premature discontinuation of dual anti-platelet therapy in patients with coronary artery stents: a science advisory from the American Heart Association, American College of Cardiology, Society for Cardiovascular Angiography and Intervent. Catheterization & Cardiovascular Interventions, 2007, 69 (3): 334-340.

[20] Port S C. 2014 ESC/ESA guidelines on noncardiac surgery: Cardiovascular assessment and management. Revista Espanola De Cardiologia, 2014, 305 (35): 2344-2345.

[21] Stone G W, Bertrand M E, Moses J W, et al. Rou-

tine upstream initiation vs deferred selective use of glycoprotein IIb/IIIa inhibitors in acute coronary syndromes: the ACUITY Timing trial. Jama the Journal of the American Medical Association, 2007, 297 (6): 591-602.

[22] Giugliano R P, White J A, Bode C, et al. Early versus delayed, provisional eptifibatide in acute coronary syndromes. New England Journal of Medicine, 2009, 360 (21): 2176-2190.

[23] Silvain J, Beygui F, Barth L My O, et al. Efficacy And Safety Of Enoxaparin Versus Unfractionated Heparin During Percutaneous Coronary Intervention: Systematic Review And Meta-Analysis. Bmj, 2012, 344 (5): e553-e554.

[24] Yusuf S, Mehta SR, Chrolavicius S, et al. Comparison of fondaparinux and enoxaparin in acute coronary syndromes. New England Journal of Medicine, 2006, 354 (14): 1464-1476.

[25] Kastrati A, Neumann F J, Mehilli J, et al. Bivalirudin versus unfractionated heparin during percutaneous coronary intervention. New England Journal of Medicine, 2008, 359 (7): 688-696.

[26] Borzak S, Cannon C P, Kraft P L, et al. Effects of prior aspirin and anti-ischemic therapy on outcome of patients with unstable angina. TIMI 7 Investigators. Thrombin Inhibition in Myocardial Ischemia. American Journal of Cardiology, 1998, 81 (6): 678-681.

[27] Chatterjee S, Chaudhuri D, Vedanthan R, et al. Early intravenous beta-blockers in patients with acute coronary syndrome—A meta-analysis of randomized trials. International Journal of Cardiology, 2013, 168 (2): 915-921.

[28] 海北 幸, 小川 久. Guidelines for diagnosis and treatment of patients with vasospastic angina (coronary spastic angina). Kokyu to Junkan Respiration & Circulation, 2011, 59 (1): 7-14.

[29] Jacoby A. Nifedipine: Dose related increase in mortality in patients with coronary heart disease-Journal of Emergency Medicine. Circulation, 1995, 92 (5): 1326-1331.

[30] Lubsen J, Tijssen J G P. Efficacy of nifedipine and metoprolol in the early treatment of unstable angina in the coronary care unit: Findings from the Holland Inter-university Nifedipine/metoprolol Trial (HINT). Amer-

ican Journal of Cardiology，1987，60（2）：18-25.

[31] Group T I S. Effect of nicorandil on coronary events in patients with stable angina：the Impact of Nicorandil in Angina（IONA）randomised trial. Acc Current Journal Review，2002，11（4）：13.

[32] O'Donoghue M，Boden W E，Braunwald E，et al. Early invasive vs conservative treatment strategies in women and men with unstable angina and non-ST-segment elevation myocardial infarction：a meta-analysis. Jama the Journal of the American Medical Association，2008，300（1）：71-80.

[33] Glaser R，Herrmann H C，Murphy S A. Benefit of an early invasive management strategy in women with acute coronary syndromes. Jama the Journal of the American Medical Association，2002，288（24）：3124-3129.

[34] James S，Angiolillo D J，Cornel J H，et al. Editor's Choice：Fast Track：Ticagrelor vs. clopidogrel in patients with acute coronary syndromes and diabetes：a substudy from the PLATelet inhibition and patient Outcomes（PLATO）trial. European heart journal，2010，31（24）：3006-3016.

[35] Stettler C，Allemann S，Wandel S，et al. Drug eluting and bare metal stents in people with and without diabetes：collaborative network meta-analysis. Bmj，2008，337（7671）：a1331.

[36] Memurray J J，Adamopoulos S，Anker S D，et al. ESC guidelines for the diagnosis and treatment of acute and chronic heart failure 2012：The Task Force for the Diagnosis and Treatment of Acute and Chronic Heart Failure 2012 of the European Society of Cardiology. Developed in collaboration with the Heart Failure Association（HFA）of the ESC. European journal of heart failure，2012，14（8）：803-869.

[37] Lippi G，Picanza A，Formentini A，et al. The concentration of troponin I is increased in patients with acute-onset atrial fibrillation. International Journal of Cardiology，2014，173（3）：579-580.

[38] Dutton R P. Haemostatic resuscitation. British Journal of Anaesthesia，2012，109 Suppl 1（12）：i39-i46.

[39] Rao S. Relationship of blood transfusion and clinical outcomes in patients with acute coronary syndromes. Acc Current Journal Review，2004，13（12）：1555-1562.

[40] Sherwood M W，Wang Y，Curtis J P，et al. Patterns and Outcomes of Red Blood Cell Transfusion in Patients Undergoing Percutaneous Coronary Intervention. Jama the Journal of the American Medical Association，2014，311（8）：836-843.

[41] Nikolsky E，Mehran R，Sadeghi H M，et al. Prognostic Impact of Blood Transfusion After Primary Angioplasty for Acute Myocardial Infarction：Analysis From the CADILLAC（Controlled Abciximab and Device Investigation to Lower Late Angioplasty Complications）Trial. Jacc Cardiovascular Interventions，2009，2（7）：624-632.

第十二章　急性冠状动脉综合征并发症的规范化防治实践

要点

- 熟知急性冠状动脉综合征（ACS）的定义、分类及其病理生理机制是其并发症规范化防治的前提。
- 及时诊断 ACS 的并发症是救治成功的基础。
- AMI 八大主要致死并发症包括：①低血压与晕厥；②心力衰竭与心室重构；③心源性休克与循环衰竭；④机械并发症与心室破裂；⑤心血管性虚脱（或称心血管崩溃）与心搏骤停；⑥恶性心律失常与心室电风暴；⑦冠状动脉介入相关并发症；⑧出血、血栓和栓塞。
- 充分理解和重点熟记急性心肌梗死（AMI）再灌注治疗时代的上述主要致死并发症及其发病机制是有效救治的关键。
- 遵循指南是 AMI 并发症规范救治的基础，但完全替代不了临床丰富的救治经验，只有将两者紧密结合的个体化和优化救治才是 AMI 并发症救治成功的根本保证。
- 只有成功救治好 AMI 致死并发症，才能进一步降低 ACS 患者的病死率，改善其预后。

第一节　急性冠状动脉综合征的背景及定义

急性冠状动脉综合征（acute coronary syndrom，ACS）是由于冠状动脉粥样硬化斑块或病变破裂诱发血栓形成（包括血小板白血栓和纤维蛋白红血栓），致急性狭窄或闭塞所产生的临床综合征，包括心脏性猝死、急性心肌梗死（AMI）和不稳定型心绞痛（UA）。AMI 又分为冠脉因红血栓完全堵塞，心电图（ECG）相关导联出现 ST 段抬高的 ST 段抬高型 AMI（STEMI）和冠脉因白血栓致严重狭窄而未完全堵塞，或因红血栓完全堵塞基础上早期再通（血流情况 TIMI 3 级）或侧支循环完全代偿，ECG 相关导联出现 ST 段缺血性下移或 T 波渐呈深倒和渐回复动态演变的非 ST 段抬高型 AMI（NSTEMI）。临床上又可简单地将 STEMI 称为 ST 段抬高型 ACS（STE-ACS），而将 NSTEMI 和 UA 合称为非 ST 段抬高型 ACS（NSTE-ACS）。

另外，欧洲心脏病学会指南又根据病理机制或病因，在临床上将 AMI，无论是 STEMI 和 NSTEMI，分为 I 冠脉血栓性；II 非血栓性；III 心脏性猝死；IV 冠脉介入（PCI）相关；V 冠脉旁路移植术后五型，其中 IV 型又分为 a、b 和 c 亚型，分别是由于 PCI 术后栓塞或无再流或分支闭塞（IVa），支架内血栓（IVb）和支架内再狭窄（IVc）所致[1]。

至于 UA，根据国际公认的 Braunwald 分型[2]如下：①根据临床严重程度分为 I 型：30 天内新发或加重的劳力性心绞痛，而无静息发作，相当于世界卫生组织（WHO）的新发或恶化劳力性心绞痛；II 型：又称亚急性 UA，是指 30 天内至 48 h 前发生的静息心绞痛，相当于 WHO 1 个月内至 2 天前发生的自发性心绞痛；Ⅲ型：又称急性 UA，是指 48 h 内发生的自发性心绞痛，相当于 WHO 的自发性心绞痛，只是发生在 48 h 内。②依据临床病因又分为：A. 继发性心绞痛（secondary angina）即继发于心外疾病诱发的心绞痛（如甲状腺功能亢进、贫血等）；B. 原发性心绞痛（primary angina），即原发于冠脉粥样硬化病变的心绞痛；C. 梗死后心绞痛（postinfarction angina），即 AMI 后 2 周内发生的心绞痛。因此，UA 临床上以ⅠB、ⅡB 和ⅢB 型最常见，而且也是发生 AMI 的高风险病变。

另外，对 UA 诊断和发生 AMI 的风险评估，还应考虑以下两种情况：①抗心肌缺血治疗程度，即 UA 是在无、有和强化药物治疗中发生；②ECG 有无 ST 段变化。

ACS 虽然临床表现和类型多样，发病轻重不一，危险性差别巨大，预后结局迥异，但病理生理如出一辙，即冠脉急性狭窄或闭塞；病理基础基本相同，即主要是由于冠状动脉粥样斑块破裂诱发血栓形成所致；病理结局是心肌缺血或坏死；病理生理结果是影响心脏的心电稳定、泵血功能、循环或血流动力学状态和机械构造的毁损如心脏破裂等。这些是 ACS 诊断、急救、治疗、并发症防治以及影响预后的基础。

目前，已是 ACS 再灌注治疗（主要是溶栓治疗和急诊 PCI）时代，也是 ACS 规范化治疗的时代，与非再灌注治疗时代相比，ACS 特别是 AMI 患者的住院病死率理论上虽应显著降低，并发症发生率也应有显著降低，然而，根据 China-PEACE 研究报道[3]，从 2001—2011 年 10 年中，我国因 AMI 住院患者呈数倍增加［（3.5～15.4）/10 万］，但住院病死率（8.7%～7.1%）、自动出院率（10.5%～10.2%）均无显著降低。另外，住院常见的并发症如心律失常的比例已显著降低，然而，泵功能衰竭的并发症依然不少，还新增加了因强化抗血栓治疗的出血并发症和急诊 PCI 相关的并发症，再加上我国已进入老龄化社会，老年患者特别是老年女性患者已很常见，其并发症发生比例更高，程度更严重，病死率自然会显著增高。因此，尽管国内外基于循证医学的指南不断更新，临床用药治疗也趋于规范和一致，但对 ACS，特别是 AMI 的并发症的防治和急救依然是当代 ACS，特别是 AMI 患者的救治重点、难点和挑战，基于个体化救治的经验不仅没有退居次要，而且依然十分重要和必要，往往还是 ACS 特别是 AMI 患者住院病死率得以进一步降低的根本！必须高度重视，甚至要求每位心内科医生要终身认真学习、研究并亲自临床实践，才可能做好。

第二节　急性冠状动脉综合征的诊断与治疗

就 ACS 的并发症而言，心脏性猝死重在预防，一旦发生必须给予有效的心肺复苏（CPR）以挽救生命；UA 关键在于强化药物或 PCI 治疗，以预防发生 AMI；因此，AMI 包括 STEMI 和 NSTEMI 的并发症防治则是 ACS 并发症的主体、难点和重点，贯穿于从由于冠脉急性狭窄或闭塞的急性发病开始至冠脉再通治疗（溶栓或急诊 PCI）的过程中和以后的 CCU，甚至于整个恢复期的任何时间段，以致可能影响急性期预后。少数患者的并发症如心力衰竭还延续至出院后的二级预防治疗，并影响长期预后。可见，做好 AMI 的并发症的及时诊断和救治直接影响 AMI 患者的近、远期预后，意义重大。AMI 的主要并发症包括以下几方面：①低血压与晕厥，②心力衰竭与心室重构，③心源性休克与循环衰竭，④机械并发症与心室破裂，⑤心血管崩溃与心搏骤停，⑥恶性心律失常与心室电风暴，⑦PCI 相关并发症如冠脉无再流和支架内血栓，⑧出血、血栓与栓塞。

一、低血压与晕厥

低血压是指血压降至 90/60 mmHg 以下，晕厥则是继发低血压（<90/60 mmHg），特别

是更低时的大脑缺血的反应和具体表现，随低血压的程度不同以及伴有房室传导阻滞的程度可表现为头晕、黑矇、晕厥或晕倒，几乎均伴有面色苍白，出冷汗，恶心呕吐甚至意识模糊（心里明白）或丧失，以及严重时大小便失禁。理论上来说，低血压是每位 STEMI 患者因冠脉急性闭塞而突发之初数分钟至数小时内都不可避免会发生的并发症，主要取决于心肌缺血/梗死范围的大小、冠脉急性闭塞的程度和持续时间，以及有无侧支循环保护、梗死相关冠脉（IRA）、伴随房室传导阻滞（AVB）和心率缓慢的程度。

首先，冠脉急性闭塞之初数秒至数十秒，若有大片心肌供血中断，随即出现胸痛症状和左心室节段性收缩功能异常或消失，每搏量（SV）下降。若 SV 下降不能得到及时代偿，则易引起心输出量（CO）明显降低而不能维持血压，产生低血压，以及面色苍白、大汗、恶心呕吐等伴随症状。若机体代偿机制如交感神经系统兴奋通过收缩血管和增加心率，能维持住 CO 正常，使血压恢复至 90/60 mmHg 水平以上，则伴随症状也会随之减轻，若代偿机制不足以恢复正常 CO 和血压至＞90/60 mmHg，如同时伴有严重高度 AVB，心室率仅 30～40 次/分，则不仅低血压及其伴随症状一直存在，而是随血压更低而出现晕厥症状和低血压持续状态。这种低血压状态若不能及时纠正，则会影响全身器官特别是心、脑、肺、肾等生命器官组织灌注，很快出现代谢性酸中毒和生命器官功能损害，进一步恶化循环功能而演变成循环衰竭或心源性休克！

其次，AMI 发生之初，若冠脉闭塞程度相对很重（如仅有 TIMI 0～1 级血流供应），则低血压必然发生，若冠脉闭塞程度相对较轻（如有 TIMI 2 级血流供应），则低血压可能会不发生，而更多的情况下是由于冠脉病变处血栓产生和溶解因素的持续博弈致冠脉急性闭塞和再通交替出现，由于代偿机制发挥作用则完全可以不发生低血压或即使发生也是短暂而轻度的，同时若有来自其他冠脉已有的侧支循环保护或迅速开放，则低血压也可以避免。最为重要的是，低血压最多见于 IRA 是右冠状动脉（RCA）闭塞时，且多伴有晕厥发生，因为除心肌严重缺血本身外，还因为同时阻断了房室结动脉致高度 AVB，以及通过迷走反射（Benzald Jarish 反射）致血管扩张和心率很慢而伴有晕厥的发生。其救治原则是立即行升压治疗。

血压和心率是生命体征的具体指标，正常血压和心率是循环和生命正常的体现和特征。因此，AMI 合并低血压特别是同时伴有 AVB 的严重心动过缓，则是生命体征的异常，提示患者的循环和生命受到了威胁，若不及时纠正则随时可能威胁患者的生命，必须及时给予升压治疗！临床上最常用、有效和安全的方法是立即给予小剂量多巴胺 100～300 $\mu g/min$ ［1～5 $\mu g/(kg \cdot min)$］持续静脉输注，待血压恢复后，再根据病情需要维持 24～48 h。有时，因为血压太低（如低压 60/20 mmHg），心率太慢（如 30～40 次/分），说明情况紧急，必须先静脉推注多巴胺 3 mg 2 次，5 mg 2 次，甚至 10 mg 1 次时，直到血压＞90/60 mmHg 后再给予大剂量［500～2000 $\mu g/min$，即 5～30 $\mu g/(kg \cdot min)$］多巴胺静脉滴注维持。特别重要的是此时在给予多巴胺升压之前，切忌优先安装临时起搏器治疗，因为既会耽误或浪费挽救生命的时间，心室起搏（非生理性）心率增快也对升压几乎无效。此时，只要血压恢复正常水平，心率自然就会恢复。

另外，在无静脉通道给药时，或患者对升压药反应很差时，应当立即嘱患者持续规律性咳嗽，能够有效提高血压，预防阿斯（心源性脑缺血）综合征的发生。这一方法在 PCI 过程中遇到低血压时常用，有特效。

问题是，经上述处理加上大剂量多巴胺仍然不能有效升压，则提示患者病情危重，处于心血管崩溃（cardiovascular collapse）状态，随时都有生命危险！除了立即使用更强效的缩血管药阿拉明或肾上腺素（1～10 $\mu g/min$）或者去甲肾上腺素（1～10 $\mu g/min$）静脉滴注外，应迅速查找病因，对因急救和准备心肺复苏，并做出以下鉴别诊断和处理：

（1）心源性休克。是因为泵衰竭引起的循环衰竭。属于血流动力学（Forrest）Ⅳ型，即肺毛细血管楔压（PCWP）＞18 mmHg，心输出指数（CI）＜2.2 L/（m²·min）。除顽固性低血压外，还有组织灌流不足的表现：意识淡漠、面色苍白、皮肤湿冷、少尿等。应在上述大量升压药的维持下，立即植入主动脉球囊反搏（IABP）或者 Impella 导管给予循环支持；争取机会行急诊 PCI 或者外科冠状动脉旁路移植术（CABG），开通梗死相关动脉；进一步抗心源性休克治疗，紧急纠正酸中毒，加用小剂量（3～10 μg/min）硝普钠扩张微小动脉、增加外周组织灌注等。

（2）大面积右心室梗死。是因为大面积右心室梗死影响了左心室充盈致严重低血压所致。属 Forrest Ⅲ 型［PCWP＜18 mmHg，CI＜2.2 L/（m²·min）］。多见于 RCA 近端闭塞急诊 PCI 未成功开通，或者开通时间太晚（＞12 h），或者发生无再流，以致右心室支冠脉闭塞所致。临床特征有病情虽重但能平卧，呼吸平稳，胸片无肺静脉淤血，属于"假"心源性休克但可致"真"循环衰竭，大量补液治疗就能提升和维持血压，还应慎用利尿剂和硝酸酯类等血管扩张剂，必要时，为了既能维持好容量，又能避免左心衰竭的发生，可以使用 Swan-Ganz 导管或漂浮导管行血流动力学监测指导治疗。

（3）严重心脏压塞。因心包大量积血致静脉回心血量严重受阻而影响了左心室充盈致严重低血压。在 AMI 再灌注治疗时代，可以是急诊 PCI 的并发症如主动脉根部破裂，冠脉因导丝穿孔或支架破裂等，也可以是左心室游离壁发生破裂或亚急性破裂的结果。临床特点是低血压对升压药无反应，但心率严重加快，个别也有因用药而心率不快者。处理：床旁超声检查可立即诊断，一旦明确诊断，心包穿刺引流或外科切开引流是唯一有效的治疗方法。

（4）过敏性休克。主要是对冠脉造影剂过敏产生的急性速发或迟发反应。主要特点是在冠脉造影后或 PCI 过程中，血压在短时间内（有时因冠脉内硝酸甘油 100～200 μg 注入后诱发）从正常迅速持续下降至 90/60 mmHg 以下，甚至更低，对规律咳嗽、升压药多巴胺静脉推注完全无效，只对肾上腺素 0.5～1 mg 静脉内推注有特效时，

应高度怀疑此诊断。应当紧急停止再次冠脉造影和 PCI 操作，在给予肾上腺素升高血压的基础上，给予大量激素（泼尼龙 500～1000 mg 静脉推注）抗过敏治疗，以及其他相关急救措施。

（5）急性大块肺栓塞。对于肥胖、较长时间持续卧床的患者出现顽固性低血压时，应看有无 ECG、彩超上的特征性改变；抽血检查动脉血气和血二聚体（D-Dimer）和纤维蛋白降解产物（FDP）水平；必要时应及时行肺动脉血管 CT 检查以确诊，一旦确诊，应及时给予溶栓或者介入以及抗栓治疗。

（6）大量出血。是指上消化道大出血、PCI 时股动脉穿刺处大出血，甚至腹膜后血肿，少数情况下肾周包膜下血肿、胸腔积血等。这在 PCI 时代和强化抗栓治疗时代，经常会发生，应及时考虑其诊断；及时行腹部 CT 检查有确诊价值。原则治疗：有紧急快速输血下＋压迫止血＋介入封堵或外科修补。对于上消化道大出血，除了紧急胃镜检查和止血外，胃管注入凝血酶＋2～5 g 云南白药，每 4 h 一次，止血有特效，对无机会行胃镜止血者是首选。

（7）心血管崩溃（cardiovascular collapse，CVC）。一旦低血压状态，对升压药物治疗无反应时，均有可能随时导致 CVC。此时的病因同上分析，急救往往需要心肺复苏。应及时给予有效的胸外按压、气管插管和辅助呼吸、给足 O₂、给予肾上腺素 0.5～1 mg 静脉冲击剂量升压、纠酸等措施并尽快除外或明确左主干（LM）闭塞、主动脉夹层和严重心脏压塞、严重过敏性休克和严重出血等原因，并给予对因治疗。具体参照"五、心血管崩溃与心搏骤停"。

二、心力衰竭与心室重构

根据中国 AMI 注册研究（CAMI Registry）[4]资料，我国 STEMI 患者入院时心力衰竭（心衰）发生率在省、市和县级医院分别高达 13.1%、13.5% 和 17.2%；而在住院期间的发生率分别高达 10.6%、16.5% 和 23.4%。对于 STEMI 患者，虽然成功的冠脉再通治疗（包括溶栓和急诊 PCI）

能够有效预防心室重构，大大降低心力衰竭的发生率；然而对于失去冠脉再通治疗机会、再通治疗未成功或急诊 PCI 合并心肌无再流的患者，特别是广泛前壁 AMI 者，仍会出现梗死区扩张、变薄和膨出，非梗死区增厚、收缩代偿增强，左心室腔进行性扩大和左心室收缩功能进行性降低的心室重构过程，从而产生心力衰竭。对于 NSTEMI 的患者，特别是多年冠心病史、未行或已行 PCI 的患者，冠脉多支弥漫病变伴有 1～2 支冠脉慢性完全闭塞（CTO）病变者，若梗死相关病变是左主干（LM）或左前降支（LAD）近端或虽在其他血管（如 RCA）但同时为另 1～2 支 CTO 血管提供了侧支循环的严重狭窄病变，则因为左心室广泛严重缺血而产生心衰在临床上更常见。虽然由于 AMI 临床上疾病状态的复杂性，包括有无陈旧心肌梗死（OMI），既往有无心衰、PCI、CABG 病史，基础心功能状态，冠脉病变弥漫和严重程度，以及有无侧支循环形成的状况，此次梗死相关冠脉及其再通成功与否及距离发病的时间，以及年龄、性别和合并症等有巨大差异；但心衰发生其实取决于心肌坏死＋缺血＋冬眠＋顿抑总面积的大小，其中仅有心肌坏死面积不可变，其他都可以通过治疗而改变。这就要求临床给予最优化的药物和 PCI 治疗。心衰的转归也取决于临床优化药物和 PCI 治疗的实施和效果。

心衰的临床表现随心衰的严重程度而不同，主要症状呼吸困难也从轻度的呼吸次数增快和平卧后咳嗽、咳泡沫痰，到中度的不能平卧、肺部啰音，到端坐呼吸的肺水肿、满肺水泡音。确诊除上述临床表现外，胸部 X 线片的肺淤血、间质性肺水肿和肺泡性肺水肿（大白肺），不仅有确诊价值，而且还有治疗效果的判断价值。临床上 AMI Killip Ⅱ、Ⅲ级属于中、重度心衰，在血流动力学 Forrest 分型中均属 Ⅱ 型 ［PCWP＞18 mmHg，CI＞2.2 L/（m² · min）］。心衰治疗目标是消除症状，改善预后；关键是纠正血流动力学异常即降低 PCWP，升高 SV 和 CO。原则是给氧、去水、去负荷、去缺血和去神经内分泌。方法为优化药物治疗＋PCI。用药有利尿剂、血管扩张剂及硝普钠、脑利钠肽（BNP）、血管紧张素转化酶抑制剂

（ACEI）和血管紧张素受体拮抗剂（ARB），以及醛固酮受体拮抗剂、β 受体阻滞剂和硝酸酯类、钙通道阻滞剂等；有效标准是给氧要给足即动脉血氧分压正常，"去水"直到肺清晰，"去负荷"直到血压的正常范围为 120～110/70～60 mmHg，"去神经内分泌激活"直到争取三类药都用上，心率控制在 65 次/分左右，"去缺血"应在强化药物（硝酸酯和 β 受体阻滞剂）治疗基础上，适时行 PCI 或 CABG。

AMI 心衰的转归：大多数患者经上述治疗呼吸困难症状和肺部湿啰音消失，X 线胸片示肺清亮，血流动力学异常得到纠正并稳定，心肌缺血得以控制，心功能改善，LVEF 恢复到＞50％，长期病情稳定。但也有少部分患者缺氧、呼吸困难、肺水肿始终得不到彻底纠正，进一步并发或恶化成心源性休克、多脏器功能衰竭、肺部严重感染或其他并发症而死亡。理论上说 AMI 并发心力衰竭患者绝大多数是可以恢复出院的，然而，根据 CAMI 登记资料发现，在我国 AMI 死亡患者 ［6.6％（1636/24 970）住院病死率］中，因心衰死亡者多达 43％，是死亡的第一位原因[4]。可见，在我国对 AMI 心衰患者优化治疗、进一步提升疗效的空间不小，但任重而道远。

三、心源性休克与循环衰竭

是由于大面积心肌梗死或缺血致左心室泵血功能严重受损而不能支撑和维持循环功能，所产生的以血压不能维持和组织严重灌注不足为表现的临床综合征。临床上属 AMI Killip 心功能分级最严重受损的 Ⅳ 级，与血流动力学 Forrest Ⅳ 型 ［PCWP＞18 mmHg，CI＜2.2 L/（m² · min）］一致，而非 Ⅲ 型 ［PCWP＜18 mmHg，CI＜2.2 L/（m² · min）］。虽然由于心脏前负荷或左心室充盈严重不足如失血或大面积右心室梗死或心脏压塞等，或由于心脏后负荷或左心室泵血所遇的外周血管阻力异常降低即外周动脉床容量极度增加如过敏性休克或迷走反射或血管张力调节功能障碍或动静脉扩张剂过量等，均可产生"循环衰竭"的表现，但 AMI 后的心源性休克主要是指因左心

室泵血功能严重低下所产生的循环衰竭。在当今冠脉介入治疗（PCI）和 AMI 冠脉再通治疗均已普及的时代，从理论上以及临床实践中体会到，AMI 并发心源性休克或循环衰竭的发生率应该比 PCI 或 AMI 冠脉再通治疗之前的年代已大大降低。因为全国每年 50 万例的 PCI 加几万例的 CABG 手术，能治愈冠脉多支、弥漫、严重狭窄的冠心病患者，使得突发 AMI 而并发心源性休克的高危患者已大大减少。特别重要的是，AMI 首选冠脉再通治疗（包括溶栓或急诊 PCI）的策略和技术已经获得医患双方的认可，并已普及到基层医院，也为 AMI 并发心源性休克的防范提供了技术手段。然而，根据中国 CAMI 登记资料，由于我国 AMI 患者特别是老年患者的就诊不及时，我国 STEMI 患者入院时已并发心源性休克的发生率在省、市和县级医院分别为 2.8%、4.1% 和 6.9%，住院中发生的比例则分别为 3.6%、5.8% 和 11.6%[4]，提示对住院 AMI 患者进一步防范心源性休克并发症的形势依然严峻！

1. AMI 心源性休克的诊断

依据左心室大面积 AMI 致前向射血严重减少和同时后向淤血的病理生理特点，主要依据以下临床标准：①低血压（<90/60 mmHg 时），②组织器官灌注不足：意识淡漠、少尿、皮肤湿冷、面色苍白、甲床下微血管充盈缓慢，③肺水肿（不同程度）。其冠脉病变基础多是由于 LM 或 LAD 开口闭塞引起的广泛前壁 AMI 或大面积心肌缺血所致。而因 RCA 近端堵塞引起的下后壁 AMI 伴有右心室梗死和迷走反射致外周阻力血管张力调节障碍引起的低血压，理论上不属于此范畴，因为此类患者左心室泵血功能（LVEF）并未严重低下，除非低血压时间过长未能及时纠正而产生了休克状态，或多次 OMI 基础上左心室功能（LVEF）确已有严重低下的基础。另一方面，AMI 特别是广泛前壁 AMI，伴有左心衰、肺水肿时，有交感神经过度激活引起面色苍白和出汗，伴有血压升高，则不能诊断为心源性休克；相反，血压不升，甚至有下降趋势或已有降低（<90/60 mmHg 时）需升压药方能维持时，则提示已接近或进入心源性休克状态，可以诊断且应积极救治处理。虽然和 AMI 并发心衰一样，心源性休克的临床病情异常复杂（如前述），但还是与左心室心肌梗死、缺血、顿抑和冬眠总面积超大范围有关（比心衰范围更大），其中顿抑心肌面积不应小视而应高度重视，这就可以解释为什么即使行急诊 PCI 开通 IRA 后，一些患者的心源性休克状态难以立即纠正，有时需长达 2 周甚至更长时间的优化药物治疗方能渐渐恢复和稳定，特别是因 LM 闭塞所致的 AMI 并发心源性休克患者，即使早期急诊 PCI 成功后，依然有很长的心源性休克期和很高的病死率，可以佐证此点。这就提示对 AMI 并发心源性休克患者的救治，并非一张指南建议的积极 PCI 的策略所能解决，需要更多更丰富的正、反两方面临床经验给予更精准的个体化治疗、监护、判断修正的决策和措施参与其中，方可能救治成功。这也就能解释临床上对 AMI 并发心源性休克者行急诊 PCI 也只能降低 10% 住院病死率，以及临床虽已证明 IABP 不能降低其病死率，但又不得不使用的原因！

2. AMI 心源性休克的治疗原则

经多年的研究确定，包括：①升压，必须想方设法将血压提升至 90/60 mmHg 以上，以保证全身组织和器官的灌注压，否则患者很快会死亡。用药首选多巴胺，小、中、大剂量均可（同前），同时，只要病情需要，切不可以升压药的副作用为由而强行减量，否则极易造成血压再次下降的波动，对稳定循环有百害而无一利，甚至导致心源性休克迅速恶化致死！多巴胺无效时，一方面要增加肾上腺素或去甲肾上腺素（同前述）并思考和查找严重低血压鉴别诊断的病因（也同前）。②IABP 给予循环支持。IABP 的设计原理虽为被动支持（需依赖左心室自身收缩能力工作）但很科学，能有效减轻左心室负荷，增加左心室每搏量（SV）30 ml 左右，同时大大增加冠脉舒张期的灌注压和灌注量，不仅理论上有效，而且实际急救中也能看到效果，前提是必须使用正确（如与心动周期同步而不乱，以及球囊充放气量应足够，而不仅仅是一半或更少等），而且需要待休克状态纠正或循环状态稳定后方可撤出，提前撤出和升压药提前减量一样十分有害而无益，因循环状态无法立即调整或代偿甚至危害更大。最新研究显示，IABP 不能降低 AMI 心源性休克的病死率，并非 IABP 无效，而更可能是因为撤出过早的危害结果。③尽早行急诊 PCI 开通 IRA 以及其他致心肌缺血的严重堵塞病变。然而必须充分认识到对 AMI 并发心源性休克患者行急诊 PCI，因为病情危重和太不稳定，有着很高的 PCI 风险，必须有相当经验的术者在 IABP 保驾下实施，以免因 PCI 并发症如无再流或慢血流导致患者死亡。还要强调的是急诊 PCI 即使很成功，也并非万事大吉，需要有相当经验的 CCU 心脏内科学专家精心、精准、精确救治，方可能抢救成功。需要再次强调的是 IABP 不可过早拔除，否则会因循环支持突然中断，而导致患者病情急剧恶化而死亡；更不可给患者家属过高的期望值，要始终保持在努力救治患者的同时，不断交代死亡风险。④增加组织灌注。这是 AMI 并发心源性休克治疗的最重要的目的。为实现这一目的，首先要有足够的 SV 和 CO，以维持正常血压即灌注压，然后在血压驱动下，将血液经各级动脉进入微循环灌注入血管网，完成组织供氧、物质交换和代谢产物的清除等功能。然而在 AMI 心源性休克的病理生理状态下，虽经升压药＋IABP 已达到了有效组织灌注的血压，但同时因为代偿机制过度激活了交感神经系统，以及中、大量的升压药的缩血管作用，构成小动脉的外周阻力大大增加，特别是微循环的前动脉（或前闸门）严重收缩至接近闭塞，血液无法进入微循环灌注入血管内，其结果只能是组织缺氧、代谢障碍和酸性物质堆积致酸中毒，最终导致心源性休克的恶性循环，血压不能维持，SV 和 CO 越来越少，心脏功能进行性下降、组织缺氧、代谢障碍和酸中毒，直至快速进入休克的下一阶段致死。此时增加组织灌注为首要任务。唯一有效的办法是使用动脉扩张剂，靶向扩张微循环前动脉即可"开闸放水"，然而临床上能"开闸"的手段和药物极少，只有硝普钠能担此重任，可给小剂量（5～10 μg/min）持续静注有特效，临床上可观察到大剂量升压药＋小剂量硝普钠可以更好地维持血压，使组织灌注明显改善（肢端、口唇、甲床下变暖和红润），动脉搏动更有力，酸

中毒很快纠正，病情能够相对稳定住，为进一步改善创造条件。⑤纠正代谢性酸中毒并维持水、电解质和酸碱平衡。组织缺氧的直接结果就是代谢性酸中毒（如上述），主要给予补充碳酸氢钠，并随时监测血气分析和血乳酸水平，纠正水、电解质紊乱。⑥有效治疗左心衰肺水肿（同前），保护心、肺、脑、肾功能。⑦抗缺血、抗血栓、抗感染和防出血治疗。⑧其他，包括精心监护和护理，预防和治疗其他相关感染、血栓、栓塞和出血并发症。AMI 并发心源性休克的预后很差。在冠脉再通治疗前时期，住院病死率高达 80%～90%，即使在冠脉再通治疗的当代病死率也高达 50%，而且根据北京 PCI 登记资料显示，心源性休克仍然是 AMI 急诊 PCI 术后住院死亡患者死因的第一位，占 36.3%（146/402）。

四、机械并发症与心室破裂

AMI 机械并发症，顾名思义是指 AMI 患者因心肌坏死而造成心脏机械结构性损坏的并发症。主要包括室间隔穿孔、二尖瓣乳头肌断裂或功能不全和左心室游离壁急性破裂或亚急性破裂及假性室壁瘤。AMI 机械并发症产生的病理基础主要是心肌透壁性坏死，以致承受不住左心室收缩末的高压力，而产生梗死区急性代偿性变薄、拉长和膨出的病理过程，最终可因失代偿导致室壁破裂，发生在室间隔则为室间隔穿孔，在左心室游离壁则为游离壁破裂，致心脏压塞和电-机械分离，在左心室乳头肌则可导致乳头肌断裂致急性二尖瓣大量反流。这多见于大面积透壁性 AMI，多因左前降支（LAD）堵塞而导致的前壁 AMI 引起靠近心尖部的室间隔穿孔，往往发生在坏死中心区或室壁最薄弱区，或收缩末室壁张力最高区域（如心尖部）。另一方面，有时 AMI 范围不一定大，但局部透壁坏死心肌与相邻的正常心肌在收缩时产生明显的剪切力，可导致坏死心肌的撕裂性破裂，主要见于因较小的回旋支堵塞所致。还有，因 AMI 坏死区出血而产生的撕裂性破裂，这主要见于晚期冠脉再通治疗，特别是，溶栓治疗冠脉成功再通后以及急诊 PCI 后；也常发生在

STEMI 恢复期过早（＜1 周）进行择期 PCI。至于机械并发症发生的部位主要取决于梗死相关冠脉（IRA）是 LAD，还是右冠脉（RCA）或 LCX 及其分支的所在范围。发生不发生机械并发症则取决于 IRA 闭塞时间，开通早晚，有无侧支循环形成，及自身心肌的厚薄和 AMI 后高血压控制程度，IRA 闭塞时间很长（如＞12 h），开通晚（如＞12 h），无侧支循环供应或开放，自身左心室心肌较薄（如女性），或 AMI 后高血压控制不理想（如＞160/90 mmHg）的 AMI 患者均可产生机械并发症。至于假性室壁瘤形成，实质是由于亚急性左心室游离壁破裂即缓慢破裂所致，是心室壁撕裂到破裂这一过程比较缓慢，由于先向心包腔渗血自凝产生血凝块甚至血栓与心包相连，即使最终发生心室壁破裂，也被与心包粘连的血栓阻隔而未破入心包腔，而是局部在左心室的收缩运动下膨出而形成无心室壁的假性室壁瘤，理论上仍有很高的再破裂风险，然而实际临床上很少有在已发现假性室壁瘤的基础上再发生破裂，可能是由于临床上采取了制动措施和尽早手术治疗策略及时切除的结果。

AMI 机械并发症的临床表现一般非常突然，偶尔较隐匿。室间隔穿孔和乳头肌断裂或功能不全主要表现为左心衰、肺水肿和（或）心源性休克，而左心室游离壁破裂时则表现为心搏骤停和电-机械分离而死亡（亚急性心脏破裂致假性室壁瘤形成除外）。临床表现严重程度则取决于发生的速度、严重程度及基础心功能状态或血流动力学状态。

如果室间隔穿孔孔径大（如＞10 mm）、乳头肌断裂致大量二尖瓣反流，加上基础心功能很差，血流动力学状态本来就不稳定，一旦发生则在原本心功能低下基础上产生非常严重的心衰和心源性休克。反之如室间隔穿孔孔径小（如＜5 mm）、乳头肌功能不全致少到中量二尖瓣反流，加上基础心功能不是很差，血流动力学状态一直稳定时，则即使发生也可能隐匿而暂时不能被发现，而在临床表现上也只是反映出心衰有所加重或反复等，查体时发现新出现的心脏杂音应疑诊，心脏彩超发现异常可确诊。至于左心室游离壁破裂一旦发生则会立即心搏骤停并呈典型的心电-机械分离，床旁超声发现大量心包积液即可确诊。

AMI 机械并发症的治疗一般都需要外科手术修补治疗，只是手术的最佳时机是 AMI 后 4 周，因为此时心肌坏死区已有瘢痕形成，手术切开能够顺利缝合，再早进行则心肌坏死未形成瘢痕则缝合不佳，易致手术失败。在外科手术前应根据临床情况治疗心衰和心源性休克（同前）并及时或随时请外科会诊，协商手术事宜。国内韩雅玲院士曾报道使用介入封堵器封堵穿孔的室间隔取得成功。至于左心室游离壁破裂一旦发生会立即死亡，即使床旁急诊手术也来不及救治且风险极大，临床上有通过心包穿刺引流（限流原则）抢救成功的个案报道，因此，一旦确诊，就应立即行心包穿刺引流，同时，请外科会诊准备开胸手术，或许存在一线生机。假性室壁瘤的治疗除内科用药基础治疗外，最终需外科手术切除。

AMI 机械并发症的危险因素公认的有：老年女性、无高血压病史、大面积透壁性 AMI、早期未行或未成功开通 IRA（如无复流），晚期（＞12 h）冠脉再通治疗特别是溶栓治疗。另外 STEMI 未行早期再通治疗者过早（＜1 周）择期 PCI 成功者，也有心脏破裂之风险，应当加以注意，应在 STEMI 发生 2 周后行择期 PCI 更安全。

关于 AMI 机械并发症的预防，目前国内外指南并没有有效的药物。阜外医院在 CCU 针对上述危险因素，包括成功急诊 PCI 并发无再流以及 ST 段回落不良者，除了按术后医嘱给予血小板 Ⅱb/Ⅲa 受体拮抗剂外，都常规试用"新三联"药物：中药通心络（4 片，每日三次）＋大剂量他汀类药物＋尼可地尔予以预防。我们的研究表明，这些药物的共同特点都在心肌灌注水平对微血管内皮和心肌细胞有保护作用，有效防治心肌出血，对促进血管新生有效，甚至对促进心肌和血管再生也有帮助。当然，对此类患者，镇静、抗心肌缺血、抗心衰和稳定血流动力学的优化药物治疗是基础。

最后，对于有上述机械并发症危险因素的 AMI 患者，也应定期勤查床旁超声心动图，可望及时发现早期心室游离壁破裂征象，以及时进行手术。阜外医院成功抢救过此类患者。另外，对STEMI患者心肌梗死后心绞痛应加以特别关注，只要伴有心绞痛症状，而无心电图 ST 段上抬或下移的缺血证据者，特别是伴有血压降低时，应高度怀疑是心脏"破裂进行中"的先兆，应及时检查、发现和防范心脏破裂悲剧的可能发生。

五、心血管崩溃与心搏骤停

作为 AMI 的并发症，前者最少见但存在，只是难以诊断；后者最常见且诊断充分，两者的表现和结局多数均为心脏性猝死，需认真加以鉴别。心血管崩溃（cardiovascular collapse），是指由于左心室机械收缩功能急性严重毁损或丧失，或由于血容量急性大量丢失或血管容量迅速扩张所导致的机体无法代偿而从正常或代偿而接近正常的循环状态迅速甚至瞬间滑向、坠入循环衰竭或停滞状态的临床综合征。关键是，循环状态犹如地震时楼房瞬间坍塌一样，迅速从正常或代偿坍塌至停滞状态，故心血管崩溃也可称之为心血管坍塌。其本质是急性严重循环衰竭。临床上 PCI 并发 LM 或相当 LM（侧支循环血管）、LAD 开口急性闭塞，或冠脉破裂致急性心腔压塞，主动脉夹层，动脉壁急性破裂或左心室游离壁破裂，以及严重的过敏性休克等等都是可导致心血管崩溃的直接病因。一旦发生，患者血压从正常急剧下降，但对升压药物反应差而难以维持，随之心率也会很快降低直至停搏，需紧急行心肺复苏术，否则立即死亡；另外，即使心肺复苏也解决不了非心肺源性的病因问题。在有效心肺复苏的同时，还应该争分夺秒对因施救：如迅速在 LM 置入支架、冠脉内球囊封堵破口和心包穿刺或外科开窗引流、主动脉夹层动脉瘤破裂口的修补或封堵、左心室游离壁破口修补或堵塞，以及抗过敏和大剂量缩血管药物的应用，方可能挽救患者生命。遗憾的是，上述对因急救措施多数情况下并没有机会做到迅速而有效实施或完成，绝大多数患者的结局是立即死亡，预后极差。

心搏骤停（sudden cardiac arrest，或 heart arrest）则是指心脏由于恶性心律失常或机械收缩功能极度低下或消失（包括电-机械分离）而产生的心脏泵血功能丧失的病理状态，直接后果是循环停止，以及随后的呼吸停止。恶性心律失常是指极易引起血流动力学不稳定的室性心动过速（VT）、心室扑动（VF）和心室颤动（Vf）即室速、室扑和室颤，多发于各种原因器质性心脏病晚期，主要是心衰或心源性休克晚期的必然结局，绝大多数情况下，心搏骤停都是由于两者叠加的结果。

心搏骤停的直接结果是循环停止，实质上在临床是心脏泵血崩溃的结果，其本质是仅为心脏原因性（除血容量和血管容量）心血管崩溃的结果。心搏骤停一旦发生，心脏、循环和随后呼吸均停滞，患者立即意识丧失伴抽搐（阿斯综合征）、心音消失、大动脉搏动消失、呼吸消失，已属于死亡或猝死，需立即行心肺复苏；并且在此基础上对恶性心律失常应行非同步电复律，对左心室机械收缩功能极度低下或消失者应行循环支持如 IABP，或体外膜肺（ECMO），或 Impella 导管植入，或左心辅助及人工心脏装置植入，必要和有机会时应行心脏移植术。

需要特别说明的是缓慢心律失常而产生的心源性脑缺血综合征，又称阿斯综合征，既非心血管崩溃，又非心脏骤停，因为此时，既无循环坍塌，又未心脏骤停，也不存在电-机械分离状态，且临床表现仅为头晕、黑矇和晕厥，只要心电恢复，就有正常心脏收缩功能而能够正常泵血，故晕厥也随即消失，极少因为单纯缓慢心律失常而猝死，除非处于心脏晚期的心脏停搏临终状态。

六、恶性心律失常与心室电风暴

恶性心律失常如前述，主要是指极易引起血流动力学不稳定的室性心律失常，包括 VT、Vf 和 VF，因为室性异位起搏点很低，致左心室收缩运动极不协调和不同步，只要心率过快（＞150 次/分），就会影响血流动力学（或循环）稳定性，甚至导致心脏"抖动"而立即失去泵血功能产生心脏搏停。恶性心律失常产生是冠心病特别是 AMI 早期心脏性猝死的主要原因，是心肌严重缺血产生了心脏电不稳定的结果，发生的电生理机制仍是缺血心肌因局部传导障碍致"折返激动"和因交感神经过度激活致自律性过度增加以及两者组合的结果。临床上一旦发生快速 VT（＞150 次/分），虽部分患者症状较轻（如仅有心慌感），血压偏低，然而多数患者除心悸外，多有头晕、黑矇甚至晕厥存在，也极易产生 Vf 致心脏骤停；而 VF 和 Vf 即以心搏骤停或猝死为主要表现。好在心电监测，对 VT、VF 和 Vf 可"一目了然"。临床上 AMI 并发恶性心律失常的急救，VT 主要取决于心室率和血流动力学（循环）（或血压）稳定与否，若心室率慢如＜150 次/分，血流动力学尚稳定，可以先给予药物治疗，传统药物是利多卡因，当下则首选胺碘酮；若心室率快（＞150 次/分）和血流动力学不稳定，产生了低血压，则提示很易产生血流动力学（循环）崩溃（hemodynamic collapse）或心血管崩溃，或很易转变成 Vf，故应立即行同步直流电复律术。VF 和 Vf 则提示已心脏骤停，应立即行电除颤和心肺复苏术，否则，会立即死亡。除上述救治措施外，还需补钾和镁，纠正潜在的低 K^+ 和低 Mg^{2+}，纠正心肌缺血时宜使用硝酸酯类及 β 受体阻滞剂，后者除了具有抗心肌缺血作用外，还有抗交感神经过度激活的作用，且本身也是抗心律失常的一类药。恶性心率失常的急性期和远期预后主要取决于心功能状态，因为 CCU 病房建立和冠脉再通治疗时代，只要在院内绝大多数恶性心律失常都可及时发现和诊断，并能得到及时的电复律或电除颤以及心肺复苏救治，其疗效取决于心功能状态。特别在恢复期，对有恶性心律失常病史的患者，应在强化优化药物治疗基础上植入 ICD；即使没有恶性心律失常病史的 AMI 患者，若恢复期 LVEF ＜35%者，除药物规范抗心衰治疗外，国内外指南都建议安装 ICD，以预防猝死。

至于心室电风暴，2006 年 ACC/AHA/ESC《室性心律失常的诊疗和心脏性猝死的预防指南》就定义为：AMI 患者 24 h 内发生≥2 次 VT 和（或）Vf，引起了严重的血流动力学不稳定需要紧急救治的综合征，临床上还可称之为室性心动速风暴（VES）、儿茶酚胺风暴、ICD 风暴等。实际上 AMI 后的室性心律失常的 VES 是指 24 h 内反复发作＞20 次血流动力学不稳定的 VT 或 Vf，或＞4 次/小时，通常需要电复律或电除颤终止之[5]。可见，所谓"心室电风暴"实际上是指恶性心律失常反复发作的心电极不稳定状态。一旦发生除上述治疗和急救措施外，给予患者镇静甚至如早年推崇的冬眠疗法可能更重要。

七、PCI 相关并发症和出血、血栓和栓塞

PCI 相关并发症和出血、血栓和栓塞是 AMI 的再通治疗时代的特有并发症，具体请参照相关章节。

总之，AMI 上述并发症的诊断与救治，直接关系到患者的生命安全和远期预后好坏，一旦失败会导致患者死亡甚至猝死。因此，对其诊断和急救的风险性、突发性和致死性等特点，的确离不开国内外指南的指导，然而虽有指南指导即规范理论指导，却缺乏临床上个体化治疗的实践或经验，则不可能实施好具体急救措施，也不可能准确驾驭瞬息万变的病情（特别是对有严重感染和心、脑、肾合并症的患者）朝着正确方向转化而避免恶化（如多脏器功能衰竭等）；很难给予最优化的处理，并获取最佳疗效。从这一意义上说，对 AMI 上述并发症的及时诊断、鉴别诊断和急救治疗，也是心内科医生和团队解决临床危重急症能力与水平的具体体现，需要每一位心内科医生包括专家们终身学习和实践，不断总结经验和教训，才有可能进一步降低 AMI 的住院病死率。

（杨跃进）

参考文献

[1] Thygesen K，Alpert JS，Jaffe AS，et al．Third universal definition of myocardial infarction．J Am Coll Cardiol，2012，60（16）：1581-1598．3

[2] Braunwald E．Unstable angina．A classification．Circulation．1989，80（2）：410-414．

[3] Zheng X，Curtis JP，Hu S，et al．Coronary Catheterization and Percutaneous Coronary Intervention in Chi-

na：10-Year Results from the China PEACE-Retro-spective CathPCI Study. JAMA Intern Med，2016，176 (4)：512-521.

[4] Sun H1，Yang YJ，Xu HY，et al. Survey of medical care resources of acute myocardial infarction in differ-ent regions and levels of hospitals in China. Zhonghua Xin Xue Guan Bing Za Zhi，2016，44 (7)：565-569.

[5] European Heart Rhythm Association；Heart Rhythm Society，Zipes DP，Camm AJ，et al. ACC/AHA/ESC 2006 guidelines for management of patients with ven-tricular arrhythmias and the prevention of sudden cardi-ac death：a report of the American College of Cardiolo-gy/American Heart Association Task Force and the European Society of Cardiology Committee for Practice Guidelines (Writing Committee to Develop Guidelines for Management of Patients with Ventricular Arrhyth-mias and the Prevention of Sudden Cardiac Death). J Am Coll Cardiol，2006，48 (5)：e247-346.

第十三章　特殊类型冠心病的规范化防治实践

要点

- 微血管性心绞痛诊断的三要素包括典型或不典型心绞痛症状、心肌缺血的客观证据以及冠状动脉造影显示正常或非阻塞性病变。
- 必要时可通过血管内超声检查除外阻塞性冠状动脉病变。
- 冠状动脉造影术中通过乙酰胆碱或麦角新碱激发试验除外冠状动脉痉挛虽有必要，但因顾及风险而在实际工作中很少采用。
- 通过心电图、动态心电图、运动心电图试验、运动核素心肌显像等无创方法明确是否存在心肌缺血的客观证据依然是诊断微血管性心绞痛的重要手段。
- 所有微血管性心绞痛患者均需积极控制冠心病危险因素。
- 微血管性心绞痛患者治疗的关键在于减轻症状。
- 主要表现为劳力型心绞痛的患者首选β受体阻滞剂，必要时可合用钙通道阻滞剂和长效硝酸酯类。
- 尼可地尔、ACEI 和他汀类药物有助于进一步改善症状。
- 血管痉挛性心绞痛多于凌晨静息时发作，亦可由情绪紧张、过度通气、寒冷刺激诱发，偶于体力活动时发作。

- 心绞痛发作时记录到心电图改变是诊断血管痉挛性心绞痛的重要依据，否则应进行 24～48 h 动态心电图检查，争取捕捉到心电图 ST-T 改变的证据。
- 冠脉造影术中经冠脉内给予麦角新碱或乙酰胆碱行药物激发试验虽为诊断冠脉痉挛的"金标准"，但因操作风险不作为常规推荐。
- 血管痉挛性心绞痛缓解期的治疗，强调危险因素控制，建议长期应用他汀类和抗血小板药物，并特别强调戒烟指导。
- 血管痉挛性心绞痛的预防通常采用钙通道阻滞剂和长效硝酸酯类，必要时可联合用药，且需要用到最大耐受剂量。
- 对于冠脉无显著狭窄的患者避免单独应用β受体阻滞剂，以免诱发冠脉痉挛。
- 对于非中重度冠脉狭窄基础上发生痉挛者不主张行介入治疗。
- 对于因冠脉痉挛导致缺血相关的致命性心律失常而药物治疗无效的患者可考虑起搏器或埋藏式心脏复律除颤器（ICD）植入。

迄今为止，欧美和中国冠心病相关指南或共识中所述及的特殊类型冠状动脉疾病主要包括微血管性心绞痛和血管痉挛性心绞痛，即所谓冠状动脉造影"正常"的心绞痛，分述如下。

第一节 冠状动脉微血管性心绞痛

一、指南中对微血管性心绞痛的诊断和治疗建议

微血管性绞痛，又称"心脏X综合征"，在临床上既可表现为稳定性劳力型心绞痛，又可表现为发作频度和强度增加且可能在静息时发作的不稳定型心绞痛。因此，在稳定性冠心病和非ST段抬高型急性冠状动脉综合征（acute coronary syndrome，ACS）诊断治疗指南中均有述及。

（一）稳定性冠心病指南建议

《2013年欧洲心脏病学会稳定性冠心病处理指南》[1]中特别强调，当患者具有典型的胸痛症状，心电图和（或）负荷试验结果提示存在心肌缺血而冠状动脉造影未显示有固定或动态的心外膜冠状动脉阻塞性病变时应考虑冠状动脉微血管性心绞痛[2]。微血管性心绞痛诊断的主要依据包括患者具有运动诱发的心绞痛而冠状动脉造影显示冠状动脉正常或存在非阻塞性病变（狭窄＜50％），但具有运动心电图ST段下移或运动心肌显像缺血改变的客观证据，多巴酚丁胺超声心动图负荷试验通常存在室壁运动异常。这种临床情况与冠状动脉痉挛性心绞痛的主要鉴别点在于后者几乎均于静息时发作，而前者虽亦可发生于静息状态下，但多与体力活动相关。指南中对微血管性心绞痛诊断所需进行的客观检查推荐如下：①为明确是否存在与心绞痛和心电图ST段改变相一致的节段性室壁运动异常，应考虑进行运动或多巴酚丁胺超声心动图负荷试验（推荐类别Ⅱa，证据等级C）；②可考虑采用经胸多普勒超声心动图测量静息时和静脉注射腺苷后左前降支舒张期血流量，进行无创性冠状动脉血流储备（coronary flow reserve，CFR）测定（推荐类别Ⅱb，证据等级C）；③如果冠状动脉造影显示正常，可考虑于造影术中经冠状动脉内给予乙酰胆碱或腺苷，应用多普勒技术评估内皮依赖性和非内皮依赖性冠状动脉血流储备，检测是否存在微血管或心外膜血管痉挛（推荐类别Ⅱb，证据等级C）。

对于微血管性心绞痛患者的治疗，首先强调所有患者的冠心病危险因素均应得到理想控制。由于对微血管性心绞痛患者的病因学认识不足以及现有临床研究未能得到改善临床结局的证据，因此治疗主要限于控制症状。在传统的抗缺血药物中，短效硝酸酯类主要用于缓解心绞痛发作。如前所述，微血管性心绞痛患者的症状多与劳力相关，因此常规治疗中β受体阻滞剂应作为首选用药，尤其在静息状态下或低负荷运动中心率增快的患者效果更好。当β受体阻滞剂不能完全控制症状时可加用钙通道阻滞剂和长效硝酸酯类药物。当劳力性心绞痛的疼痛阈值变异较大时，考虑与血管的舒缩状态有关，可选用钙通道阻滞剂治疗。对于经过理想的抗缺血治疗症状依然持续存在的患者可考虑应用血管紧张素转化酶抑制剂（ACEI）和血管紧张素受体拮抗剂（ARB）来对抗血管紧张素Ⅱ的血管收缩作用以改善微血管功能，小规模研究证实在合并高血压或糖尿病的患者有助于改善症状。另一种可改善患者运动耐量的药物是尼可地尔，该药兼具硝酸酯类和钾通道开放剂的作用，可选择性扩张微血管。他汀类药物则通过改善血管内皮功能而减轻患者心绞痛症状。对于上述药物联合治疗依然无效的顽固性心绞痛患者，可考虑加用黄嘌呤衍生物如氨茶碱或苄胺茶碱，通过阻断腺苷受体来减轻心绞痛症状。由于微血管性心绞痛患者对药物治疗反应的变异度较大，往往需要反复尝试不同的药物组合以达到理想的效果。指南中对于微血管性心绞痛的治疗推荐如下：①所有患者均应接受包括阿司匹林和他汀类药物在内的二级预防药物（推荐类别Ⅰ，证据等级B）；②β受体阻滞剂应作为一线药物治疗（推荐类别Ⅰ，证据等级B）；③如β受体阻滞

剂不能充分控制症状或不能耐受，可考虑应用钙通道阻滞剂（推荐类别Ⅰ，证据等级B）；④在顽固性心绞痛患者可考虑应用血管紧张素转化酶抑制剂或尼可地尔（推荐类别Ⅱb，证据等级B）；⑤对上述药物治疗无效的患者可考虑应用黄嘌呤衍生物或神经刺激技术等非药物疗法（推荐类别Ⅱb，证据等级B）。

在2007年由中华医学会心血管病学分会发布的中国《慢性稳定性心绞痛诊断与治疗指南》[3]中，将心脏X综合征（又称"微血管性心绞痛"）列为稳定型心绞痛的一个特殊类型。对其诊断同样强调了劳力诱发的胸痛、客观缺血证据或运动试验阳性、冠状动脉造影正常三个方面的特征，同时提出需除外冠状动脉痉挛。而对于微血管性心绞痛的治疗也同样提出了控制危险因素以及通过合理用药积极改善症状的综合治疗原则：①使用硝酸酯类、β受体阻滞剂和钙通道阻滞剂单一治疗或联合治疗（推荐类别Ⅰ，证据等级B）；②合并高脂血症的患者使用他汀类药物治疗（推荐类别Ⅰ，证据等级B）；③合并高血压、糖尿病的患者使用ACEI治疗（推荐类别Ⅰ，证据等级B）；④可考虑应用其他抗心绞痛药物，包括尼可地尔和代谢类药物曲美他嗪（推荐类别Ⅱa，证据等级C）；⑤心绞痛持续而使用Ⅰ类推荐药物无效时，可试用氨茶碱（推荐类别Ⅱb，证据等级C）；⑥心绞痛持续而使用Ⅰ类推荐药物无效时，可试用抗抑郁药（推荐类别Ⅱb，证据等级C）。

（二）非ST段抬高型急性冠状动脉综合征指南建议

心脏X综合征多表现为劳力型心绞痛，更类似于稳定性冠心病的心绞痛类型，但其胸痛发作频度和程度可以加剧且可能于静息时发生，因此在美国《2012年ACCF/AHA不稳定型心绞痛/非ST段抬高型心肌梗死患者处理指南》[4]中亦进行了较为系统的陈述并对其诊断和治疗提出推荐意见：①单独或联合应用硝酸酯类、β受体阻滞剂和钙通道阻滞剂（推荐类别Ⅰ，证据等级B）；②控制危险因素（推荐类别Ⅰ，证据等级B）；③可考虑采用血管内超声评估动脉粥样硬化的程

度以排除造影所遗漏的阻塞性病变（推荐类别Ⅱb，证据等级B）；④如果胸痛发作时未记录心电图且不能除外冠状动脉痉挛，可考虑行冠状动脉造影并采用乙酰胆碱或腺苷进行激发试验，另外可行24 h动态心电图检查（推荐类别Ⅱb，证据等级C）；⑤如冠状动脉造影不能明确胸痛原因且怀疑X综合征，可考虑进行有创性生理学评估［如冠状动脉血流储备（CFR）测定］（推荐类别Ⅱb，证据等级C）；⑥对于经Ⅰ类推荐处理后胸痛持续存在者可考虑应用抗抑郁药（推荐类别Ⅱb，证据等级C）；⑦对于经Ⅰ类推荐处理后胸痛持续存在者可考虑采取电神经刺激和脊髓刺激疗法（推荐类别Ⅱb，证据等级B）。

2011年《ESC非ST段抬高型急性冠状动脉综合征处理指南》同样因心脏X综合征患者可表现出不稳定型心绞痛的临床特征而简单述及[5]。心脏X综合征的病因尽管尚不十分明确，但认为主要与内皮依赖性血管舒张功能受损、NO生成减少以及对交感神经刺激的敏感性增加有关，而且越来越多的证据表明这类患者往往对疼痛的反应性增加。由于其预后良好，治疗的主要目的是应用硝酸酯类、β受体阻滞剂和钙通道阻滞剂来减轻症状。

二、微血管性心绞痛诊断与治疗现状

稳定性冠心病指南和非ST段抬高型急性冠状动脉综合征指南对微血管性心绞痛（心脏X综合征）的诊断均强调了三个方面的要素，即典型或不典型心绞痛症状、心肌缺血的客观证据以及冠状动脉造影显示正常或非阻塞性病变。同时，均提到了通过激发试验除外冠状脉痉挛的必要性。然而，在冠状动脉造影术中通过乙酰胆碱或麦角新碱激发试验除外冠状动脉痉挛的操作因顾及风险而在实际工作中很少采用，对于反映冠状动脉微循环功能状态的指标如CFR、血流储备分数（FFR）及微血管阻力指数（IMR）等因受技术普及程度影响或缺乏明确的诊断界值等因素，在临床实践中远未常规使用。因此，目前对于微血管性心绞痛的临床诊断主要还在于对典型或不典型

心绞痛患者通过心电图、动态心电图、运动心电图试验、运动核素心肌显像明确是否存在心肌缺血的客观证据，同时除外表现为心电图一过性 ST 段抬高的冠状动脉痉挛的证据，并进一步通过冠状动脉造影及血管内超声检查排除阻塞性冠脉病变。

以往大多临床研究显示微血管性心绞痛患者远期预后良好，因此治疗的关键主要在于减轻症状。然而，因近年有研究提示在女性尤其存在轻度冠状动脉病变的患者远期心血管事件发生率较高，因此建议在所有微血管性心绞痛患者的治疗中均应将危险因素控制放在首位。在传统的抗心肌缺血药物中，对于主要表现为劳力型心绞痛的患者首选 β 受体阻滞剂，必要时可合用钙通道阻滞剂和长效硝酸酯类，但有时不能达到理想效果。其他临床常用药物中可供选择的有尼可地尔、ACEI 和他汀类药物。尼可地尔可开放钾通道，弥补硝酸酯类对微循环扩张作用的不足，ACEI 可对抗血管紧张素 II 的血管收缩作用，他汀类药物除降脂作用外，尚有改善内皮功能等非降脂功效，均可能有助于微血管性心绞痛患者症状的进一步改善。

在微血管性心绞痛的发病机制中除了血管内皮功能受损、对交感神经刺激的敏感性增加等因素外，往往还存在对疼痛的反应性增加和痛觉异常等因素。因此，对于常规抗缺血治疗效果不佳的顽固性胸痛患者，应加强心理疏导，让患者了解并相信所患疾病的良好预后，以尽量解除焦虑情绪。抗抑郁药及电神经刺激疗法应作为最后的治疗选择，因考虑副作用和用药风险问题目前不推荐雌激素替代治疗。

第二节　血管痉挛性心绞痛

血管痉挛性心绞痛，又称"变异型心绞痛"，多于静息时发作，通常被归于不稳定型心绞痛范畴，然而，美国和欧洲相关指南分别在非 ST 段抬高型急性冠脉综合征指南及慢性稳定性冠心病指南中有较系统陈述，而我国除在非 ST 段抬高型急性冠脉综合征指南中简单述及外，专门制定了《冠状动脉痉挛综合征诊断与治疗中国专家共识》，为临床医师提供实践参考。

一、欧美指南中对血管痉挛性心绞痛的诊断和治疗建议

美国《2012 年 ACCF/AHA 不稳定型心绞痛/非 ST 段抬高型心肌梗死处理指南》指出[4]，血管痉挛性心绞痛是不稳定型心绞痛的一种形式，通常表现为一过性 ST 段抬高，可自行或经含服硝酸甘油后缓解。胸痛发作多无诱因，多于凌晨静息时发作，亦可由情绪紧张、过度通气、寒冷刺激诱发，偶于体力活动时发作。患者心绞痛症状大多可自行缓解，不发生心肌梗死，但如果血管痉挛持续时间延长，亦可导致心肌梗死、高度房室传导阻滞、严重室性心律失常甚至猝死。血管痉挛性心绞痛诊断的关键在于胸痛发作时记录到心电图 ST 段抬高，并随胸痛缓解 ST 段回落，或经动态心电图记录到一过性 ST 段抬高。因冠状动脉痉挛可以发生在正常冠状动脉基础上，亦可在一支或多支冠状动脉存在一定程度病变的情况下发生，因此冠状动脉造影是一项重要诊断措施。当造影显示冠状动脉正常时，原则上可通过麦角新碱或乙酰胆碱激发试验来证实冠状动脉痉挛的存在，但因药物诱发试验有引起心肌梗死和猝死的可能，在实践中较少应用。硝酸甘油是缓解冠状动脉痉挛的首选药物，而预防痉挛通常采用钙通道阻滞剂（包括二氢吡啶类和非二氢吡啶类）和长效硝酸酯类，必要时可联合用药，且需要用到最大耐受剂量。指南对血管痉挛性心绞痛的诊断治疗推荐如下：①对于临床症状提示有冠状动脉痉挛可能的患者应进行一系列检查来获取一过性心肌缺血和胸痛时 ST 段抬高的证据（推荐类别 I，证据等级 A）；②对于胸痛

时伴有一过性 ST 段抬高的患者建议行冠状动脉造影（推荐类别Ⅰ，证据等级 B）；③对于冠状动脉造影显示无阻塞性病变的变异型心绞痛患者推荐使用硝酸酯类和钙通道阻滞剂（推荐类别Ⅰ，证据等级 B）；④对于胸痛伴有一过性 ST 段抬高且存在明显冠状动脉狭窄的患者可考虑行 PCI 治疗（推荐类别Ⅱb，证据等级 B）；⑤对临床提示有冠状动脉痉挛可能但未记录到一过性 ST 段抬高且冠状动脉造影未显示明显冠状动脉病变的患者可考虑行药物激发试验（推荐类别Ⅱb，证据等级 C）；⑥对于变异型心绞痛且冠状动脉造影显示有高度狭窄病变患者不建议行药物激发试验（推荐类别Ⅲ，证据等级 B）。

《2013 年欧洲心脏病学会稳定性冠心病处理指南》强调[1]，血管痉挛性心绞痛的临床特征是胸痛多于静息时发作，偶因劳力诱发。患者的冠状动脉痉挛可以是闭塞性或近乎闭塞性而表现为心电图 ST 段抬高，也有部分患者冠状动脉痉挛为非闭塞性而表现为 ST 段下移。由于临床症状提示血管痉挛性心绞痛的患者冠状动脉造影术中出现自发性痉挛的机会很小，因此采用乙酰胆碱或麦角新碱激发试验诱发冠状动脉痉挛可能有助于诊断。一般经冠状动脉内给药相对安全，而在不了解冠状动脉解剖情况或冠状动脉造影显示有高度狭窄的情况下不建议经静脉给药。指南中对可疑血管痉挛性心绞痛患者的诊断推荐如下：①心绞痛发作时尽可能记录心电图（推荐类别Ⅰ，证据等级 C）；②在有静息性胸痛和 ST 段改变且经服用硝酸酯类和（或）钙通道阻滞剂缓解的患者，建议行冠状动脉造影以确定基础冠状动脉病变的程度（推荐类别Ⅰ，证据等级 C）；③采用动态心电图识别不伴心率增快的 ST 段偏移（推荐类别Ⅱa，证据等级 C）；④在临床提示有冠状动脉痉挛而造影显示正常或为非阻塞性病变时，可考虑行经冠状动脉给药诱发试验以确定痉挛的部位和形式（推荐类别Ⅱa，证据等级 C）。

所有血管痉挛性心绞痛患者均需积极控制冠心病危险因素，尤其强调戒烟的重要性。预防心绞痛发作的药物主要为钙通道阻滞剂，90% 的患者心绞痛得以控制的平均用药剂量为维拉帕米或地尔硫䓬每日 240～360 mg，硝苯地平每日 40～60 mg。必要时可加用长效硝酸酯类，但 β 受体阻滞剂可能诱发痉挛，应避免使用。对于极少数对大剂量钙通道阻滞剂和硝酸酯类治疗无效的患者可考虑加用胍乙啶和可乐定等抗肾上腺素药物，但不建议行交感神经切除术或在痉挛部位置入支架。而对于因冠状动脉痉挛导致缺血相关的致命性心律失常而药物治疗无效的患者可考虑起搏器或 ICD 植入。

二、《冠状动脉痉挛综合征诊断与治疗中国专家共识》 的实际应用

《冠状动脉痉挛综合征诊断与治疗中国专家共识》[6]是由我国专家组制定的有关冠状动脉痉挛诊断、治疗的纲领性文件，可作为目前我国临床医师在实际工作中的重要参考。共识中强调了冠状动脉痉挛是一种病理生理状态，因发生痉挛的部位和严重程度等差异而表现为不同的临床类型，包括典型变异型心绞痛、非典型心绞痛、急性心肌梗死、猝死等，因此统称为"冠状动脉痉挛综合征"。其主要危险因素包括吸烟、血脂代谢紊乱、使用含可卡因的毒品、酗酒等。典型冠状动脉痉挛性心绞痛具有显著的时间规律性，多发生于后半夜或清晨。因痉挛导致冠状动脉完全或近乎完全闭塞而造成透壁性心肌缺血，心电图可出现一过性 ST 段抬高、T 波高耸或 T 波假性正常化。冠状动脉痉挛亦可导致不完全性闭塞或弥漫性痉挛造成非透壁性心肌缺血，患者表现为非典型性心绞痛，心电图出现 ST 段下移和（或）T 波倒置。完全闭塞性痉挛持续不能缓解可导致急性心肌梗死，严重而持久的冠状动脉痉挛可诱发各种心律失常甚或猝死。

心绞痛发作时记录到心电图改变是诊断冠状动脉痉挛性心绞痛的重要依据，否则应进行 24～48 h 动态心电图检查，争取捕捉到心电图 ST-T 改变的证据。冠状动脉造影术中经冠状动脉内给予麦角新碱或乙酰胆碱行药物激发试验虽为诊断冠状动脉痉挛的"金标准"，但因操作风险未作为常规推荐。共识中建议积极开展非创伤性激发试

验和联合负荷试验的诊断方法，逐步积累经验。

冠状动脉痉挛性心绞痛发作期的治疗首选硝酸甘油舌下含服或口腔内喷雾，必要时可静脉滴注。部分顽固性心绞痛患者可改用或联合应用短效钙通道阻滞剂或静脉输注地尔硫䓬。对于缓解期的治疗，同样强调了危险因素的控制，长期应用他汀类和抗血小板药物，并特别强调戒烟指导，防止被动吸烟。预防心绞痛发作首选地尔硫䓬30～60 mg，每日3～4次；其缓释剂每次90 mg，每日1～2次；清晨发作者，可以睡前口服长效制剂。硝苯地平缓释或控释制剂主要适用于心动过缓和合并高血压的冠状动脉痉挛患者，常用剂量缓释制剂每次20 mg，每日2次；控释制剂每次30 mg，每日1～2次。钙通道阻滞剂疗效不佳时可联合应用硝酸酯类或尼可地尔。对于冠状动脉无显著狭窄的患者避免单独应用β受体阻滞剂，以免诱发冠状动脉痉挛。对于非中重度冠状动脉狭窄基础上发生痉挛者不主张行介入治疗。对于因冠状动脉痉挛诱发的持续性室性心动过速或心室颤动等所导致的心搏骤停存活患者中，在规范药物治疗下仍反复发作者，可在进行充分评估的基础上考虑植入ICD。

（王贵松）

参考文献

［1］Montalescot G，Sechtem U，Achenbach S，et al. 2013 ESC guidelines on the management of stable coronary artery disease. Eur Heart J，2013，34：2949-3003.

［2］Lanza GA，Crea F. Primary coronary microvascular dysfunction：clinical presentation，pathophysiology，and management. Circulation，2010，121：2317-2325.

［3］专家组. 慢性稳定性心绞痛诊断与治疗指南. 中华心血管病杂志，2007，35：195-206.

［4］Anderson JL，Adams CD，Antman EM，et al. 2012 ACCF/AHA focused update incorporated into the ACCF/AHA 2007 guidelines for the management of patients with unstable angina/non-ST-elevation myocardial infarction. J Am Coll Cardiol，2012，61：e179-347.

［5］Hamm CW，Bassand JP，Agewall S，et al. ESC Guidelines for the management of acute coronary syndromes in patients presenting without persistent ST-segment elevation. Eur Heart J，2011，32：2999-3054.

［6］向定成，曾定尹，霍勇. 冠状动脉痉挛综合征诊断与治疗中国专家共识. 中国介入心脏病学杂志，2015，23：181-186.

第十四章 特殊人群冠心病的规范化防治实践

要点

- 冠状动脉疾病特殊人群包括高龄，女性，合并糖尿病、慢性肾脏疾病、心房颤动等，研究及规范特殊人群冠状动脉疾病的防治，具有愈来愈重要的现实意义。

- 目前大多数随机临床研究多将此类患者排除在外，因此对临床实践的指导价值有限。
- 特殊人群冠状动脉疾病在病理生理、临床表现及治疗效果等方面存在明显差异。
- 对于特殊人群应该仔细评估患者潜在风险和获益、预期生命、合并症、生活质量及治疗意愿后，选择适合的个体化治疗策略。

第一节 高龄人群

冠心病是影响老年人健康的主要疾病，当前我国的老龄化问题日益突出，提高老年人的生存率和生活质量，是心脏病医生面临的新挑战。80岁以上的高龄冠心病患者具有自身的临床和病变特点，但目前大多数随机临床研究多将此类患者排除在外，因此对临床实践的指导价值有限。研究及规范高龄冠心病患者的防治，具有愈来愈重要的现实意义。

高龄冠心病患者的临床特点：①危险因素如高血压、糖尿病、高脂血症及吸烟等，均明显增多。②常因合并糖尿病以及慢性反复心肌缺血，导致侧支循环建立，部分患者可表现为无症状心肌缺血或不典型心绞痛。③以不稳定型心绞痛和严重心绞痛多见，既往多有心肌梗死病史，易发生心力衰竭。④伴随疾病多，病情复杂，预后差。高龄冠心病患者对大面积心肌梗死的耐受力差，且老年人恶性心律失常发生率高，均导致其病死率增高。⑤实验室检查不敏感，高龄患者心肌细胞总体积减少，心肌磷酸激酶水平偏低，因此心肌酶学检查不能准确地反映心肌梗死的面积。

高龄冠心病患者的冠状动脉病变特点：尸检发现，随着年龄的增长，动脉粥样硬化发生率增加。老年冠心病患者中存在冠状动脉多支血管病变，左主干病变，弥漫性狭窄，血管完全闭塞，局灶性钙化，严重血管迂曲，冠状动脉内血栓及不发达的侧支循环等情况明显增多，斑块破裂和内膜下出血常见。由于多合并糖尿病，病变往往呈弥漫性，血管皱缩，严重钙化，给介入治疗带来较大困难。严重的钙化病变难以被球囊有效扩张，而且夹层发生率增高。因完全闭塞病变较多，更易发生冠状动脉穿孔。在冠状动脉造影与PCI时常因血管迂曲、钙化、扩张、变形等造成导管插入困难，需要特殊类型的导管或导丝及特殊操作技巧才能保证插管成功。高龄患者对冠状动脉介入操作和手术并发症耐受性较普通老年人差。因此，高龄患者的介入治疗难度增大，与非老年患者相比，高龄冠心病患者PCI的围术期风险较高。

尽管高龄冠心病患者即刻 PCI 成功率与年轻组相仿，但住院后期死亡率明显高于年轻组，并且严重并发症的发生率随着年龄的增高而增加。以往高龄老年人往往因合并症多或多支冠状动脉病变等因素而未选择介入治疗。随着介入治疗的进展，药物支架及新型抗栓药物的应用，使高龄冠心病介入治疗成功率逐年提高。在技术成熟的介入中心，高龄冠心病患者行 PCI 治疗是安全可行的。年龄不应该成为 PCI 治疗的瓶颈。同时对于高龄患者而言，介入治疗可避免外科手术以及麻醉风险。

多支多处血管病变是高龄冠心病患者最显著的特征。对于冠心病多支病变患者，不论采用 CABG 或 PCI，尽可能达到完全血运重建可以显著改善预后，提高生活质量，但多数研究并未涉及高龄患者这一特殊人群。就目前的研究结果而言，多支血管病变患者根据医生的建议置入 DES 是安全的。同时由于其成功率较高，并发症发生率较低，创伤小而更易于被高龄冠心病患者接受，许多老年人因药物治疗效果欠佳，惧怕 CABG 或存在治疗禁忌证等原因而选择接受 PCI 治疗。高龄冠心病患者往往基础状况更差，危险因素更

多，左心室射血分数更低，且多因病情及技术原因不能达到完全的血运重建。对于其 PCI 策略的选择，目前临床介入医生大多只对最可能的罪犯血管采取部分再血管化策略。关于血运重建不完全的临床疗效，国内外的文献报道不大一致。对高龄冠心病患者仅对引起症状的大血管进行部分血运重建是一种可行的治疗方案。由于高龄冠心病患者越来越多，所以临床医生应该规范临床操作，结合患者的临床和冠状动脉病变类型进行仔细分析，同时根据术者的技术及经验综合评估血运重建的近期风险和远期获益，权衡利弊，为患者制订更为合理的血运重建策略。综合归纳最新国内外指南和专家共识，高龄冠心病患者临床实践要点如下[1-5]：

（1）根据体重和肾功能调整抗栓治疗方案。

（2）调整 β 受体、ACEI、ARB 和他汀类药物剂量，预防药物副作用。

（3）双联抗血小板治疗合并消化道出血危险因素时，应联合使用质子泵抑制剂（PPI）。

（4）通过仔细评估患者潜在风险和获益、预期生命、合并症、生活质量及治疗意愿后，高龄患者可以考虑侵入性策略，如适合可实施血运重建。

第二节　女性人群

冠心病已成为女性的第一位杀手，女性心脏病死亡率是乳腺癌死亡率的 4～6 倍。美国自 1984 年以来，女性死于冠心病比例已高过男性，每年有 25 000 名女性死于冠心病。在欧洲，每 7 名女性就有 1 名死于冠心病。随着认识深入，人们发现无论是急性缺血还是慢性缺血，在病理生理、临床表现及治疗效果上，男性与女性患者之间存在明显差异。

一、发病年龄晚

45 岁以前女性冠心病患病率显著低于男性，45 岁以后女性患病率逐年增高，至 60 岁时男女患

病率已无明显差别。冠状动脉性疾病在女性中的发生发展较男性平均晚 5～10 年。女性冠心病患者出现首次临床症状的年龄比男性要晚 10 年，首发心肌梗死的年龄比男性要晚 20 年。其机制尚不十分明确，普遍认为这是由雌激素的保护作用所导致的。尽管心血管疾病危险因素存在时间和地区差异，但在性别分布中并无差异。相比男性，糖尿病对于女性来说是更强的冠心病危险因素，女性糖耐量受损发生率更高。其他冠心病危险因素包括抑郁及各种精神应激，女性较男性发生率更高，但与冠心病风险相关性是相似的。

二、症状多不典型

女性冠心病的临床表现与男性不同，这一点已得到广泛的认同，究其原因可能与女性患者起病晚，症状表现不特异相关。稳定型心绞痛是女性冠心病最常见的初始症状，一般表现为胸闷、紧张或胸部压榨感。女性较男性更易出现无症状性心肌梗死，这些女性多为高龄、有糖尿病史，部分以心力衰竭为首发临床表现。这常常会干扰患者的自主判断和医生诊断，因此延迟入院及有效治疗，从而影响女性冠心病患者的预后。

三、容易漏诊误诊

由于敏感性和特异性较低，众多 CHD 检查手段对评价女性患者心脏缺血的价值有限。运动试验对女性冠心病的诊断价值尚无定论，有观点认为其特异性较差，假阳性率女性高于男性，建议采用运动影像学方法替代。女性患者 CAG 的冠状动脉异常率往往低于具有相同症状的男性患者，CASS 研究统计表明，大约 50% 有类似心绞痛症状的女性患者冠状动脉造影正常。然而依据女性缺血症状评估（WISE）的血管内超声亚组研究结果，这些拥有"正常"冠状动脉的女性患者需要被重新评估，其结果发现近 80% 的上述女性患者存在明确的冠状动脉粥样硬化病变，其在女性患者中即使没有明显的冠状动脉阻塞表现，发生心肌梗死和心绞痛的概率也是男性的 2 倍，这大概是男性和女性在冠状动脉性心脏病中的最大区别。

四、临床预后差

由于常伴有多种危险因素或合并多种疾病，女性冠心病患者的预后较男性差，AMI 再发生率高，易并发脑梗死。首次发生 AMI 的女性患者院内及 6 个月死亡率均较高，更易出现充血性心衰、恶性室性心律失常甚至室壁破裂等并发症。

五、血运重建风险高

女性冠心病患者发病时间晚，并发疾病多，基础状态差是一个重要原因，此外，女性冠心病患者的冠状动脉管径较细，加大了血运重建的难度。与男性相比，女性发生死亡、脑卒中、血管等手术操作相关并发症的概率更高。虽然临床试验中女性受试者数量有限，但结果却提示男性和女性的结局并无明显差异。尽管如此，对于拟行 PCI 或 CABG 的高危女性患者，考虑采取更保守的策略可能更加稳妥。

近期的研究表明，冠状动脉性疾病死亡率的下降并未包括女性，女性的相关死亡率仍保持不变。既往临床试验中女性受试者的平均参加比例仅为 30%，所以心血管疾病相关指南是根据以男性为主的研究对象的试验结果制定的，目前更多专注于女性冠心病的研究不断展开。在充分的试验证据出现之前，按照心血管疾病预防指南针对个体化症状性心绞痛的治疗补充，对于存在胸痛的女性，若没有明显的冠状动脉阻塞表现，仍需要进行危险因素的分析，并依照危险分层予以治疗。综合归纳最新国内外指南和专家共识，对于女性冠心病患者临床实践要点如下[1-5]：

（1）无论是急性缺血还是慢性缺血，在病理生理、临床表现及治疗效果上，男性与女性患者之间存在明显差异。

（2）冠状动脉造影术中进行功能学检测可以对冠状动脉造影"正常或近似正常"的女性胸痛患者提供更好的发病机制解释。

（3）男性和女性冠心病患者药物治疗推荐是相同的。

（4）不推荐对女性冠心病患者进行抑郁及焦虑的常规筛选和特殊处置。

（5）尽管女性患者手术并发症（包括死亡、卒中及血管并发症）发生率高，但男性和女性血运重建的总体获益是相同的。

（6）目前，对于心血管疾病的初级及二级预防均不推荐激素替代治疗。

第三节　合并糖尿病人群

糖尿病是冠心病发生的危险因素之一，冠心病合并糖尿病患者的临床预后差，一直是临床医生关注的焦点。流行病学研究显示，合并糖尿病的患者在冠心病人群中占较大的比例，特别是在急性冠脉综合征患者中。欧洲心脏调查研究结果显示，在2854例稳定性冠心病和2107例急性冠脉综合征患者中约有30%的患者合并糖尿病。CRUSADE研究也得到了类似的结果，试验分析了46410例非ST段抬高型急性冠脉综合征患者，其中约有33%的患者合并糖尿病。另外，美国国家心肌梗死注册研究结果显示，ST段抬高型心肌梗死和非ST段抬高型心肌梗死中糖尿病的比例分别为27%和34%。

循证医学显示，糖尿病是急性冠脉综合征发病及死亡的独立预测因素，与非糖尿病患者相比，合并糖尿病的患者有较高的心肌梗死、卒中、心力衰竭发生率和死亡率，尤其女性糖尿病患者的死亡率更高。Kosiborod等回顾性研究显示，急性心肌梗死的死亡率与入院时血糖水平有明显的相关性，随着血糖水平的升高，死亡率相应增高。与年龄及性别相匹配的非糖尿病患者人群相比，在男性糖尿病患者中心血管疾病死亡率增长了3倍，在女性糖尿病患者中增长了2~5倍。

冠心病合并糖尿病患者常常出现弥漫性血管病变、多支血管病变、远端血管病变、小血管病变、左主干病变及侧支循环较差等病变特征。

针对心血管疾病的预防，近期的欧洲指南推荐将糖化血红蛋白控制在7%以下，将血压控制于140/85 mmHg以内。对糖尿病患者进行冠状动脉血运重建仍然是一个挑战，PCI或CABG，哪种血运重建方式更好？应该坚持以解剖因素为基础，同时考虑临床因素。通常对于单支血管病变的患者，多推荐采用PCI，而根据FREEDOM试验结果，经心脏团队讨论后，CABG更适用于合并多支血管病变的糖尿病患者。

综合归纳最新国内外指南和专家共识，对于冠心病合并糖尿病患者临床实践要点如下[1-5]：

（1）建议对所有CAD患者进行糖尿病筛选，已知糖尿病或入院高血糖的ACS患者应密切监测血糖水平。

（2）血糖>10 mmol/L的ACS患者应考虑降糖治疗，在治疗同时应该避免低血糖。在ICU住院患者中，静脉注射胰岛素是最有效的控制血糖的方法。在非ICU住院患者中，使用皮下注射胰岛素治疗，维持血浆血糖水平小于180 mg/dl。

（3）对于高龄、伴随疾病多、心血管疾病进展期、糖尿病病程长的患者，其急性期和随访期的血糖控制无需过于严格。

（4）建议给予糖尿病和非糖尿病患者同样的抗栓治疗。TRITON-TIMI38和PLATO研究分别发现在合并糖尿病的ACS患者中，新型P2Y12受体拮抗剂普拉格雷和替格瑞洛的疗效优于氯吡格雷。

（5）ACS合并糖尿病患者优先考虑侵入性策略。

（6）对于实施PCI的患者，药物洗脱支架优于金属裸支架。对于手术风险可接受的多支血管CAD患者，CABG优于PCI。对于SYNTAX积分<22的多支血管CAD患者，可以考虑PCI作为CABG的替代选择。

（7）出院前，对既往存在糖尿病、新诊断糖尿病或胰岛素抵抗的患者应制订出理想的出院后血糖控制指标。

第四节 合并慢性肾脏疾病人群

研究显示大约 30%～40% 的冠心病患者存在肾功能不全，至少 40% 的 ACS 患者存在中重度的肾功能不全。然而冠心病合并慢性肾脏疾病患者的自我知晓率明显偏低，远远低于对高血压和糖尿病的知晓率。

慢性肾功能不全是冠心病患者临床预后不良的重要预测因素，冠心病合并肾功能不全或终末期肾病患者的住院死亡风险明显增加，约是正常肾功能患者的 3 倍。

慢性肾功能不全患者常合并糖尿病、高血压等其他心血管危险因素。当肾功能不全患者发生急性心肌梗死时，多数主要症状为气短，而非胸痛。冠状动脉造影结果多为严重和弥漫性病变，冠状动脉斑块负荷较重，其构成主要是较多的坏死及钙化成分，而纤维脂质成分较少。

肾功能不全影响血小板聚集和凝血功能，同时肾排泄能力减低又会影响抗血小板和抗凝药物代谢。肾功能不全增加冠心病患者出血及死亡风险，尤其是 ACS 患者，对这些患者进行抗栓治疗时需要认真权衡利弊，选择合理的抗栓药物和剂量。目前无证据提示需要对肾功能不全患者调整阿司匹林及氯吡格雷的剂量，而需要根据肾功能调整 GPⅡb/Ⅲa 受体拮抗剂的剂量。若因安全考虑而不恰当地终止抗凝治疗，可能会增加血栓事件风险，因此权衡慢性肾功能不全患者的血栓与出血风险更为重要。抗凝治疗前要评价患者肾功能状况，个体化评估出血风险，尤其老年、女性、低体重患者，根据肾功能调整药物剂量，适当减少给药剂量或延长给药间隔时间等。慢性肾功能不全患者使用普通肝素时不需要剂量调整，使用低分子肝素时，若内生肌酐清除率（Ccr）>60 ml/min 时，无需调整剂量；当 Ccr 为 30～60 ml/min 时，建议使用推荐剂量的 75%；当 Ccr <30 ml/min 时，建议使用推荐剂量的 50%。当 Ccr 在 20～30 ml/min 时应慎用磺达肝素，或将剂量调整至每日 1.25 mg；当 Ccr<20 ml/min 时应

避免使用。肾功能不全患者使用比伐卢定，若 Ccr <30 ml/min 时，滴注速率推荐为 1.0 mg/（kg•h），透析患者滴注速率应减至 0.25 mg/（kg•h），并监测抗凝药物的活性。目前对于慢性肾功能不全患者主要是针对抗栓药物剂量的调整，没有足够的证据支持其他药物需要调整剂量。

由于患者肾功能状态较差，造影剂肾病的发生风险较高。造影剂肾病（CIN）是 PCI 患者预后不良的独立预测因子，有效预防造影剂肾病的发生也是肾功能不全患者进行 PCI 术时需要重视的问题。在保证造影质量和手术操作的前提下，尽量减少造影剂剂量，尤其是合并糖尿病、高龄、低体重的女性患者。术前停用肾毒性药物，给予必要的预防措施，如充分水化等。对于合并肾功能不全但未长期透析的患者，推荐使用等渗造影剂，严重肾功能不全患者可考虑术前术后预防性透析。慢性肾功能不全时，要求 PCI 时间越短越好，造影剂用量越少越好。研究显示充分的水化和尽量减少造影剂是预防 CIN 最有效的手段。

慢性肾功能不全患者 PCI 术操作相对复杂，术后出血、无复流、支架内血栓及再狭窄等并发症发生率高。如何提高慢性肾功能不全患者冠脉介入治疗的成功率以及减少相关并发症已经成为介入医生迫切需要解决的问题。因此，介入医生术前应充分评估患者肾功能，综合权衡利弊，选择最优的治疗策略，尽可能地预防术中或术后的并发症，术后密切观察患者病情变化，并及时处理相关并发症，才能有效提高慢性肾功能不全患者 PCI 的成功率及改善患者临床预后。

伴有多支病变或左心室心功能障碍的肾功能不全患者优先选择 CABG，可明显减少再次血运重建的发生。根据患者危险因素分层及病变特点决定治疗策略，全面调整慢性肾功能不全患者术前心理及身体状况，保证患者以最佳状态接受手

术。充分的术前评估是减少 CABG 术后并发症和死亡率的重要保证。研究显示透析患者发生急性心脏事件后临床预后较差，肾脏疾病临床实践指南（KDOQITM）指出透析合并急性冠脉综合征患者的治疗策略和非透析患者相同，可以接受 PCI 或 CABG，尤其是急性 ST 段抬高型心肌梗死患者，即使存在潜在的出血风险，也应该尽早进行再灌注治疗。对于透析患者，CABG 优于 PCI，再次血运重建发生率低，且长期存活率高于后者，然而不足之处是 CABG 患者的卒中发生率相对较高。病变不是特别复杂或不适合 CABG 的患者可以选择 PCI，遇到冠状动脉复杂病变不一定要求完全血运重建。然而由于缺乏足够的研究证据，目前并没有针对慢性肾功能不全合并冠心病患者的特殊治疗方案。

综合归纳最新国内外指南和专家共识，对于冠心病合并 CKD 患者的临床实践要点如下[1-5]：

（1）建议采用 eGFR 评估所有冠心病患者的肾功能。

（2）密切监测 CKD 患者的冠心病临床表现。

（3）给予冠心病合并 CKD 患者相同的一线抗栓治疗，但应该充分考虑评估出血风险。如有指证，可以根据肾功能适当调整药物剂量。

（4）肾功能不全时剂量不需调整的药物包括：普通肝素、阿司匹林、P2Y12 受体拮抗剂、阿昔单抗。肾功能不全时需要调整剂量的药物包括：LMWH、磺达肝癸钠、比伐卢定、替罗非班、依菲巴肽。

（5）CKD 患者长期口服华法林需要仔细的剂量滴定和更频繁的 INR 监测。

（6）对于拟实施侵入性策略的患者，建议给予等渗盐水水化和使用低渗或等渗造影剂。

（7）通过仔细评估风险获益比，尤其考虑肾功能不全的严重程度之后，建议实施冠状动脉造影，必要时进行血运重建。

（8）对于实施 PCI 的患者，药物洗脱支架优于金属裸支架。对于手术风险可接受或预期寿命大于 1 年的多支血管 CAD 患者，建议首选 CABG。对于手术风险高或预期寿命小于 1 年的多支血管 CAD 患者建议首选 PCI。

第五节　合并心房颤动人群

冠心病和心房颤动（房颤）有很多共同危险因素，临床实践中两种疾病常常共存。10%～15% 的冠心病患者同时合并房颤，PCI 患者中房颤的比例为 5%～7%。房颤可以诱发缺血、心力衰竭及血栓栓塞并发症，因此 ACS 合并房颤患者的院内及长期死亡率增加。

房颤时心房血栓和冠状动脉内血栓形成机制不同，需要采取不同的抗栓治疗方法。血栓栓塞（如缺血性卒中）并发症是房颤患者致残致死的主要原因，建议根据血栓风险（CHA2DS2-VASc）评分进行卒中危险分层，选用华法林或新型抗凝药物，抗血小板治疗是冠心病二级预防及 PCI 后支架血栓预防的关键，两者均已获得各种相应指南的 I 类推荐。而冠心病和房颤同时存在时，临床决策常常处于两难境地。如何平衡出血与血栓风险成为现实中的难题，需重点考虑评估患者

①房颤血栓栓塞风险（CHA2DS2-VASc 评分），②冠心病缺血或支架内血栓风险，③出血风险（HAS-BLED 评分），④治疗策略的影响（是否行 PCI 术，操作复杂程度及支架类型）。由于缺乏随机对照研究的支持，现有指南仅依据观察性研究和专家意见给出相应推荐。

综合归纳最新国内外指南和专家共识，对于冠心病合并房颤的患者，临床实践要点如下[1-5]：

（1）稳定性冠心病 PCI 合并房颤患者（CHA2DS2-VASc≥2 且 HAS-BLED≤2）三联治疗至少 1 个月，随后华法林联合 1 种抗血小板药（阿司匹林或氯吡格雷）治疗维持 12 个月。

（2）稳定性冠心病 PCI 合并房颤患者（CHA2DS2-VASc≤1）1 年内进行双联抗血小板药（阿司匹林与氯吡格雷）治疗，无需进行三联治疗。

（3）稳定性冠心病合并房颤患者，仅应用华法林单药治疗。

（4）急性冠脉综合征 PCI 合并房颤患者（CHA2DS2-VASc≥2 且 HAS-BLED≤1）三联治疗 6 个月，随后华法林联合 1 种抗血小板药（阿司匹林或氯吡格雷）治疗维持 12 个月。1 年后若病情稳定则参照稳定性冠心病伴房颤的治疗原则，仅应用华法林单药治疗。

（5）急性冠脉综合征合并房颤患者（CHA2DS2-VASc≥2 且 HAS-BLED≤1）未行 PCI，建议华法林联合 1 种抗血小板药治疗 1 年。1 年后若病情稳定则参照稳定性冠心病伴房颤的治疗原则，仅应用华法林单药治疗。

（6）PCI 合并房颤患者（HAS-BLED≥3）三联治疗维持 1 个月，随后华法林联合 1 种抗血小板药（阿司匹林或氯吡格雷）治疗维持 12 个月。部分患者可考虑 OAC＋氯吡格雷替代开始的三联治疗。

（7）三联抗栓治疗期间，必须严密监测 INR，预先排除出血情况。华法林建议采用中等强度（INR 2～3），高强度具有更大的出血风险。

（8）INR＞2.5 时，择期 PCI 术中无需静脉抗凝，但直接 PCI 术中推荐应用静脉抗凝药物，术后立即停用。

（9）三联抗栓治疗方案中不推荐应用新型抗血小板药，如替格瑞洛和普拉格雷。

（10）新型口服抗凝药已经证实在房颤抗栓治疗上可能优于或不劣于华法林，但对于冠心病合并房颤的应用尚缺乏有力的数据。

（崔 鸣）

参考文献

［1］Roffi M，Patrono C，Collet JP，et al. 2015 ESC Guidelines for the management of acute coronary syndromes in patients presenting without persistent ST-segment elevation：Task Force for the Management of Acute Coronary Syndromes in Patients Presenting without Persistent ST-Segment Elevation of the European Society of Cardiology（ESC）. Eur Heart J，2016，37（3）：267-315.

［2］Windecker S，Kolh P，Alfonso F，et al. 2014 ESC/EACTS Guidelines on myocardial revascularization. Eur Heart J，2014，35（37）：2541-2619.

［3］Montalescot G，Sechtem U，Achenbach S，et al. 2013 ESC guidelines on the management of stable coronary artery disease. Eur Heart J，2013，34：2949-3003.

［4］O'Gara PT，Kushner FG，Ascheim DD，et al. 2013 ACCF/AHA guideline for the management of ST-elevation myocardial infarction：a report of the American College of Cardiology Foundation/American Heart Association Task Force on Practice Guidelines. Circulation，2013，127（4）：529-555.

［5］Fihn SD，Gardin JM，Abrams J，et al. 2012 ACCF/AHA/ACP/AATS/PCNA/SCAI/STS Guideline for the diagnosis and management of patients with stable ischemic heart disease：a report of the American College of Cardiology Foundation/American Heart Association Task Force on Practice Guidelines，and the American College of Physicians，American Association for Thoracic Surgery，Preventive Cardiovascular Nurses Association，Society for Cardiovascular Angiography and Interventions，and Society of Thoracic Surgeons. Circulation，2012，126（25）：e354-471.

第十五章　冠心病规范化（运动）心脏康复实践

要点

- 冠状动脉疾病的心脏康复是一个综合的长期计划，包括运动、药物、营养、心理和戒烟等多项内容。
- 冠状动脉疾病心脏康复分为 3 期，即 Ⅰ 期（院内康复期）、Ⅱ 期（院外早期康复或门诊康复期）以及 Ⅲ 期（院外长期康复期）。
- 院内康复期的患者最容易接受健康教育，因此是最佳的患者教育时期。
- Ⅱ 期康复一般在出院后 1～6 个月进行，其中运动训练建议每周 3～5 次心电和血压监护下的中等强度运动，包括有氧运动、抗阻运动及柔韧性训练等。每次持续 30～90 min，共 3 个月左右。推荐运动康复次数为 36 次，不低于 25 次。
- 指导患者改变膳食习惯和生活方式需要遵循 4A 原则，即评价（assessment）、询问（ask）、劝告（advise）和随访（arrangement）。
- 对于有戒烟意愿者，世界卫生组织推荐进行"5A 法"戒烟咨询，即询问（ask）、忠告（advice）、评估（assess）、帮助（assist）和安排随访（arrange follow-up）。

1995 年美国公共健康服务中心对于心脏康复的定义为：心脏康复是一个综合的长期计划，包括医疗评价（medical evaluation）、运动处方（prescriptive exercise）、纠正心脏危险因素（cardiac risk factor modification）、教育（education）、咨询（counseling）和行为干预（behavioral interventions）等多个内容。具体来说，冠状动脉疾病的康复就是在规范的专业治疗基础上，通过运动、饮食、心理等综合指导，使患者获得最佳的体力、精神及社会状况，促使患者回归社会，并能自主愉快的生活。这是一种综合性心血管病管理的医疗模式，以运动治疗为重点，同时更包括心理-生物-社会综合医疗保健，涵盖发病前的预防和发病后的康复，是冠状动脉疾病全程管理中的重要组成部分。

近年来，我国心血管病专家联合康复、营养、心理等专业专家、学者，在美国运动医学学会（American College of Sports Medicine, ACSM）《运动测试与运动处方指南》[1] 等国外指南基础上，结合我国国情与医疗现状，相继发表了《冠心病康复与二级预防中国专家共识》[2]、《心血管病患者戒烟处方中国专家共识》[3]、《在心血管科就诊患者的心理处方中国专家共识》[4]、《心血管疾病营养处方专家共识》[5]、《心血管疾病康复处方——增强型体外反搏应用国际专家共识》[6]、《冠心病患者运动治疗中国专家共识》[7]、《稳定性冠心病心脏康复药物处方管理专家共识》[8] 等一系列专家共识，以期促进我国心脏康复工作的健康开展，提高心血管病防控水平，改善我国心血管病患者的生活质量和远期预后。

第一节　冠状动脉疾病规范化心脏康复的意义

临床研究显示康复治疗不仅可以改善冠心病患者的心脏功能、延缓动脉硬化的进展，而且对血压、血糖和胆固醇等指标的控制也有明显好处。综合心脏康复体系的建立可提高患者的生存率，降低心脏不良事件的发生，如心脏性死亡、心肌梗死、心力衰竭和再住院等，改善生活质量，减少医疗费用，并促使患者更快更好地回归家庭、工作与社会。另外，规律运动可以增加体力活动能力，增加心脏和肺的工作效率；可以增强心肌收缩力，增加冠状动脉血流；可以调节血压和心率，使其趋于平稳；可以调节血脂，升高高密度脂蛋白（对血管有保护作用的脂蛋白）的浓度；可以增加胰岛素的敏感性，调节血糖；可以减少血小板聚集，增加纤溶性，减少心肌梗死和卒中的机会；通过规律运动，消耗多余的脂肪，有助于减轻体重或保持理想体重；运动可消除紧张情绪，有助于改善睡眠；另外，运动还可以增加患者的生活信心和兴趣，改善其社会适应能力。心脏康复的最终目标是让患者"正常"地生活。

第二节　冠状动脉疾病心脏康复的分期及具体内容

冠状动脉疾病心脏康复分为3期，即Ⅰ期（院内康复期）、Ⅱ期（院外早期康复或门诊康复期）以及Ⅲ期（院外长期康复期）。

一、Ⅰ期（院内康复期）

此期康复治疗应从心脏病发作或因心脏病入院开始至整个住院期间，患者将在医务人员的监护和协助下循序渐进地开展康复计划。本期康复目标：缩短住院时间，促进日常生活及运动能力的恢复，增加患者自信心，减少心理痛苦，减少再住院；避免卧床带来的不利影响（如运动耐量减退、低血容量、血栓栓塞性并发症），提醒戒烟并为Ⅱ期康复提供全面完整的病情信息和准备等。

Ⅰ期康复的具体内容示例详见表15-1：

1. 健康教育

院内康复期的患者最容易接受健康教育，因此是最佳的患者教育时期。为患者分析发病诱因，从而避免再次发病；让患者了解冠心病相关知识，避免不必要的紧张和焦虑；控制危险因素，提高患者依从性；对患者家属的教育也同样重要。一旦患者身体状况稳定，有足够的精力和思维敏捷度，并且知晓自己的心脏问题，即可开始患者教育。本期宣教重点是生存教育、戒烟和饮食。

（1）生存教育：目的是帮助患者在家处理心脏突发问题。步骤：①请患者回顾心脏病发作时的症状和征兆。②关注胸痛或不适特征，告诉患者如何识别胸痛等不适症状是否与心脏病相关。③告诉患者如果采取有效治疗与康复，可使心脏事件再发可能性减小。一旦发生应积极处理，步骤：①停止正在从事的任何事情；②马上坐下或躺下；③如果出现症状1～2 min后没有缓解，立即舌下含服硝酸甘油1片（0.5 mg）；若3～5 min后症状不缓解或加重，再舌下含服1片；必要时5 min后再含服1片；如果经上述处理症状仍不缓解或不备有硝酸甘油应马上呼叫急救电话，就近就医。

（2）戒烟：心脏事件发生后的患者戒烟干预成功率高。引导患者明确吸烟的不良后果，让患者知晓戒烟的益处，明确戒烟可能遇到的障碍，如体质量增加、抑郁、戒断症状等。①对于有戒烟意愿者，世界卫生组织推荐进行"5A法"戒烟咨询，即询问（ask）、忠告（advice）、评估（assess）、帮助（assist）和安排随访（arrange follow-up）（图15-1）。同时，还应通过尼古丁依赖量表（fagerstrom test for nicotine dependence, FTND）等对患者烟草依赖情况进行评估（见表15-2），当FTND≥4分时，提示戒烟过程中容易出现戒断症状，并且容易复吸，强烈提示需要戒烟药物辅助治疗及持续心理支持治疗。一线戒烟药物包括伐尼克兰、尼古丁替代治疗相关制剂和安非他酮等。②对于没有戒烟意愿的患者，世界卫生组织推荐采用"5R"法干预。包括强调健康相关性（relevance）、危害（risk）、回报（rewards）、障碍（roadblocks）和重复（repetition）。

表 15-1　冠状动脉疾病Ⅰ期心脏康复程序

日期	第 1 步	第 2 步	第 3 步	第 4 步
制订康复计划	明确冠心病诊断及危险因素，了解患者症状及药物、血管重建治疗情况；填写康复病历并制定干预计划			
健康教育	危险因素 饮食	药物 血管重建治疗	心理、戒烟	生存教育
康复评估	膳食评价	心理评估	吸烟调查问卷	6 min 步行试验/心肺运动试验
运动前评估	1. 患者是否处于稳定状态 a. 过去 8 h 内没有新发/再发胸痛 b. 肌酸激酶和（或）肌钙蛋白水平没有升高 c. 没有出现新的心力衰竭失代偿征兆（静息时呼吸困难伴湿啰音） d. 过去 8 h 内没有新的明显的心律失常或心电图改变 2. 心率 50～90 次/分，血压 90～150/60～100 mmHg，呼吸 16～24 次/分，脉搏血氧饱和度（SpO₂）95％以上 3. 穿刺部位无出血、血肿			
运动训练	床上坐、床边坐位、床边坐便；床上被动/主动关节操，1～2 次/天	床边坐位，床上被动/主动关节操，房间内走 15 米/次，2 次/天	楼道内行走 50 米/分钟，5 分钟/次，2～3 次/天	楼道内行走 50 米/分钟，5～10 分钟/次，3～4 次/天
运动中评估	1. 行遥测心电血压监测，并严密监测患者症状及穿刺部位情况 2. 可继续进行活动的指征： a. 适量的心率增加：比安静增加 5～20 次/分 b. 与静息时相比收缩压增加 10～40 mmHg c. 心电监测没有新的心律失常或 ST 段改变 d. 没有心脏症状，如出现胸痛、心悸、呼吸困难、过度疲乏等 3. 如出现胸痛、胸闷、心率≥120 次/次、呼吸≥30 次/分、SpO₂＜95％等情况，立即停止活动，行床旁心电图并通知主管医生；第二天活动前，应征得主管医生同意（活动量减半或将活动计划推延一天进行）			
体外反搏	如无禁忌证，于每日运动训练后进行，1 小时/次			

表 15-2　尼古丁依赖程度评估表

评估内容	0 分	1 分	2 分	3 分
晨起后多长时间吸第一支烟	＞60 min	31～60 min	6～30 min	≤5 min
在禁烟场所是否很难控制吸烟需求	否	是		
哪一支烟最不愿放弃	其他时间	晨起第一支		
每天吸多少支	≤10 支	11～20 支	21～30 支	＞30 支
晨起第一个小时是否比其他时间吸烟多	否	是		
卧病在床时仍吸烟吗	否	是		

注：积分 0～3 分为轻度依赖；4～6 分为中度依赖；≥7 分提示高度依赖

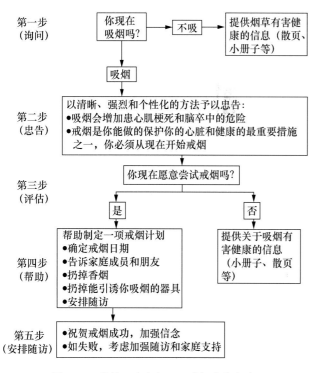

图 15-1 世界卫生组织 5A 戒烟咨询方案

（3）饮食：膳食营养是影响心血管疾病的主要环境因素之一。现有循证医学证据显示，从膳食中摄入的能量、饱和脂肪和胆固醇过多以及蔬菜水果摄入不足等增加心血管病发生的风险，而合理科学膳食可降低心血管疾病风险[9-11]。

膳食评价包括营养问题和诊断，即通过膳食回顾法或食物频率问卷，了解、评估每日摄入的总能量、总脂肪、饱和脂肪、钠盐和其他营养素摄入水平；饮食习惯和行为方式；身体活动水平和运动功能状态；以及体格测量和适当的生化指标。冠心病患者膳食评价简表详见表 15-3。

指导患者改变膳食习惯和生活方式需要遵循 4A 原则，即评价（assessment）、询问（ask）、劝告（advise）和随访（arrangement）。冠心病患者膳食营养方案详见表 15-4。

表 15-3　冠心病患者膳食评价简表
项目及评分
1. 您近 1 周吃肉是否＞75 g/d：0＝否，1＝是
2. 您吃肉种类：0＝瘦肉，1＝肥瘦肉，2＝肥肉，3＝内脏
3. 您近 1 周吃蛋数量：1＝0～3 个/周，2＝4～7 个/周，3＝7 个以上/周
4. 您近 1 周吃煎炸食品数量（油饼、油条、炸糕等）：0＝未吃，1＝1～4 次/周，2＝5～7 次/周，3＝7 次以上/周
5. 您近 1 周吃奶油糕点的次数：0＝未吃，1＝1～4 次/周，2＝5～7 次/周
评分总和

注：总分＜3 为合格；3～5 为轻度膳食不良；＞6 为严重膳食不良

表 15-4　冠心病患者膳食营养方案			
食物类别	摄入量 g/d	选择品种	减少或避免品种
谷类	250～400	米、面、杂粮	精粮（米、面）、糕点甜食、油炸油煎食品
肉类	75	瘦猪牛羊肉、去皮禽肉、鱼	肥肉、禽肉皮、加工肉制品（肉肠类）、鱼子、鱿鱼、虾蟹黄，及动物内脏：肝、脑、肾、肺、胃、肠
蛋类	3～4 个/周	鸡蛋、鸭蛋、蛋清	蛋黄
奶类	250	脱脂/低脂鲜牛奶、酸奶	全脂牛奶、奶粉、乳酪等奶制品
大豆	30～50	黄豆、豆制品（豆腐 150 g、豆腐干等 45 g）	油豆腐、豆腐泡、素食锦
新鲜蔬菜	400～500	深绿叶菜、红黄色蔬菜、紫色蔬菜	
新鲜水果	200	各种新鲜水果	加工果汁、加糖果味饮料
食用油	20（2 平勺）	橄榄油、茶油、低芥酸菜子油、豆油、花生油、葵花子油、芝麻油、亚麻子油	棕榈油、椰子油、奶油、黄油、猪油、牛羊油、其他动物油
添加糖类	＜10（1 平勺）	白糖、红糖	
盐	＜6（半勺）	高钾低钠盐	酱类、腐乳、咸菜等腌制品

2. 康复评估

（1）心理评估

冠心病的情绪管理应贯穿冠心病全程管理的始终。心肌梗死对患者及家属都是一种严重打击，突发事件给患者的生活带来巨大变化，迫使患者调整生活状态。常出现的躯体不适使患者出现焦虑、抑郁症状。临床医生应评估患者的心理状态，积极识别患者的精神心理问题。

对精神心理问题的筛查，可在心血管疾病诊疗的同时，采用简短的三问法，初步筛查出可能有问题的患者。3 个问题是：①是否有睡眠不好，已经明显影响白天的精神状态或需要用药？②是否有心烦不安，对以前感兴趣的事情失去兴趣？③是否有明显身体不适，但多次检查都没有发现能够解释的原因。3 个问题中如果有 2 个回答是，符合精神障碍的可能性在 80% 左右。也可在患者等待就诊时，采用评价情绪状态的量表筛查。推荐《躯体化症状自评量表》《患者健康问卷-9 项（PHQ-9）》（表 15-5）、《广泛焦虑问卷 7 项（GAD-7）》（表 15-6）、《综合医院焦虑抑郁量表（HADS）》（表 15-7）等。

表 15-5　患者健康问卷-9 项（PHQ-9）

根据过去两周的状况，请您回答是否存在下列描述的状况及频率，请看清楚问题后在符合的选项前的数字上画√

	完全不会	好几天	超过一周	几乎每天
1：做事时提不起劲或没有兴趣	0	1	2	3
2：感到心情低落、沮丧或绝望	0	1	2	3
3：入睡困难、睡不安稳或睡眠过多	0	1	2	3
4：感觉疲倦或没有活力	0	1	2	3
5：食欲不振或吃太多	0	1	2	3
6：觉得自己很糟——或觉得自己很失败，或让自己和家人失望	0	1	2	3
7：对事物专注有困难，例如阅读报纸或看电视时	0	1	2	3
8：动作或说话速度缓慢到别人已经察觉？或正好相反——烦躁或坐立不安、动来动去的情况更胜于平常	0	1	2	3
9：有不如死掉或用某种方式伤害自己的念头	0	1	2	3

注：轻度抑郁：5～9 分；中度抑郁：10～19 分；重度抑郁：≥20 分

表 15-6　广泛焦虑问卷 7 项（GAD-7）

根据过去两周的状况，请您回答是否存在下列描述的状况及频率，请看清楚问题后在符合的选项前的数字上画√

	完全不会	好几天	超过一周	几乎每天
1：感觉紧张，焦虑或急切	0	1	2	3
2：不能够停止或控制担忧	0	1	2	3
3：对各种各样的事情担忧过多	0	1	2	3
4：很难放松下来	0	1	2	3
5：由于不安而无法静坐	0	1	2	3
6：变得容易烦恼或急躁	0	1	2	3
7：感到似乎将有可怕的事情发生而害怕	0	1	2	3

注：轻度焦虑：5～9 分；中度焦虑：10～19 分；重度焦虑：≥20 分

表 15-7　综合医院焦虑抑郁量表（HADS）

1）我感到紧张（或痛苦）（A）：
根本没有——0 分
有时候——1 分
大多时候——2 分
几乎所有时候——3 分
2）我对以往感兴趣的事情还是有兴趣（D）：
肯定一样——0 分
不像以前那样多——1 分
只有一点——2 分
基本上没有了——3 分
3）我感到有点害怕，好像预感到什么可怕的事情要发生（A）：
根本没有——0 分
有一点，但并不使我苦恼——1 分
是有，不太严重——2 分
非常肯定和十分严重——3 分
4）我能够哈哈大笑，并看到事物好的一面（D）：
我经常这样——0 分
现在已经不太这样了——1 分
现在肯定是不太多了——2 分
根本没有——3 分
5）我的心中充满烦恼（A）：
偶然如此——0 分
时时，但并不轻松——1 分
时常如此——2 分
大多数时间——3 分

表 15-7 综合医院焦虑抑郁量表（HADS）（续）

6）我感到愉快（D）：
大多数时间——0 分
有时——1 分
并不经常——2 分
根本没有——3 分
7）我能够安闲而轻松地坐着（A）：
肯定——0 分
经常——1 分
并不经常——2 分
根本没有——3 分
8）我对自己的仪容失去兴趣（D）：
我仍然像以往一样关心——0 分
我可能不是非常关心——1 分
并不像我应该做的那样关心——2 分
肯定——3 分
9）我有点坐立不安，好像感到非要活动不可（A）：
根本没有——0 分
并不，很少——1 分
是不少——2 分
确实非常多——3 分
10）我对一切都是乐观地向前看（D）：
差不多是这样做——0 分
并不完全是这样做的——1 分
很少这样做——2 分
几乎从不这样做——3 分
11）我突然发现有恐慌感（A）：
根本没有——0 分
并非经常——1 分
非常肯定，十分严重——2 分
确实很经常——3 分
12）我好像感到情绪在渐渐低落（D）：
根本没有——0 分
有时——1 分
很经常——2 分
几乎所有时间——3 分
13）我感到有点害怕，好像某个内脏器官变化了（A）：
根本没有——0 分
有时——1 分
很经常——2 分
非常经常——3 分
14）我能欣赏一本好书或好的广播或电视节目（D）：
常常如此——0 分
有时——1 分
并非经常——2 分
很少——3 分

评分标准：
本表包括焦虑和抑郁 2 个亚量表，分别针对焦虑（A）和抑郁（D）问题各 7 题。
焦虑和抑郁亚量表的分值区为：
0～7 分代表正常；8～10 分表示轻度抑郁和（或）焦虑；11～14 分表示中度抑郁和（或）焦虑；15～21 分表示严重抑郁和（或）焦虑。

（2）运动测试

运动负荷试验是患者进行运动康复前的重要检测指标，用于诊断、预后判断、日常生活指导和运动处方制订以及疗效评定。常用的运动负荷试验方法有心电图运动负荷试验和心肺运动负荷试验，后者方法更准确，但设备昂贵且对操作的要求较高。两种测试方法均有一定风险，须严格掌握适应证和禁忌证以及终止试验的指征，保证测试安全性。研究表明，冠心病急性心肌梗死后早期行心肺运动试验具有良好的安全性与临床价值。

运动负荷试验的绝对禁忌证：①AMI（2 天内）；②不稳定型心绞痛；③未控制的心律失常，且引发症状或血流动力学障碍；④心力衰竭失代偿期；⑤三度房室传导阻滞；⑥急性非心源性疾病，如感染、肾衰竭、甲状腺功能亢进等；⑦运动系统功能障碍，影响测试进行；⑧患者不能配合。相对禁忌证：①左主干狭窄或类似情况；②重度狭窄性瓣膜病；③电解质异常；④心动过速或过缓；⑤心房颤动且心室率未控制；⑥未控制的高血压［收缩压＞160 mmHg 和（或）舒张压＞100 mmHg］。

运动负荷试验终止指征：①达到目标心率；②出现典型心绞痛；③出现明显症状和体征：呼吸困难、面色苍白、发绀、头晕、眼花、步态不稳、运动失调、缺血性跛行等；④随运动而增加的下肢不适感或疼痛；⑤出现 ST 段水平型或下斜型下降≥0.15 mV 或损伤型 ST 段抬高≥2.0 mV；⑥出现恶性或严重心律失常，如室性心动过速、心室颤动、R On T 室性期前收缩（早搏）、室上性心动过速、频发多源性室性早搏、心房颤动等；⑦运动中收缩压不升或降低＞10 mmHg，或血压过高，收缩压＞220 mmHg；⑧运动引起室内传导阻滞；⑨患者要求结束运动。

临床上，应根据患者的能力水平进行极量、次极量、症状限制性运动负荷试验。极量运动试验一般不用于 AMI 患者；次极量运动试验有一个预先设定的终点，通常为预测最大心率的 70％～85％，或峰值心率为 120 次/分或为主观设定的代谢当量（metabolic equivalent，METs）水平，如5 METs。较低水平的次极量运动试验可用于 AMI

后 4～6 天的住院患者，作为早期运动康复的指导或为评价患者日常生活活动的能力提供依据。而症状限制性运动试验设计为直到患者出现运动试验必须终止的症状和体征才停止，通常用于 AMI 后 14 天以上的患者。

如果无设备条件完成运动负荷试验，可酌情使用 6 min 步行试验、代谢当量活动问卷等替代方法。

3. 运动康复与日常生活指导

目的是帮助患者恢复体力及日常生活能力，出院时达到生活基本自理。早期运动康复计划因人而异，病情重、预后差的患者运动康复的进展宜缓慢，反之，可适度加快进程。一般来说，患者一旦脱离急性危险期，病情处于稳定状态，运动康复即可开始。通常康复干预于入院 24 h 内开始，如果病情不稳定，应延迟至 3～7 天以后酌情进行。运动量宜控制在较静息心率增加 20 次/分左右，同时患者感觉不太费力（Borg 评分＜12）（表 15-8）。

表 15-8　自感劳累程度 Borg 计分表

记分	自觉用力程度
6	非常非常轻松
7	
8	
9	很轻松
10	
11	轻松
12	
13	稍稍用力
14	
15	用力
16	
17	很用力
18	
19	非常非常用力
20	

冠状动脉旁路移植术患者还应在手术前后进行呼吸训练，促进排痰，预防肺部感染。建议呼吸肌训练处方为：

（1）强度：通常起始强度为 30% 的最大吸气压（maximal inspiratory pressure，MIP），如果患者能够耐受，可每周增加 5% 的 MIP，但不应超过 70%。建议每月重新测试一次 MIP。

（2）频率：通常推荐每次 30 min，每周 3～7 次；建议起始将 30 min 治疗分为 5 min 或 30 次呼吸为一组，一天多次训练。

（3）疗程：围术期患者建议从术前 1～2 周起延续至术后 12 周（慢性病患者可能需长期坚持）。

（4）热身与冷身：每次训练前建议 0 阻力吸气 30 次热身，训练后 0 阻力 30～60 次冷身。

4. 体外反搏

增强型体外反搏（enhanced external counterpulsation，EECP）是在患者的小腿、大腿及臀部分段包裹特制的气囊套，于心室舒张期通过对人体下半身气囊的序贯加压，使舒张期压力升高，从而增加心肌血供、改善心肌缺血，是顽固性心绞痛、慢性心力衰竭等心血管疾病患者的重要治疗和康复手段（图 15-2）。目前 EECP 的推荐疗程为每天 1 次、每次 1 h，共 35 h。

EECP 的适应证包括：①慢性稳定型/不稳定型心绞痛；②急性心肌梗死（梗死后）；③心源性休克；④充血性心力衰竭等。禁忌证包括：①伴有可能干扰 EECP 设备心电门控功能的心律失常；②各种出血性疾病或出血倾向；③活动性血栓性静脉炎；④失代偿性心力衰竭（中心静脉压＞12 mmHg，合并肺水肿）；⑤严重肺动脉高压（平均肺动脉压＞50 mmHg）；⑥严重主动脉瓣关闭不全；⑦下肢深静脉血栓形成；⑧需要外科手术的主动脉瘤；⑨孕妇。

EECP 治疗与运动锻炼结合的方案可参考表 15-9。

表 15-9　增强型体外反搏（EECP）治疗与运动锻炼结合的参考方案

周期	项目	低	中	高
1～14 天	EECP 疗法	可以进行	可以进行	可以进行
	运动锻炼	可以进行	可以进行	暂不进行
15～21 天	EECP 疗法	继续进行	继续进行	继续进行
	运动锻炼	继续进行	继续进行	暂不进行
22～35 天	EECP 疗法	继续进行	继续进行	继续进行
	运动锻炼	继续进行	继续进行	可以进行
第二阶段	EECP 疗法	继续进行	继续进行	继续进行
	运动锻炼	继续进行	继续进行	继续进行
备注	EECP 疗法	针对所有患者均可以立即进行治疗		
	运动锻炼	立即进行	2 周后进行	3 周后进行

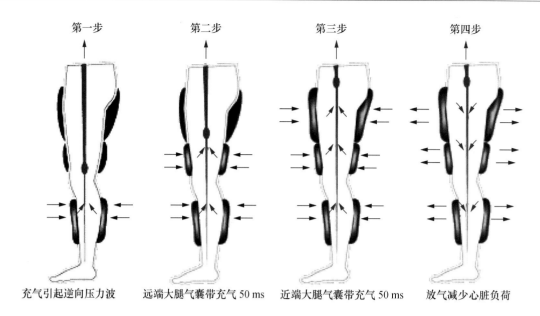

第一步　　　　第二步　　　　第三步　　　　第四步

充气引起逆向压力波　　远端大腿气囊带充气 50 ms　　近端大腿气囊带充气 50 ms　　放气减少心脏负荷

图 15-2　体外反搏原理示意图

5. 出院计划

给予出院后的日常生活及运动康复的指导，告诉患者出院后应该和不应该做什么；评估出院前功能状态，如病情允许，建议出院前行运动负荷试验或 6 min 步行试验，客观评估患者运动能力，为指导日常生活或进一步运动康复计划提供客观依据；并告知患者复诊时间，重点推荐患者参加院外早期心脏康复计划（Ⅱ 期康复）。

二、Ⅱ期（院外早期康复或门诊康复期）

一般在出院后 1～6 个月进行。与第 Ⅰ 期康复不同，除了患者评估、患者教育、日常活动指导、心理支持外，这期康复计划增加了每周 3～5 次心电和血压监护下的中等强度运动，包括有氧运动、抗阻运动及柔韧性训练等。每次持续 30～90 min，共 3 个月左右。推荐运动康复次数为 36 次，不低于 25 次。因目前我国冠心病患者住院时间控制在 7～10 天左右，因此 Ⅰ 期康复时间有限，Ⅱ 期康复为冠心病康复的核心阶段，既是 Ⅰ 期康复的延续，也是 Ⅲ 期康复的基础。

1. 康复对象选择

对冠心病患者建议尽早进行康复计划。同时

应除外暂缓康复治疗的患者，即不稳定型心绞痛，心功能 Ⅳ 级，未控制的严重心律失常，未控制的高血压（静息收缩压＞160 mmHg 或静息舒张压＞100 mmHg）等。

2. 患者评估

综合患者既往史、本次发病情况、冠心病的危险因素、平常的生活方式和运动习惯以及常规辅助检查，如心肌损伤标志物、超声心动图（判断有无心脏扩大、左心室射血分数）、运动负荷试验以及心理评估等对患者进行评定及危险分层（表 15-10）。

3. 纠正不良的生活方式

继续改变不良的生活方式并对患者和家属进行健康教育，包括饮食和营养指导，改变不良生活习惯（戒烟、限酒），如何控制体重和睡眠管理等。

4. 冠心病的运动康复程序

根据患者的评估及危险分层，给予有指导的运动。其中运动处方的制定是关键。需特别指出，每位冠心病患者的运动康复方案需根据患者实际情况制定，即个体化原则，但应遵循普遍性的指导原则。经典的运动康复程序包括 3 个步骤。

（1）第一步：准备活动，即热身运动，多采用低水平有氧运动，持续 5～10 min。目的是放松

表 15-10　冠心病患者的危险分层

低危	中危	高危
运动或恢复期无心绞痛症状或心电图缺血改变	中度运动（5~6.9 METs）或恢复期出现心绞痛的症状或心电图缺血改变	低水平运动（<5 METs）或恢复期出现心绞痛的症状或心电图缺血改变
无休息或运动引起的复杂心律失常	休息或运动时未出现复杂室性心律失常	有休息或运动时出现复杂室性心律失常
AMI 溶栓血管再通；PCI 或 CABG 术后血管再通且无合并症	AMI、PCI 或 CABG 术后无合并心源性休克或心力衰竭	AMI、PCI 或 CABG 术后合并心源性休克或心力衰竭
无心理障碍（抑郁、焦虑等）	无严重心理障碍（抑郁、焦虑等）	严重心理障碍
LVEF>50%	LVEF 40%~49%	LVEF<40%
功能储备≥7 METs	5~7 METs	功能储备≤5 METs
血肌钙蛋白浓度：正常	血肌钙蛋白浓度：正常	血肌钙蛋白浓度：升高
每一项都存在时为低危	**不符合典型高危或低危者为中危**	**存在任何一项为高危**

和伸展肌肉、提高关节活动度和心血管的适应性，预防运动诱发的心脏不良事件及预防运动性损伤。

（2）第二步：训练阶段，包含有氧运动、抗阻运动、柔韧性运动等，总时间 30~90 min。其中有氧运动是基础，抗阻运动和柔韧性运动是补充。

1）有氧运动：有氧运动所致的心血管反应主要是心脏的容量负荷增加，改善心脏功能。其对冠心病的治疗作用有：使冠状动脉管径增大、弹性增加；改善血管内皮功能，从而改善冠状动脉的结构和功能；促进冠状动脉侧支循环建立，代偿性改善冠状动脉供血供氧能力；稳定冠状动脉斑块；增加血液流动性，减少新发病变；有益于防控冠心病的危险因素，如高血压、血脂异常、糖尿病及肥胖等。常用有氧运动方式有行走、慢跑、骑自行车、游泳、爬楼梯，以及在器械上完成的行走、踏车、划船等，每次运动 20~40 min。建议初始从 20 min 开始，根据患者运动能力逐步增加运动时间。运动频率 3~5 次/周，运动强度为最大运动强度的 50%~80%。体能差的患者运动强度水平设定为 50%，随着体能改善，逐步增加运动强度，对于体能好的患者，运动强度可设为 80%。通常采用心率评估运动强度，常用的确定运动强度的方法有心率储备法、无氧阈法、目标心率法、自我感知劳累程度分级法。其中前三种方法需心电图负荷试验或心肺运动负荷试验获得相关参数，推荐联合应用上述方法，尤其是应

结合自我感知劳累程度分级法。①心率储备法：此法不受药物（如 β 受体阻滞剂等）的影响，临床上最常用，方法如下：目标心率＝（最大心率－静息心率）×运动强度%＋静息心率。例如，患者最大心率 160 次/分，静息心率 70 次/分，选择的运动强度为 60%，目标心率＝（160－70）×60%＋70＝124 次/分。②无氧阈法：无氧阈水平相当于最大摄氧量的 60% 左右，此水平的运动是冠心病患者最佳运动强度，此参数需通过运动心肺试验或血乳酸阈值获得，需一定设备和熟练的技术人员。③目标心率法：在静息心率的基础上增加 20~30 次/分，体能差的增加 20 次/分，体能好的增加 30 次/分。此方法简单方便，但欠精确。④自我感知劳累程度分级法：多采用 Borg 评分表（6~20 分），通常建议患者在 12~16 分范围内运动（表 15-8）。

2）抗阻运动：对冠心病的益处：与有氧运动比较，抗阻运动引起的心率反应性较低，主要增加心脏的压力负荷，从而增加心内膜下血流灌注，获得较好的心肌氧供需平衡。其他益处还包括增加骨骼肌质量，提高基础代谢率；增强骨骼肌力量和耐力，改善运动耐力，帮助患者重返日常生活和回归工作；其他慢性病包括腰痛、骨质疏松、肥胖、糖尿病等患者也能从抗阻运动中获益。证据表明，抗阻运动对于血压已经控制的高血压患者是安全的，对心力衰竭患者亦主张进行抗阻运动。

冠心病的抗阻运动形式：多为循环抗阻力量训练，即一系列中等负荷、持续、缓慢、大肌群、多次重复的抗阻力量训练，常用的方法有利用自身体质量（如俯卧撑）、哑铃或杠铃、运动器械以及弹力带等。其中弹力带具有易于携带、不受场地及天气的影响、能模仿日常动作等优点，特别适合基层应用。每次训练8～10组肌群，躯体上部和下部肌群可交替训练，每周2～3次或隔天1次，初始推荐强度为：上肢为一次最大负荷量（one repetition maximum，1-RM，即在保持正确的方法且没有疲劳感的情况下，一个人仅一次能举起的最大重量）的30%～40%，下肢为50%～60%，Borg评分11～13分。应注意训练前必须有5～10 min的有氧运动热身，最大运动强度不超过50%～80%，切记运动过程中用力时呼气，放松时吸气，不要憋气，避免Valsalva动作。

抗阻运动的时机选择：心肌梗死或CABG后至少5周，且应在连续4周有医学监护的有氧训练之后进行；CABG后3个月内不应进行中到高强度上肢力量训练，以免影响胸骨的稳定性和胸骨伤口的愈合。

3）柔韧性运动：骨骼肌最佳功能需患者的关节活动维持在应有范围内，保持躯干上部和下部、颈部和臀部的灵活性和柔韧性尤其重要，如果这些区域缺乏柔韧性，会增加慢性颈肩腰背痛的危险。老年人普遍柔韧性差，使日常生活活动能力降低。柔韧性训练运动对老年人也很重要。训练原则应以缓慢、可控制的方式进行，并逐渐加大活动范围。训练方法：每一部位拉伸时间6～15 s，逐渐增加到30 s，如可耐受可增加到90 s，期间正常呼吸，强度为有牵拉感觉同时不感觉疼痛，每个动作重复3～5次，总时间10 min左右，每周3～5次。

（3）第三步：放松运动：有利于运动系统的血液缓慢回到心脏，避免心脏负荷突然增加诱发心脏事件。因此，放松运动是运动训练必不可少的一部分。放松方式可以是慢节奏有氧运动的延续或是柔韧性训练，根据患者病情轻重可持续5～10 min，病情越重放松运动的持续时间宜越长。

安全的运动康复除制订正确的运动处方和医务人员指导外，还需运动中给予心电及血压等监护。低危患者运动康复时无需医学监护，中危患者可间断医学监护，高危患者需严格连续医学监护。对于部分低、中危患者，可酌情使用心率表监护心率。同时应密切观察患者运动中表现，在患者出现不适反应时能正确判断并及时处理，并教会患者识别可能的危险信号。运动中有如下症状时，如胸痛，有放射至臂部、耳部、颌部、背部的疼痛，头晕目眩，过度劳累，气短，出汗过多，恶心呕吐，脉搏不规则，应马上停止运动，若停止运动上述症状仍持续，特别是停止运动5～6 min后心率仍增加，应进一步观察和处理。如果感觉到有任何关节或肌肉的不寻常疼痛，可能存在骨骼、肌肉的损伤，也应立即停止运动。

5. 冠心病患者日常生活指导

指导患者尽早恢复日常活动，是心脏康复的主要任务之一。应根据运动负荷试验测得患者最大运动能力［以最大代谢当量（METmax）表示］，将目标活动时的METs值与患者测得的METmax比较，评估进行该活动的安全性（表15-11）。

开车所需能量消耗水平较低（<3 METs）。一般而言，病情稳定1周后可开始尝试驾驶活动，但应告知患者避免在承受压力或精神紧张，如时间紧迫、天气恶劣、夜间、严重交通堵塞或超速等情况下驾驶。虽病情已稳定，心脏事件后患者如果伴有以下情况之一者，即心肺复苏、低血压、严重心律失常、重度传导阻滞或心力衰竭，应延缓驾驶时间至3周以上。乘坐飞机因受高空气压影响，可能会有轻度缺氧。心脏事件后2周内乘坐飞机的患者应具备静息状态下无心绞痛发作、无呼吸困难及低氧血症，并且对乘坐飞机无恐惧心理。同时必须有伴同行，并备用硝酸甘油。

患者冠心病尤其是心肌梗死后的性生活：尽管当前社会对性的话题日渐开放，但在冠心病康复计划中通常被忽略。患者及其配偶在医生面前对此问题也常难以启齿。医生同样觉得这是患者隐私，或因患者没有咨询过而认为他们

表 15-11　各种活动的能量消耗水平（用 METs 衡量）[12]

能量消耗水平（METs）	日常生活活动	职业相关活动	休闲活动	体育锻炼活动
<3	洗漱，剃须，穿衣，案头工作，洗盘子，开车，轻家务	端坐（办公室），打字，案头工作，站立（店员）	高尔夫（乘车），编织，手工缝纫	固定自行车，很轻松的健美操
3～	耙地，使用自动除草机，铺床或脱衣服，搬运 6.75～13.5 kg 重物	摆货架（轻物），修车，轻电焊/木工	交际舞，高尔夫（步行），帆船，双人网球，6 人排球，乒乓球，夫妻性生活	步行（速度 4.8～6.4 km/h），骑行（速度 10～13 km/h），较轻松的健美操
5～	花园中简单的挖土，手工修剪草坪，慢速爬楼梯，搬运 13.5～27 kg 重物	户外木工，铲土，锯木，操作气动工具	羽毛球（竞技），网球（单人），滑雪（下坡），低负荷远足，篮球，橄榄球，捕鱼	步行（速度 7.2～8.0 km/h），骑行（速度 14.5～16 km/h），游泳（蛙泳）
7～	锯木，较重的挖掘工作，中速爬楼梯，搬运 27.5～40.5 kg 重物	用铲挖沟，林业工作，干农活	独木舟，登山，步行（速度 8 km/h），跑步（12 min 跑完 1600 m），攀岩，足球	游泳（自由泳），划船机，高强度健美操，骑行（速度 19 km/h）
≥9	搬运大于 40 kg 的重物，爬楼梯，快速爬楼梯，大量的铲雪工作	伐木，重劳动者，重挖掘工作	手球，足球（竞技），壁球，越野滑雪，激烈篮球比赛	跑步（速度 >10 km/h），骑行（速度 >21 km/h），跳绳，步行上坡（速度 8 km/h）

在这方面不存在问题。研究表明，患者在心肌梗死后性生活减少，大多源于患者及其伴侣的焦虑与不安，并非真正身体功能障碍所致。许多人错误认为性生活会诱发患者再次心肌梗死。事实上，这种情况很少发生，约为每小时 20～30/100 万人。

一般情况下，建议患者出院 2～4 周后重新开始性生活。通常性生活可使心率加快到 130 次/分，随之血压也会有所升高。如果患者能够在 10～15 s 内爬完 20 步楼梯未感呼吸急促、胸痛等症状，心跳与安静时相比增加不超过 20～30 次/分，或进行心脏负荷试验，最大心脏负荷 >5 METs 时，患者进行性生活是安全的。如患者在性生活时出现心绞痛或其他相关不适，应及时停止并就医。同时应提醒患者随时备用硝酸甘油。要特别提醒患者，西地那非类药物与硝酸甘油严禁同时使用，以避免严重低血压甚至导致生命危险。此外，某些治疗冠心病、高血压的药物可能对患者性功能有影响。如发生，应及时更换药物。

6. 冠心病患者恢复工作的指导

临床发现，很多青壮年冠心病心肌梗死患者心脏功能虽恢复，但未回归工作岗位，而长期请病假或申请退休。患者的社会功能明显受损，不仅影响患者生活质量，对社会来说，损失青壮年劳动力也是巨大损失。

在美国，心肌梗死后患者回归工作的可能性约为 63%～94%，这种可能性受工作满意度、经济稳定性及用人单位等方面的影响。在 PAMI-Ⅱ 研究中，研究者要求低风险的心肌梗死患者（年龄 <70 岁，左心室射血分数 >45%，1～2 个血管病变且 PCI 成功）行 PCI 后 2 周即重返工作，该研究中所有患者均未发生不良事件。

有研究表明，发生心肌梗死事件前无抑郁症状或症状较轻的患者，恢复工作能力的速度较快。发生心肌梗死事件前生活自理能力越强的患者平均住院时间越短。心脏事件前的最大有氧运动能力和抑郁评分是事件后恢复工作能力的最佳独立预测因子。心脏功能状态并不是患者是否能够回归工作的有力预测因子。与不能完全回归工作有相关性的因素包括糖尿病、较高年龄、病理性 Q 波型心肌梗死和心肌梗死前心绞痛。然而，一些研究中显示某些心理变量的预测性更好，如信任感、工作安全性、患者对"残疾"的主观感受和医患双方对康复的期望等。此外，主要应根据运动负荷试验所测得的实际运动能力指导患者回归工作。

三、Ⅲ期（院外长期康复）也称社区或家庭康复期

为心血管事件 1 年后的院外患者提供预防和康复服务，是第Ⅱ期康复的延续。这个时期，部分患者已恢复到可重新工作和恢复日常活动。为减少心肌梗死或其他心血管疾病风险，强化生活方式改变，进一步的运动康复是必要的。此期的关键是维持已形成的健康生活方式和运动习惯。另外运动的指导应因人而异，低危患者的运动康复无需医学监护，中、高危患者的运动康复仍需医学监护。因此对患者的评估十分重要，低危及部分中危患者可进一步进行Ⅲ期康复，高危及部分中危患者应转上级医院继续康复。此外，纠正危险因素和心理社会支持仍需继续。

1. 危险因素控制

（1）生活方式：冠心病患者应永久戒烟。合理膳食，控制总热量和减少饱和脂肪酸、反式脂肪酸以及胆固醇摄入（<200 mg/d）。对超重和肥胖的冠心病患者，建议通过控制饮食与增加运动降低体重，在 6～12 个月内使体重降低 5%～10%，并逐渐将体重指数控制于 25 kg/m² 以下。

（2）冠心病患者出院后应进行有效的血压管理，应控制血压<140/90 mmHg（收缩压不低于110 mmHg）。坚持使用他汀类药物，使低密度脂蛋白胆固醇（LDL-C）<1.8 mmol/L（70 mg/dl），且达标后不应停药或盲目减小剂量。若应用较大剂量他汀类治疗后其 LDL-C 仍不能达标，可联合应用胆固醇吸收抑制剂。

冠心病患者病情稳定后均应进行空腹血糖检测，必要时做口服葡萄糖耐量试验。合并糖尿病的冠心病患者应在积极控制饮食和改善生活方式的同时给予降糖药物治疗。若患者一般健康状况较好、糖尿病病史较短、年龄较轻，可将糖化血红蛋白（HbA1c）控制在 7% 以下。过于严格的血糖控制可能增加低血糖发生率并影响患者预后，相对宽松的 HbA1c 目标值（如<8.0%）更适合

于有严重低血糖史、预期寿命较短、有显著的微血管或大血管并发症，或有严重的合并症、糖尿病病程长、口服降糖药或胰岛素治疗后血糖难以控制的患者。合并糖尿病的冠心病患者应强化其他危险因素的控制。

（3）药物治疗：若无禁忌证，所有冠心病患者出院后均应长期服用阿司匹林，对心肌梗死患者还应长期口服 ACEI 和 β 受体阻滞剂。阿司匹林 75～100 mg/d，有禁忌证者可改用氯吡格雷（75 mg/d）替代。接受 PCI 治疗的冠心病患者术后应给予至少 1 年的双联抗血小板治疗。β 受体阻滞剂和 ACEI 可改善心肌梗死患者生存率，应结合患者的临床情况采用最大耐受剂量长期治疗。不能耐受 ACEI 的患者可改用 ARB 类药物。无明显肾功能损害和高血钾的冠心病患者，经有效剂量的 ACEI 与 β 受体阻滞剂治疗后其 LVEF 仍<40% 者，可应用醛固酮受体拮抗剂治疗，但须密切观察相关不良反应（特别是高钾血症）。

2. 建立随访系统

长期坚持生活方式改变和有效药物治疗将降低患者再发心血管事件的风险，显著改善患者整体健康水平。但由于患者对疾病的认知水平和习惯，以及对药物不良反应的顾虑与担忧、对药物疗效的不信任和对医生的不信任，很多患者并不能做到长期坚持生活方式改变和药物治疗。这就需要临床医生建立慢病随访系统，监督患者坚持生活方式改变和药物治疗的情况，监督患者心血管危险因素控制达标情况。通过定期随访，指导患者生活方式改变，根据病情适当调整药物治疗方案，定期进行健康教育，提高患者依从性。

推荐措施：以科室为单位建立随访系统；随访系统组成人员包括临床医生、护士、营养咨询师、心理治疗师、运动教练等。最基本人员构成为临床医生和护士；通过对患者的生活方式调整、危险因素控制及心脏康复与二级预防措施的落实情况进行评估、随访和监督，心血管医生动态观察在康复治疗中存在的医疗问题，确保心脏康复二级预防的安全性、有效性和依从性。每一个实施方案要求包含：制定方案、确定评估参数、评

估时间、方案调整及用于评估实施方案的数据来源等。在这一领域，现代信息技术有巨大的应用潜力，应充分发挥电子病历和现代信息技术的优势，建立数据库。

（高　炜　赵　威）

参考文献

［1］Pescatello LS，Arena R，Riebe D，et al. ACSM's guideline for exercise testing and prescription. 9th ed. Philadelphia：Wolters Kluwer/Lippincott Williams & Wilkins，2014.

［2］中华医学会心血管病学分会，中国康复医学会心血管病专业委员会，中国老年学学会心脑血管病专业委员会. 冠心病康复与二级预防中国专家共识. 中华心血管病杂志，2013，41：267-275.

［3］丁荣晶，吕安康，代表心血管病患者戒烟处方中国专家共识专家组. 心血管病患者戒烟处方中国专家共识. 中华心血管病杂志，2013，41（增刊1）：9-16.

［4］中国康复学会心血管病专业委员会，中国老年学学会心脑血管病专业委员会. 在心血管科就诊患者的心理处方中国专家共识. 中华心血管病杂志，2014，42：6-13.

［5］中国康复医学会心血管病专业委员会，中国营养学会临床营养分会，中华预防学会慢性病预防与控制分会，中国老年学学会心脑血管病专业委员会. 心血管疾病营养处方专家共识. 中华内科杂志，2014，53：151-158.

［6］国际体外反搏学会，中国康复医学会心血管病专业委员会，中国老年学学会心脑血管病专业委员会. 心血管疾病康复处方——增强型体外反搏应用国际专家共识. 中华内科杂志，2014，53：587-590.

［7］中华医学会心血管病学分会预防学组，中国康复医学会心血管病专业委员会. 冠心病患者运动治疗中国专家共识. 中华心血管病杂志，2015，43：575-588.

［8］中国康复医学会心脏康复专业委员会. 稳定性冠心病心脏康复药物处方管理专家共识. 中华心血管病杂志，2016，44：7-11.

［9］Srinath RK，Katan MB. Diet，nutrition and the prevention of hypertension and cardiovascular disease. Public Health Nutr，2004，7（1A）：167-186.

［10］Blumenthal JA，Babyak MA，Hinderliter A，et al. Effects of the DASH diet alone and in combination with exercise and weight loss on blood pressure and cardiovascular biomarkers in men and women with high blood pressure：the ENCORE study. Arch Intern Med，2010，170：126-135.

［11］World health organization. Prevention of Cardiovascular Disease. Guideline for assessment and management of cardiovascular risk. Geneva：World health organization，2007.

［12］Haskell WL. Rehabilitation of the coronary patient// Wenger NK，Hellerstein HK. Design and implantation of cardiac conditioning program. New York：Churchill Livingstone，1978：147.

索　引